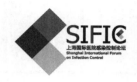

基层医疗机构
感染预防与控制 500 问

500 Q & A on Infection Prevention and Control
in Primary Medical and Healthcare Facilities

主　审　胡必杰　付　强
主　编　高晓东　韩玲样
　　　　卢　珊　孙庆芬

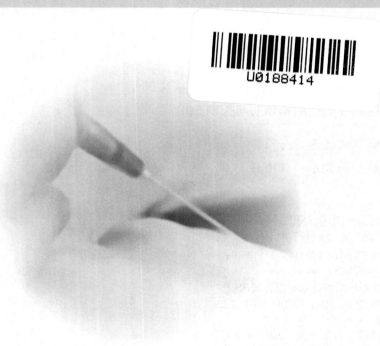

上海科学技术出版社

图书在版编目（CIP）数据

基层医疗机构感染预防与控制500问/高晓东等
主编. — 上海：上海科学技术出版社，2017.5
（2025.1 重印）
　　ISBN 978-7-5478-3550-0

　　I.①基…　Ⅱ.①高…　Ⅲ.①医院-感染-卫生管理
-问题解答　Ⅳ.①R197.323.4-44

　　中国版本图书馆CIP数据核字（2017）第075744号

基层医疗机构感染预防与控制500问

主审　胡必杰　付　强
主编　高晓东　韩玲样　卢　珊　孙庆芬

上海世纪出版（集团）有限公司
上海科学技术出版社　出版、发行
（上海市闵行区号景路 159 弄 A 座 9F–10F）
邮政编码 201101　www.sstp.cn
浙江新华印刷技术有限公司印刷
开本 787×1092　1/16　印张 22.5
字数 470千字
2017 年 5 月第 1 版　2025 年 1 月第 10 次印刷
ISBN 978-7-5478-3550-0 / R·1364
定价：45.00元

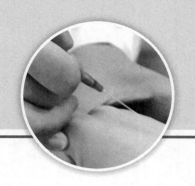

内 容 提 要

　　本书由中华预防医学会医院感染控制分会和上海斯菲克微生物应用技术研究中心组织国内几十家医疗机构的医院感染及相关专业专家与学者共同编写完成。

　　全书共8章24节555题。依据国内外有关法规、规范、指南、专家共识,参考国际感染、感控领域最新循证依据,结合我国国情及工作实践,有针对性地征集并解答555个在医院感染管理工作中的常见疑惑。内容包括:医院感染相关定义和术语、医院感染监测、基于不同传播途径疾病的防控策略、手卫生、安全注射、诊疗器械和环境的清洁消毒、隔离技术与职业安全、重点部门与重点部位的感染预防与控制、微生物标本采集与报告单解读、多重耐药菌管理、抗菌药物合理应用、医疗废物与污水管理等方面。同时,为了方便读者查阅,附录中收录了感染病学、医院感染管理专业的有关法规、规范、指南目录。

　　本书有以下特点:问题来自临床实践,针对性强,能切实解答实际工作中的困惑,体现了实用性;对于一些规范要求与临床实践存在争议的问题,编者参考了多方循证依据,给读者提供一些解决问题的思路和建议,体现了科学性和指导性;依据法律法规和规范指南,在问题的解答中不但给出了可供参考的答案,还力争阐明缘由,使读者知其然并知其所以然,体现了规范性。

　　本书不仅是各级各类医疗机构中医院感染管理专职人员的必备工具书,也是临床一线医生、护理人员和医技人员的工具书,同时可作为从事疾病预防控制、卫生监督工作人员的参考资料。

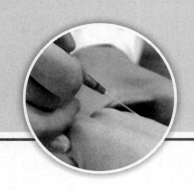

编 者 名 单

主　　审　　胡必杰　付　强

主　　编　　高晓东　韩玲样　卢　珊　孙庆芬

副 主 编　　赵　静　王广芬　王世浩　黄小强

编　　委　　（以姓氏拼音为序）
陈文森　陈修文　高晓东　韩玲样　胡必杰　黄小强　姜　华
刘　滨　卢　珊　米宏霏　宁永忠　彭志亮　宋　舸　孙庆芬
孙　武　覃金爱　王广芬　王世浩　许小敏　张　静　张立国
张美霞　赵　静　周超群　周　密

编　　者　　（以姓氏拼音为序）
鲍文丽　南京医科大学附属口腔医院
陈文森　南京医科大学第一附属医院
陈修文　江西省儿童医院
陈亚男　徐州医科大学附属连云港医院
丁　韧　芜湖市第二人民医院
杜　玲　榆林市第四（星元）医院
杜　霈　河北医科大学第三医院
高晓东　复旦大学附属中山医院
韩玲样　铜川市妇幼保健院
何　珉　3M 中国有限公司

1

胡必杰　复旦大学附属中山医院

黄小强　南方医科大学附属小榄人民医院

纪迎迎　南京医科大学口腔医院

江佳佳　江苏大学附属澳洋医院

江云兰　安庆市第一人民医院

姜　华　南方医科大学附属小榄人民医院

孔晓明　南通大学附属溧阳医院

雷小航　西安医学院附属第一人民医院

李　敏　包头市中心医院

梁睿贞　南京医科大学口腔医院

刘　滨　广西医科大学第四附属医院

卢　珊　开封市第二人民医院

米宏霏　复旦大学附属中山医院厦门医院

宁永忠　清华大学附属北京市垂杨柳医院

彭志亮　安庆市第二人民医院

切措塔　九寨沟县人民医院

秦海燕　昆明市第一人民医院

覃金爱　广西医科大学第一附属医院

史庆丰　复旦大学附属中山医院

宋　舸　南京医科大学附属常州第二人民医院

孙庆芬　赤峰学院附属医院

孙淑梅　潍坊市市立医院

孙　武　天津康诺鑫洁医疗器械有限公司

唐红萍　启东市人民医院

王　超　江西中医药大学附属中西医结合医院

王春虾　包头市中心医院

王福斌　宁波市第六医院

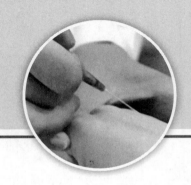

王广芬　宁波市医疗中心李惠利医院

王　静　天水市第一人民医院

王世浩　山东中医药大学第二附属医院

王玉兰　中山市广济医院

王铮铮　宁波市第二医院

吴洪巧　山东大学附属济南市中心医院

吴娇芬　宁波市医疗中心李惠利东部医院

肖亚雄　宜宾市第一人民医院

许小敏　宁波市第二医院

殷　娅　开封市第二人民医院

于国平　上海宏信医疗投资控股有限公司

臧金成　郑州大学附属洛阳中心医院

张　波　大连医科大学附属大连市友谊医院

张辉文　新疆医科大学附属肿瘤医院

张　洁　国药洁诺医疗服务有限公司

张　静　淮北市人民医院

张立国　承德医学院附属医院

张美霞　包头市中心医院

张培金　苏州大学附属常州肿瘤医院

张望宁　铜川市妇幼保健院

赵　静　包头市中心医院

郑玉婷　国药洁诺医疗服务有限公司

周超群　上海市普陀区卫生和计划生育委员会监督所

周翠玲　开封市儿童医院

周　密　中国人民解放军第一五二中心医院

周谋清　中山大学附属东华医院

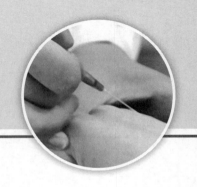

序

　　新时期,医院感染防控已经超越医疗机构和卫生行业专业管理范畴,日益成为公共管理乃至全球治理的焦点。对已经步入而立之年的当代中国感控来说,无论在认识层面还是实践层面,都取得了长足发展,也将继续进行与时俱进的探索。

　　随着社会经济的发展、人民生活水平的提高,健康已为千家万户所关注。在维护和促进人民群众健康的过程中,特别是在医疗卫生事业不断发展、医疗改革不断深化的背景下,保障医疗质量和患者安全是永恒的话题,而医院感染关系到医疗安全和患者安全,是决定宏观医疗管理水平与医疗质量的基础性关键因素。我国是一个拥有13亿余人口的发展中国家,拥有世界上最大的医疗服务体系和最大的医疗服务量,截至2016年4月底,全国医疗卫生机构数量达98.8万个,其中基层医疗卫生机构92.5万个。2016年,全国所有医疗机构的门急诊量达77亿人次,住院量达20多亿人次。随着医疗技术的不断发展和抗菌药物的不规范使用,医院感染途径越来越多样化,耐甲氧西林金黄色葡萄球菌(MRSA)、碳青霉烯类耐药肠杆菌科细菌(CRE)等多重耐药菌不断增加,给患者的治疗带来了一定困难,使社会总发病率、病死率上升,严重影响人民群众健康。同时,医院感染的发生使患者住院时间延长,床位周转率减低,增加了医务人员的工作量以及个人和社会医疗经济负担,消耗有限的医疗资源。医院感染防控工作面临的严峻挑战对医院感染专职人员和临床医护人员提出了更高的要求。

　　近年来,国家卫生和计划生育委员会高度重视医院感染管理工作,《医疗废物管理条例》和《医院感染管理办法》的先后颁布,使医院感染在法律、法规、规章层面日趋完善;国家级医院感染质量管理与控制中心及各省和地市医院感染质量控制中心的成立,使医院感染管理组织体系更加完备;2006年医院感染控制标准专业委员会成立至今,已经先后颁布了19个行业标准,专业防控指南近几年也如雨后春笋,越来越多,越来越细化。标准和指南指导着我们的工作不断走向科学化、规范化,但是在一些基层医疗机构甚至三级综合医院,医院感染管理工作仍存在许多薄弱环节。贯穿在日常诊疗执业活动中的感控工作是依法执业、规范执业的一部分。感控管理全链条中的预防、诊断、治疗、报告、控制五大环节无一离得开临床，感控管理只有且必须贴近临床实际才能落到实处。临床医务人员是医院感染管理核心主体与主战部队，基层医疗机构是感控管理体系的基座，临床一线医务人员是医院感染防控最前沿阵地的守卫者，掌握医院感染管理基础知识、遵从其要求，就可以在适当范围、相当程度上实现医院感染管理工作的根本目标——保障患者安全。

中华预防医学会医院感染控制分会主任委员胡必杰教授组织国内几十家医疗机构的专家和学者依据国内外有关法规、规范、指南和专家共识，参考国际感染、感控领域最新循证依据，结合我国国情及工作实践编写的这本《基层医疗机构感染预防与控制500问》紧贴基层需求、紧贴临床实践、紧贴基本知识，有针对性地征集并解答了临床常见疑问和困惑。内容涵盖了手卫生、安全注射、清洁消毒这些感控基础工作，也涉及多重耐药菌、抗菌药物这些热点话题，重点部门和重点部位的感染防控细节管理更具有实用性和指导性。相信此书对提升基层感控专职人员和临床医生、护理人员、医技人员的感控能力一定有所帮助，将成为指导大家做好感控工作的一本案头工具书。同时，相信此书的出版也将对夯实感控基础知识、提升感控基本技能、强化感控基层管理起到一定的推动作用。

国家级医院感染质量管理与控制中心主任

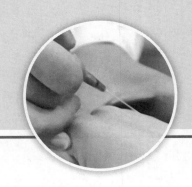

前　言

　　随着国际医院感染防控研究的快速发展,医院感染关注领域已从狭义的"医院内"扩展到"医疗保健相关行为"。医疗保健相关感染(HAI)的预防与控制已然成为全球医疗机构中患者安全项目的一个关键组成部分。

　　近年来,我国医院感染管理组织体系不断完善,医院感染预防与控制工作逐步规范,在某些方面,医院感染管理工作的深度和广度已经接近发达国家水平。然而,由于我国地区差异明显,仍有很多医疗机构的医院感染管理工作还停留在初级阶段,尤其是基层医疗机构,国家颁布的法律法规、标准指南的宣传贯彻难以触及,无感染管理专、兼职人员,医务人员长期未接受医院感染知识培训或知识理念未及时更新,硬件设施配备不到位等诸多原因,导致感染防控制度不能落地,存在较多的感染风险和隐患。同时,随着我国医疗卫生事业不断发展、医疗改革的不断深化,分级诊疗制度和医疗服务体系不断完善,血液透析中心、医学检验实验室这些区域医疗机构正在崛起,康复机构、社区卫生服务中心甚至居家医疗的诊疗服务项目也越来越多,服务人群越来越广泛。这些机构和人群无法回避医院感染问题,医院感染防控的同质化管理对于提高我国医院感染管理水平、保障医疗质量和患者安全具有至关重要的意义。

　　本书在系统展现医院感染防控管理框架的基础上,力求贴近基层、贴近临床、贴近基础。所收录的问题均来源于临床实践,问题的解答不硬套规范,结合实际情况给予具有操作性的指导意见,并融入风险评估的理念和现代管理的思维。同时,在编写过程中参阅了大量的国内外医学文献并进行归纳整理,让基层医务人员能了解到国内外感染预防与控制领域的动态与进展。对于规范已经有明确答案的问题,进行深入解读,让读者知其然并知其所以然;对于目前没有相应规范要求或规范要求与工作实践有较大差距的问题,结合现有规范的通用原则与循证依据给出推荐做法并给予风险提示。

　　本书旨在传递以法律法规为基准,以科学循证为指引,不盲从、善思辨的思维方式和感控工作理念。书中所涉及内容不但在基层医疗机构经常遇到,在二三级医疗机构也会时常出现,因此本书不仅适用基层医疗机构,也适用于非基层医疗机构。新时期,医院感染控制目标的实现需要将感控理念和实践根植于临床活动的全过程、全环节之中,临床医务人员是医院感染防控措施的核心执行者,人人都是感染实践者,本书内容在涵盖基础感控的同时,还关注了热点话题,更注重临床细节管理,因此不仅适用于感控专职人员,也适用于临床医护人员。

由于编写时间仓促,编写人员能力有限,错漏之处在所难免,恳请广大读者批评指正。读者可通过SIFIC论坛(bbs.icchina.org.cn)、SIFIC感染网(www.sific.com.cn)以及SIFIC感染官微等途径提出改进意见和建议,帮助我们共同提高。

最后,对参与本书编写、审核的所有专家与学者及上海科学技术出版社表示衷心的感谢。

本书编委会
2017年4月

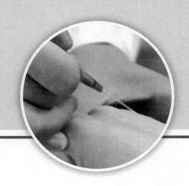

缩写词英汉对照

AAD	antibiotic-associated diarrhea	抗菌药物相关性腹泻
AAMI	Association for the Advancement of Medical Instrumentation	美国医疗器械促进协会
ACH	air changes per hour	每小时换气次数
AIDS	acquired immune deficiency syndrome	获得性免疫缺乏综合征
ALT	alanine aminotransferase	谷丙转氨酶
AORN	Association of periOperative Registered Nurses	（美国）手术室注册护士协会
ATP	adenosine triphosphate	三磷酸腺苷
APIC	Association for Professionals in Infection Control and Epidemiology	（美国）感染控制与流行病学专业协会
AUC	area under the curve	曲线下面积
AUIC	area under inhibitive curve	抑菌曲线下面积
BALF	broncho alveolar lavage fluid	支气管肺泡灌洗液
BSC	biosafety cabinet	生物安全柜
CAUTI	catheter-associated urinary tract infection	导尿管相关尿路感染
CDC	Centers for Disease Control and Prevention	疾病预防控制中心
CFU	colony forming unit	菌落形成单位
CHG	chlorhexidine gluconate	葡萄糖酸氯己定
CLABSI	central line-associated bloodstream infection	中央导管相关血流感染
CLSI	Clinical and Laboratory Standards Institute	美国临床和实验室标准协会
CR–AB/ CR–ABA	carbapenem-resistant *Acinetobacter Baumannii*	耐碳青霉烯类鲍曼不动杆菌
CRBSI	catheter-related bloodstream infection	导管相关血流感染
CRE	carbapenem-resistant *Enterobacteriaceae*	耐碳青霉烯类肠杆菌科细菌
CR–KP	carbapenem-resistant *Klebsiella pneumoniae*	耐碳青霉烯类肺炎克雷伯菌
CRP	C-reactive protein	C反应蛋白
CR–PA/CR–PAE	carbapenem-resistant *Pseudomonas aeruginosa*	耐碳青霉烯类铜绿假单胞菌
CRRT	continuous renal replacement therapy	连续肾脏替代疗法，又称床旁血液滤过

CSSD	central sterile supply department	消毒供应中心
CVC	central venous catheter	中心静脉导管
DGI	disseminated gonococcal infection	播散性淋球菌感染
DUWLs	dental unit water lines	牙科综合治疗台水路系统
ESBL	extended-spectrum beta-lactamase	超广谱 β−内酰胺酶
EPA	Environmental Protection Agency	美国环境保护总署
EU	endotoxin unit	内毒素单位
EV71	enterovirus type 71	肠道病毒 71 型
FDA	Food and Drug Administration	(美国)食品药品管理局
FGI	Facility Guidelines Institute	美国设施指南研究所
FMEA	failure mode and effect analysis	失效模式与影响分析
GBS	group B streptococcus	B 群 β−溶血链球菌
HAI	healthcare-associated infection	医疗保健相关感染
HAP	hospital-acquired pneumonia	医院获得性肺炎
HBIG	hepatitis B immune globulin	乙型肝炎免疫球蛋白
HBV	hepatitis B virus	乙型肝炎病毒
HCV	hepatitis C virus	丙型肝炎病毒
HDF	hemodiafiltration	血液透析滤过
HHs	heated humidifiers	机械通气中加热湿化器
HICPAC	Healthcare Infection Control Practices Advisory Committee	(美国)医院感染控制实践咨询委员会
HIV	human immunodeficiency virus	人类免疫缺陷病毒
HMEs	heat and moisture exchangers	热湿交换器
IAHCSMM	International Association of Healthcare Central Service Materiel Management	国际医疗资源管理协会
ICU	intensive care unit	重症监护治疗病房
IDSA	Infectious Diseases Society of America	美国感染病协会
IFU	instruction for use	使用说明书
IL−6	interleukin−6	白细胞介素−6
ISO	International Standardization Organization	国际标准化组织
KPC	*Klebsiella pneumoniae* Carbapenemase	肺炎克雷伯菌碳青霉烯酶
MDRO	multidrug-resistant organism	多重耐药菌
MDR-PA	multidrug-resistant *Pseudomonas aeruginosa*	多重耐药铜绿假单胞菌

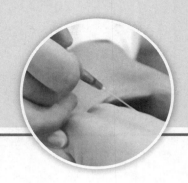

MDR-TB	multidrug-resistant *tuberculosis*	多重耐药结核分枝杆菌
MIC	minimum inhibitory concentrations	最小抑菌浓度
MRSA	methicillin-resistant *Staphylococcus aureus*	耐甲氧西林金黄色葡萄球菌
MWTA	Medical Waste Tracking Act	医疗废物追踪法案
NCG	non-condensable gases	不凝气体
NICU	neonatal intensive care unit	新生儿重症监护治疗病房
NICE	National Institute for Clinical Excellence	（英国）国家卫生与临床优化研究所
NIOSH	National Institute for Occupational Safety and Health	（美国）国家职业安全卫生研究所
NPSA	National Patient Safety Agency	国家患者安全机构
OPA	o-phthalaldehyde	邻苯二甲醛
OSAHS	obstructive sleep apnea-hypopnea syndrome	阻塞性睡眠呼吸暂停低通气综合征
OSHA	Occupational Safety and Health Administration	（美国）职业安全与健康管理局
PBS	phosphate buffer saline	磷酸盐缓冲溶液
PCD	process challenge device	灭菌过程验证装置
PCT	procalcitonin	降钙素原
PDR–AB	pan-drug resistant *Acinetobacter Baumannii*	泛耐药鲍曼不动杆菌
PDR–PA	pan-drug resistant *Pseudomonas aeruginosa*	泛耐药铜绿假单胞菌
PE	polyethylene	聚乙烯
PICC	peripherally inserted central catheter	经外周静脉置入中心静脉导管
PK/PD	pharmacokinetics/pharmacodynamics	药代动力学/药效动力学
PMC	pseudomembranous colitis	假膜性结肠炎
PORT	implantable venous access port	植入式静脉输液港
PPE	personal protective equipment	个人防护用品
PTFE	polytetrafluoroethylene	聚四氟乙烯
PVC	polyvinyl chloride	聚氯乙烯
PVC	peripheral venous catheter	外周静脉导管
RCT	randomized controlled trial	随机对照试验
RPN	risk priority number	风险优先系数
SARS	severe acute respiratory syndrome	严重急性呼吸综合征
SDD	susceptible dose-dependent	剂量依赖型敏感
SHEA	Society for Healthcare Epidemiology of America	美国医疗保健流行病学协会

SSI	surgical site infection	手术部位感染
SUD	single-use device	一次性使用装置
TASS	toxic anterior segment syndrome	眼前节毒性综合征
UNEP	United Nations Environment Programme	联合国环境规划署
UVGI	ultraviolet germicidal irradiation	紫外线照射消毒
VAP	ventilator-associated pneumonia	呼吸机相关性肺炎
VISA	vancomycin-intermediate *Staphylococcus aureus*	万古霉素中度耐药的金黄色葡萄球菌
VRE	vancomycin-resistant *Enterococcus*	耐万古霉素的肠球菌
VRSA	vancomycin-resistant *Styphylococcus aureus*	万古霉素耐药金黄色葡萄球菌
WHO	World Health Organization	世界卫生组织

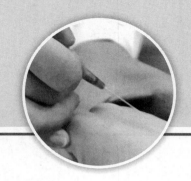

目　　录

第3章　基于不同传播途径的医院感染预防策略　　　　19

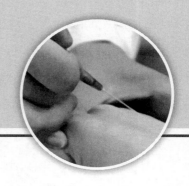

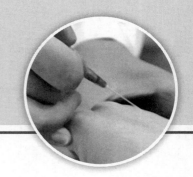

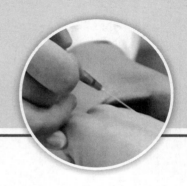

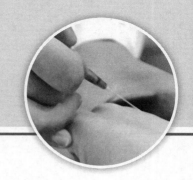

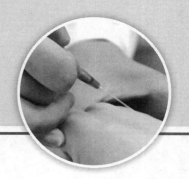

第7节　中医门诊 ·································· *206*

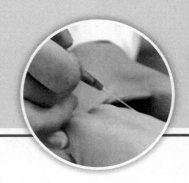

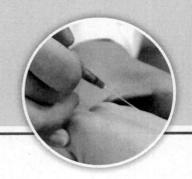

第7章　医疗废物与污水管理 　　　　　　　　　　　　　　*264*

第8章　居家患者的感染预防

第1节　腹膜透析与血液透析

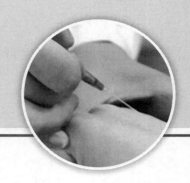

第2节　水痘和手足口病 ·· *301*

附录　**医院感染管理相关法律法规、规范、指南名录**　　　　*307*

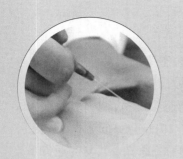

第1章
总　论

1. 什么是感染？什么是感染性疾病？

感染是指病原体和人体之间相互作用、相互斗争的过程。引起感染的病原体可来自宿主体外，也可来自宿主体内，包括细菌、病毒、真菌、螺旋体、支原体、衣原体、立克次体及原虫等。感染性疾病是指由病原体感染所致的疾病，包括传染病和非传染性感染性疾病。

（陈亚男　张　静　王广芬）

2. 什么是传染病？感染性疾病和传染病有什么区别？

传染病是指由病原微生物，如朊毒体、病毒、衣原体、立克次体、支原体、细菌、真菌、螺旋体和寄生虫，如原虫、蠕虫、医学昆虫感染人体后产生的有传染性、在一定条件下可造成流行的疾病，如流感和严重急性呼吸综合征（SARS）。

传染病和感染性疾病的共同点都是由病原体引起的感染，传染病是感染性疾病的一种特殊类型；感染性疾病不仅包括了传染病，还包括许多非传染性的感染性疾病，如腹腔感染、呼吸机相关性肺炎、感染性心内膜炎等。近年来，多重耐药菌引起的感染如耐甲氧西林金黄色葡萄球菌（MRSA）、耐碳青霉烯类肠杆菌科细菌（CRE）等，在临床上逐渐发展为难治性疾病，成为临床诊疗工作的巨大挑战。随着感染性疾病谱的变化，"感染性疾病科"已逐步取代了"传染病科"。

早期的传染病科经过典型的三个时段发展到今天的"感染性疾病科3.0版"。"感染性疾病科1.0版"即传统意义上的"传染病科"，主要收治流行性脑脊髓膜炎、流行性乙型脑炎、伤寒、麻疹、病毒性肝炎等传染病；"感染性疾病科2.0版"即根据2004年卫生部《关于二级以上综合医院感染性疾病科建设的通知》要求，将SARS暴发期间建立起来的发热门诊、肠道门诊、呼吸道门诊和传染病科统一整合为感染性疾病科;随着多重耐药菌的不断增加,耐药菌造成的死亡率呈现快速上升趋势,建立能适应感染性疾病谱的变化和与国际趋势接轨的专业科室、培养拥有细菌真菌感染和抗菌药物应用知识和能力的专业人才势在必行,国家卫生和计划生育委员会于2016年发布了《关于提高二级以上综合医院细菌真菌感染诊疗能力的通知》(以下简称《通知》),该《通知》对抗菌药物合理使用乃至感染性疾病学科的发展都起到了积极作用,在此背景下,"感染性疾病科3.0版"应运而生。

(张 静 王广芬 韩玲样)

3. 什么是医院感染?常见的医院感染有哪些?

医院感染指住院患者在医院内获得的感染,包括在住院期间发生的感染和在医院内获得、出院后发生的感染;但不包括入院前已开始或入院时已处于潜伏期的感染。医院工作人员在医院内获得的感染也属于医院感染。

常见的医院感染包括:呼吸系统感染(如上呼吸道感染、下呼吸道感染等)、手术部位感染、腹部和消化道感染(胃肠道感染、感染性腹泻)、器械相关感染(呼吸机相关性肺炎、导管相关血流感染、导尿管相关尿路感染等)、血液系统感染(血管相关性感染、败血症等)、皮肤软组织感染、泌尿系感染等。

(陈亚男 张 静 王广芬)

4. 根据病原体来源的不同,医院感染分为哪几类?

根据病原体来源的不同,医院感染分为内源性感染和外源性感染。

(1)内源性感染:是指病原体来自患者体内的感染,也称自体性感染,与患者免疫功能低下和临床诊疗措施有关,不易预防。例如患者长期使用抗菌药物,使原存在于患者体内的正常菌群失调而引起的感染;由于诊断和治疗措施引起的损伤为存在于体内的非条件致病菌提供了侵入门户而发生的感染;或因长期使用免疫制剂、激素等而激活的潜在性感染(如疱疹病毒、结核杆菌)等。

(2)外源性感染:称为交叉感染,病原体来自其他患者或环境,可以通过清洁、消毒、灭菌和隔离措施进行预防和控制。如诊疗过程中由于所用的医疗器械、设备、药物、制剂及卫生材料的污染或院内场所消毒不严而造成的感染;患者与患者、患者与医务人员、患者与陪护人员或探视人员之间通过直接或间接接触途径而引起的感染。

(陈亚男 张 静)

5. 引起医院感染的主要病原体有哪些？ 有哪些特点？

医院感染的主要病原体包括细菌、真菌、病毒、支原体等。近年来革兰阴性菌引起的感染越来越多，同时多重耐药菌和真菌引起的感染也在不断增加。其主要特点有：① 以机会致病菌为主，如大肠埃希菌、铜绿假单胞菌、肠球菌、克雷伯菌属、白假丝酵母菌等。② 多重耐药菌呈上升趋势。③ 主要侵犯免疫力低下的患者。④ 医院感染病原体随时间在变迁，如随着抗菌药物应用可发生真菌二重感染，随着免疫功能缺损的进展可发生病原体改变。⑤ 一种病原体可引起多部位感染，或一个部位有多种病原体感染（复数菌感染或混合感染）。值得注意的是同一时间、同一部位的混合感染并非少见。

（陈亚男 张 静 王广芬）

6. 医院感染的易感人群有哪些？ 医院感染的高危部位是哪些？

医院感染易感人群主要包括：① 有严重基础疾病的患者，如罹患糖尿病、恶性肿瘤、慢性肾病等患者。② 老年人及婴幼儿。③ 接受各种免疫制剂治疗的患者，如抗癌药物、放疗药物、免疫抑制剂等。④ 长期接受抗菌药物治疗造成体内微生态失衡的患者。⑤ 接受各种侵袭性诊疗操作的患者等。

医院感染的高危部位包括无菌组织、体腔或血液，要介入这些部位的器械或装置必须经过灭菌处理，比如使用血管内装置或导尿管、应用机械通气、实施手术等，这些已成为许多患者治疗和护理中的重要组成部分。然而介入这些高危部位的侵入性操作或侵入性医疗器械会大大增加患者发生感染的风险，甚至成为患者死亡的直接或间接因素。因此，近年来甚至今后一段时间被高度关注和干预的高危部位的感染包括手术部位感染（SSI）、呼吸机相关性肺炎（VAP）、中央导管相关血流感染（CLABSI）和导尿管相关尿路感染（CAUTI）等。

（陈亚男 张 静）

7. 医院感染的主要传播途径有哪些？

传播途径是病原体从感染源传播到易感者的途径。主要传播途径有以下几种：① 接触传播：是医院感染最常见、也是最重要的传播方式之一，包括直接接触传播和间接接触传播。接触传播疾病常见的有肠道感染、多重耐药菌感染、皮肤感染等。② 空气传播：带有病原微生物的微粒子（直径 ≤ 5 μm）通过空气流动而实现疾病传播,常见空气传播的疾病包括肺结核、水痘、麻疹等。③ 飞沫传播:指带有病原微生物的飞沫核(直径＞5 μm)在空气中短距离(1 m内)移动到易感人群的口、鼻黏膜或眼结膜等导致的疾病传播,如流行性感冒、病毒性腮腺炎、百日咳、白喉、流行性脑脊髓膜炎等。④ 血源性传播:致病因子直接或间接通过血液而造成的传播。常见的传播途径有输血或接受其他血液制品、共用注射器或手术器械、锐器伤、血液透析以及接触被病原体污染的医疗用品等。目前已经确定经过血源性传播的疾病有乙型病毒性肝炎、丙型病毒性肝炎、梅毒、艾滋病、埃博拉出血热等,其中以乙型病毒性肝炎、丙型病毒性肝炎、艾滋病、梅毒多见。

其他传播途径在医院内并不多见,如公共媒介中被污染的无生命媒介(包括食物、水等)以及虫媒传播。

(陈亚男　张　静　王广芬)

8. 医院感染管理面临的主要挑战有哪些?

随着医学科学的进步与发展,医院感染问题愈发突出,医院感染的特点也在不断发生改变,如不断涌现的精密仪器,大量开展的介入性诊断、治疗方法,抗菌药物广泛使用和难治性多重耐药菌的出现等,都导致医院感染管理面临新的挑战。

(1)医院感染病原体的变化:① 耐药菌株尤其是多重耐药菌株感染呈上升趋势且难治。② 真菌感染增加。③ 新病原体的出现和旧病复燃(如结核病)等。

(2)易感人群的变化:① 机体免疫力受损的患者成为医院感染的主要人群。② 内源性感染人群增加。③ 接受侵入性操作人群成为医院感染高危人群。

(陈亚男　王广芬)

9. 什么是医院感染暴发和疑似医院感染暴发?

医院感染暴发是指在医疗机构或其科室的患者中,短时间内发生3例以上同种同源感染病例的现象。疑似医院感染暴发是指在医疗机构或其科室的患者中,短时间内出现3例以上临床症候群相似、怀疑有共同感染源的感染病例的现象;或者3例以上怀疑有共同感染源或共同感染途径的感染病例的现象。

例如,3天内某ICU由肺炎克雷伯菌引发的血流感染患者增至4人,则高度认为发生了疑似医院感染暴发,若经细菌鉴定与基因分型后确定病原体为同源性肺炎克雷伯菌,即为发生了肺炎克雷伯菌引发的血流感染暴发。

(陈亚男　张　静　王广芬)

10. 医疗机构出现疑似医院感染暴发后,应该采取哪些重要措施?

医疗机构发现疑似医院感染暴发时,应遵循"边救治、边调查、边控制、妥善处置"的基本原则,分析感染源、感染途径,及时采取有效的控制措施,积极实施医疗救治,控制传染源,切断传播途径,并及时开展或协助相关部门开展现场流行病学调查、环境卫生学检测以及有关标本采集、病原学检测等工作。按照《医院感染管理办法》和《医院感染暴发报告及处置管理规范》的要求,按时限上报。报告包括初次报告和订正报告,订正报告应在暴发终止后1周内完成。如果医院感染暴发为突发公共卫生事件,还应按照《突发公共卫生事件应急条例》处理。

(陈亚男 张 静 韩玲样)

11. 什么是标准预防? 标准预防的主要措施有哪些?

标准预防是针对医院所有患者和医务人员采取的一组预防感染措施。基于患者血液、体液、分泌物(不包括汗液)、非完整皮肤和黏膜均可能含有感染性因子的原则,为了最大限度地减少医院感染的发生,防止与上述物质直接接触,而采取的基本感染控制措施。

标准预防的措施主要包括以下几个方面。① 手卫生:洗手与手消毒。② 使用个人防护用品:在预期可能接触到血液、体液、分泌物、排泄物或其他有潜在传染性的物质时,正确使用个人防护用品,包括手套、口罩、防护面罩、护目镜、隔离衣、防护服和鞋套等。③ 呼吸卫生/咳嗽礼仪:主要针对进入医疗机构的伴有呼吸道感染征象的所有人员,尽早采取感染控制措施,预防呼吸道传染性疾病的传播。④ 正确安置及运送患者,防止病原体传播。⑤ 及时、正确地处理污染的医疗器械、器具、织物、环境和医疗废物,防止其成为感染源的传播媒介。⑥ 安全注射:对接受注射者无害;实施注射操作的医护人员不暴露于可避免的危险中;注射的废弃物不对他人造成危害。

实际工作中,隔离原则是在标准预防的基础上,根据疾病的传播途径(接触传播、飞沫传播、空气传播和其他途径传播)并结合本院的实际情况,制订相应的隔离与预防措施。

(陈亚男 张 静 王广芬)

12. 什么是医疗保健相关感染?

2008年美国疾病预防与控制中心(CDC)提出了医疗保健相关感染(healthcare associated infection, HAI)的定义,即患者因其他状况在接受治疗过程中获得的感染,或医务人员在医疗环境中履行职责时获得的感染。我国目前多采用"医院感染"的概念,多指住院患者在医院内获得的感染。由于医疗保健和医疗保健流行病学的服务范围正在不断扩大,国际趋势也正以医疗保健相关感染取代医院感染这一概念。

(陈亚男 张 静 王广芬)

13. 什么是器械相关感染?重点防控的器械相关感染有哪些?

(1)器械相关感染:患者在使用某种器械期间或在停止使用某种器械(如呼吸机、导尿管、血管导管等)48小时内出现的与该器械相关的感染。如果停止使用相关器械时间超过48小时后出现了相关感染,应有证据表明此感染与该器械使用相关,但对器械最短使用时间没有要求。这是我国2016年颁布的《重症监护病房医院感染预防与控制规范》中给予的定义。

(2)重点防范的器械相关感染:中央导管相关血流感染(CLABSI)、导尿管相关尿路感染(CAUTI)、呼吸机相关性肺炎(VAP)等。近年来,其他植入性器械相关感染越来越引起人们的关注,如假体关节感染、心血管植入式电子器械感染、脑外科植入装置相关感染等。

(陈亚男 张 静 王广芬)

14. 什么是多重耐药菌?常见的多重耐药菌有哪些?

多重耐药菌(multidrug-resistant organism, MDRO)主要是指对临床使用的三类或三类以上的抗菌药物同时呈现耐药的细菌,多重耐药也包括泛耐药和全耐药。国际专家也指出,只要是目标抗生素耐药即为多重耐药,例如耐甲氧西林金黄色葡萄球菌(MRSA)就可以定义为MDRO。

常见的MDRO包括:耐甲氧西林金黄色葡萄球菌(MRSA)、耐万古霉素肠球菌(VRE)、产超广谱β–内酰胺酶(ESBL)细菌(如大肠埃希菌和肺炎克雷伯菌)、耐碳青霉烯类肠杆菌科细菌(CRE)、耐碳青霉烯鲍曼不动杆菌(CR–AB)、艰难梭菌(CD)等。

(陈亚男 张 静 王广芬)

15. 医疗机构中哪些部门应参与抗菌药物合理应用管理工作?

在抗菌药物合理应用管理工作中,应多部门、多学科共同合作,医疗机构中的医务、感染性疾病、药学、临床微生物、医院感染管理、信息、质量控制、护理等多学科专家组成抗菌药物管理工作组,各部门职责、分工明确,并明确管理工作的牵头部门。应建立包括感染性疾病、药学(尤其临床药学)、临床微生物、医院感染管理等相关专业人员组成的专业技术团队,为抗菌药物临床应用管理提供专业技术支持,对临床科室抗菌药物临床应用进行技术指导和咨询,为医务人员和下级医疗机构提供抗菌药物临床应用相关专业培训。建立医疗机构抗菌药物临床应用管理体系,通过科学化、常态化的管理,促进抗菌药物合理使用,减少或遏制细菌耐药。

（张 静 王广芬）

◇参◇考◇文◇献◇

[1] 曹彬,王辰.感染性疾病基于临床病例的诊治析评[M].北京:人民卫生出版社,2009.
[2] Heitman J. Mandell, Douglas, and Bennett's principles and practice of infectious diseases[J]. Mycopathologia, 2000, 149(1): 47–48.
[3] Garner J S. RN, MN, and the hospital infection control practices advisory committee. Guidelines for isolation precautions in hospitals — Part Ⅱ[J]. Infection Control & Hospital Epidemiology, 1996, 17(1): 53–80.
[4] 沈洪兵,齐秀英.流行病学[M].8版.北京:人民卫生出版社,2016.
[5] William R J. Bennett and Brachman's Hospital Infections[M]. Holland: wolters kluwer, 2014.
[6] 中华人民共和国国家卫生和计划生育委员会.WS/T 524–2016医院感染暴发控制指南[EB/OL].(2016–08–15)[2017–04–10]http://www.nhfpc.gov.cn/zwgkzt/s9496/201608/c7fb101ae975443c885ed7e4039ab5e8.shtml.
[7] 中华人民共和国卫生部.WS/T 311–2009医院隔离技术规范[EB/OL].(2009–04–23)[2017–04–10]http://www.nhfpc.gov.cn/zwgkzt/s9496/200904/40116.shtml.
[8] Centers for Disease Control and Prevention. Healthcare-associated infections[EB/OL].[2017–04–10]http://www.cdc.gov/ncidod/dhqp/healthDis.html.
[9] 中华人民共和国国家卫生和计划生育委员会.抗菌药物临床应用指导原则[EB/OL].(2015–08–27)[2017–04–10]http://www.nhfpc.gov.cn/yzygj/s3593/201508/c18e1014de6c45ed9f6f9d592b43db42.shtml.

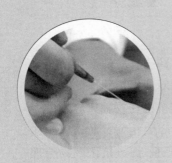

第 2 章
医院感染监测

16. 什么是医院感染监测？基层医疗机构要进行医院感染监测吗？

医院感染监测指长期、系统、连续地收集、分析医院感染在一定人群中的发生、分布及其影响因素，并将监测结果报送和反馈给有关部门和科室，为医院感染的预防、控制和管理提供科学依据。

基层医疗机构进行医院感染监测可以建立医院感染的本底率，形成可比较和评价的医院感染发病率基线，这个基线是在一定范围内波动，相对平稳。若通过医院感染监测发现近期感染发病率较前期基线上升波动较大，有可能发生医院感染暴发流行趋势，就要进行调查处置。因此，通过监测数据可以发现医院感染暴发的苗头，可以分析医院感染发生的危险因素及相对危险度。据此制订出一个周期内的医院感染监测防控计划、措施，并根据措施落实过程中监测数据的变化对防控措施进行效果评价，调整下一个计划，循序渐进，达到降低医院感染发病率的目的。所以，基层医疗机构应根据自己医院特点建立适合自己医院的医院感染监测系统是必要且意义重大的。

（孙庆芬　王广芬）

17. 医院感染监测主要内容有哪些？

医院感染监测主要包括全院综合性监测和目标性监测。

（1）全院综合性监测：主要包括医院感染发病率监测、医院环境卫生学监测及消毒灭菌效果监测。

（2）目标性监测：包括以下几种类型。① 重点部门目标性监测：主要有重症监护治疗病房（以下简称"重症监护病房"）、心胸外科病房、新生儿病房等。② 特殊人群目标性监测：主要有新生儿、器官移植和血液净化患者等。③ 特殊操作目标性监测：主要包括手术部位感染、导管相关血流感染、呼吸机相关性肺炎、导尿管相关尿路感染等。④ 细菌耐药性感染监测：耐甲氧西林金黄色葡萄球菌（MRSA）、耐碳青霉烯鲍曼不动杆菌（CR–AB）、耐碳青霉烯肠杆菌科细菌（CRE）、耐碳青霉烯铜绿假单胞菌（CR–PA）、耐万古霉素肠球菌（VRE）等。

（周谋清 孙庆芬 王广芬）

18. 如何选择适宜的目标性监测项目？

目标性监测是针对某些特定的人群或感染部位进行的监测和干预，付出的时间、精力、成本与医院感染问题的严重性相匹配。监测的项目主要依据本单位内部的感染风险评估结果以及国内、国际共识的感染高风险部位或人群来最终确定。目的是集中资源预防最容易发生且一旦发生后果比较严重的部位和人群发生医院感染。

因此，在选择目标性监测项目之前，需要了解几个问题：① 本院的医院感染高风险人群、高风险环节及高风险部门有哪些？ 常见的有新生儿、肿瘤患者、移植患者等高危人群；外科手术、使用呼吸机等侵入性操作；重症监护病房等高风险部门。针对这些高风险人群和高风险环节的感染防控措施在各个部门落实情况如何？ 还有无改进的空间？② 进行监测的目标是否最重要？ 能否让有限的资源达到效果最大化？ ③ 重要解决的问题是什么？ 为什么要作为一个重要的问题来解决？ 有无解决的方案和措施？

对于这些问题自己有了答案以后，应该选择什么项目进行监测就了然于胸了。

（周谋清 孙庆芬 王广芬）

19. 优先开展全院综合性监测还是目标性监测？

WS 312–2009《医院感染监测规范》中明确规定，新建或未开展医院感染监测的医院，应先开展全院综合性监测，监测时间不少于2年；已经开展2年以上全院综合性监测的医院应开展目标性监测；目标性监测持续时间应连续6个月以上；医院感染患病率调查应每年至少开展一次。

从未正规开展过医院感染病例监测的医院，由于感染病例监测还处于初始阶段，缺乏医院感染本底资料，应先以全面综合性监测为主，持续一段时间（一般为2年）。监测建议以回顾性和前瞻性相结合的方法进行。待全面掌握本院及各部门的医院感染流行病学分布情况后再开展重点部门、重点部位目标性监测。

医疗机构应根据自身的特点、医院感染工作开展状况和医院的人力物力准备情况，循序渐进、有步骤、以点带面地逐步推行全院综合性监测和目标性监测。

（孙庆芬 王广芬）

20. 手术部位感染目标性监测中如何结合医院实际选择手术类型?

手术部位感染(SSI)目标性监测是在全院综合性监测的基础上开展的,其主要目的是降低手术部位感染发生率。实施目标性监测时,要把有限的资源充分利用,确定好监测目标是非常重要的。

选择手术类型时要遵循以下原则:① 该类手术的手术部位感染率相对高。② 有一定的手术量。③ 一旦感染,后果较严重。例如:冠状动脉搭桥术患者是高危人群,可能发生严重的不良后果,且为常见手术;关节置换术、子宫切除术为常见手术,可以成为比较标准;腹腔镜手术为医院开展数量最多的手术,约占手术量的一半以上。综合分析,以上手术可以作为手术部位感染的目标性监测对象。

手术监测类型不是一成不变的,至少每年进行评估一次,将病例数少、感染率低的手术排除,重新确定新的手术类型。

(周谋清 孙庆芬)

21. 如何开展医院感染重点部门、重点部位、重点环节风险评估工作?

开展风险评估目的是找出医疗机构医院感染预防和控制工作中的薄弱环节,识别感染高风险人群、环节、部位等,为医院感染管理工作计划目标的制订和相应感控措施的实施提供科学依据,可分为风险识别、风险评估、风险控制 3 个方面(图2-1)。

(1)风险识别:发现、列举和描述风险要素。应用风险评估的工具识别风险,工具包括:专家调查法(包括德尔菲法和头脑风暴法)、安全检查表法、工作风险分解法、情景分析法、故障树法、事件树分析法及危险与可操作性研究、失效模式和效应分析等。

(2)风险评估:在识别潜在危害后,对危害发生的概率和严重程度进行估计,并评估各种风险降低措施的过程。风险评估包括风险估计和评价,主要包括频率分析、后果严重程度或损失分析、当前体系如何,按照分析结果进行风险高低评价。常用的方法是失效模式与影响分析(FMEA),FMEA的实施是一个反复评估、改进和更新的过程。针对医院感染重点环节、重点人群、高危因素清单,对于发生的风险事件,采取风险因素标准的评定(表2-1)。

1)风险评估方法:遵循FMEA技术(失效模式与影响分析)。

2)FMEA由3个因素组成:风险的严重性(S)、风险发生的可能性(P)、风险的可测性(D)。① 风险的严重性(S):评估风险如果发生,其潜在的严重性。严重程度分为3个等级:高、中、低,对应的风险系数为3、2、1。② 风险的可能性(P):测定风险发生的可能性,分为3个等级:高、中、低,对应的风险系数为3、2、1。③ 风险的可测性(D):如果发生风险,医院怎样做好准备,分为3个等级:低、中、高,对应的风险系数为3、2、1。

表2-1 风险评估表

风险事件：　　　　　评估对象：　　　　　评估科室：　　　　　评估时间：

风险因素	风险性评估						准备程度							准备积分	评价积分*准备积分（RPN）	风险水平	风险优先级
	风险发生的可能性			*	风险发生的严重性			=	措施准备			*	执行程度		=			
	高	中	低		高	中	低		差	一般	好		高	中	低			
	3	2	1		3	2	1		3	2	1		3	2	1			

注：风险优先系数（RPN）=严重性（S）×可能性（P）×可测性（D），RPN＞18风险评定为高，9＜RPN≤18风险评定为中，RPN≤9风险评定为低，按照风险优先系数排名，提出预防风险措施并提出整改意见及明确责任人，选择有效的防控风险方案。填表说明：在对应级别下填写相应的数字级别。

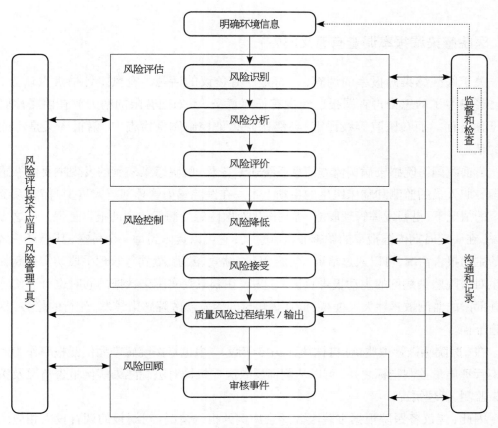

图2-1 质量风险管理架构图

3）风险级别评判标准：风险优先系数（RPN）计算公式，即 RPN=SPD=严重性（S）×可能性（P）×可测性（D）。结果：系数越大，风险水平越高。干预措施：通过以上案例，从中得出医院感染风险优先系数（RPN），根据 RPN 值的范围判定风险水平为：高、中、低。由此优先解决高风险级别的医院感染的风险因素。

（3）风险控制（控制／采取降低风险的措施）是处理风险的过程。风险控制是在风险评估基础上，制订与风险降低措施有关策略并进行干预的过程，体现 PDCA 理念。

无论是大型综合医院还是基层医疗机构，医院感染风险管理是医院感染管理工作的核心，这对解决人力资源紧缺、提高工作效率、干预风险部门或重点项目等均具有不可估量的作用。风险评估可以是全院层面的评估，也可以是部门层面的评估，如针对某个科室，甚至某个项目的评估；应因地制宜，根据自己医院的实际情况量身定制，切不可盲目地把其他医院的评估方案用于自己医院，否则风险评估将流于形式，达不到效果。

（周谋清　孙庆芬）

---

22. 医院感染漏报率调查有意义吗？

关于医院感染漏报率的调查，一直是个有争议的话题。有风险评估观点认为，对于已经发生了的感染再查漏报已经没有任何意义，不如把有限的精力放在前瞻性监测和干预方面。而在医院等级评审、各级医院感染控制质量检查中，漏报率又是不能回避的话题。

目前我国医院感染病例监测信息系统还未普及，医院感染病例的发现主要依靠感染管理专职人员的监测和临床医生的主动上报。在医院感染管理部门人员少、信息系统未健全的情况下，更要发挥管理职能，提高医生对医院感染病例的主动报告意识。从这方面来说，在一定时期内漏报率的调查非常有意义，它可以具体到每一个科室，甚至每一名医生的主动报告情况，可以通过培训、沟通、互动、绩效、激励、处罚等管理手段切实提高临床医生对医院感染病例的主动报告意识。这样，在获取真实感染数据的同时也可以使感染管理部门的监测敏感性大大提高，能在最短时间内发现医院感染暴发、流行的趋势，尽早实施干预。

在《医院感染管理质量控制指标（2015 年版）》中也将医院感染病例漏报率作为医院感染管理质量控制指标之一，可以从侧面反映医疗机构对医院感染病例报告情况及医院感染监测、管理情况。

因此，建议各医院根据本院医院感染病例的报告情况，对漏报的调查投入相应的精力，以提升医院感染管理整体质量。

（孙庆芬　王广芬）

23. 多重耐药菌目标监测主要包括哪些细菌？

关于多重耐药菌的监测，多个规范均有规定，具体如下：①《卫生部办公厅关于加强多重耐药菌医院感染控制工作的通知》（卫办医发〔2008〕130号）：医疗机构应当加强对耐甲氧西林金黄色葡萄球菌（MRSA）、耐万古霉素肠球菌（VRE）、产超广谱β–内酰胺酶（ESBL）的细菌和多重耐药的鲍曼不动杆菌（MDR–AB）等实施目标性监测。② WS/T 312–2009《医院感染监测规范》：临床常见的多重耐药菌有 MRSA、VRE、产 ESBL 的革兰阴性细菌、PDR–AB 和泛耐药的铜绿假单胞菌（PDR–PA）。③《医院感染管理质量控制指标（2015年版）》中指出多重耐药菌主要包括：耐碳青霉烯类肠杆菌科细菌（CRE）、MRSA、VRE、耐碳青霉烯鲍曼不动杆菌（CRABA）、耐碳青霉烯铜绿假单胞菌（CRPAE）。④《多重耐药菌医院感染预防与控制中国专家共识》（2015年）指出：临床常见多重耐药菌（MDRO）有 MRSA、VRE、产 ESBL 肠杆菌科细菌（如大肠埃希菌和肺炎克雷伯菌）、CRE、多重耐药铜绿假单胞菌（MDR–PA）、MDR–AB 等。⑤ WHO 2017年初发布的12种超级细菌的清单，其中还包括了万古霉素中度耐药金黄色葡萄球菌（VISA）和万古霉素耐药金黄色葡萄球菌（VRSA）。

以上规范和专家共识提到的多重耐药菌既有相似也有不同。各医院应结合本院实际情况，建议由医务部门、医院感染管理部门牵头，结合临床微生物学、临床药学、感染科等诸多部门共同制订本院重点监测的耐药细菌列表。

（周谋清　肖亚雄）

24. 医疗机构有必要对无菌物品进行微生物学检测吗？

在 GB 15982–2012《医院消毒卫生标准》中，灭菌医疗器材的检查方法有2种：① 可用破坏性方法取样的，如一次性输液（血）器、注射器和注射针等按照《中华人民共和国药典》中"无菌检查法"进行。② 对不能用破坏性方法取样的医疗器材，应在环境洁净度 10 000 级下的局部洁净度100级下的单向流空气区域内或隔离系统中，用浸有无菌生理盐水采样液的棉拭子在被检物体表面涂抹，采样取全部表面或不少于 100 cm^2；然后将除去手接触部分的棉拭子进行无菌检查。

同时也不推荐医院常规开展灭菌物品的无菌检查，只有当流行病学调查怀疑医院感染事件与灭菌物品有关时，才进行相应物品的无菌检查。

综上所述，一般医疗机构无法满足对无菌物品进行采样的环境要求，也无须常规对无菌物品进行无菌检测。

（周谋清　孙庆芬）

25. 消毒效果监测时,如何正确选择中和剂?

中和剂是指在微生物杀灭试验中,用以消除试验微生物与消毒剂的混悬液中和微生物表面上残留的消毒剂,使其失去对微生物抑制和灭杀作用的试剂。在医院环境卫生学监测及消毒效果监测采样时,应根据使用的不同消毒剂选择合适中和剂,监测结果才更准确。不同的消毒剂要选用合适的中和剂,以便对消毒剂有良好的中和作用,而对试验用细菌以及其恢复期培养无其他不良影响。医院常用消毒剂的中和剂见表2-2。

表2-2　医院常用消毒剂的中和剂

消　毒　剂	中　和　剂
醇类与酚类消毒剂	普通营养肉汤
含氯消毒剂、含碘消毒剂和过氧化物消毒剂	0.1%硫代硫酸钠中和剂
氯己定、季铵盐类消毒剂	0.3%吐温80和0.3%卵磷脂中和剂
醛类消毒剂	0.3%甘氨酸中和剂
表面活性剂的复方消毒剂	3%吐温80

（周谋清　王广芬）

26. 疑似医院感染暴发时,如何进行环境卫生学监测?

出现疑似医院感染暴发时,先收集所有患者的发病时间、地点、个人特征及对可疑危险因子的暴露情况,调查了解感染发生的环境条件。根据收集的资料,描述该医院感染发生的频率在时间、地点及患者特征等方面的分布与动态变化,提出假设,如传染源、传播方式及造成传播的因素,然后对导致传播的可疑环境因素进行调查,如病区食物及水的供应、病房卫生、各种医疗器械的消毒灭菌、各种治疗用水及药液、医疗操作环节、日常护理以及陪伴人员的卫生等,同时从以上可疑的传染源和传播媒介采样送检,验证假设,采取有效措施进行防控。

（周谋清　孙庆芬）

27. 空气或物体表面卫生学监测应多长时间进行一次?

《医院空气净化管理规范》对于空气的监测要求为:感染高风险部门(如手术室、产房、导管室、器官移植病房、重症监护病房、新生儿室、母婴同室、血液透析室、烧伤病房等)定期监测,一般建议每季度一次;洁净手术部及其他洁净场所,新建与改建验收时以及更换高效过滤器后进行监测;遇医院感染暴发怀疑与空气污染有关时随时进行监测,并进行相应致病微生物的检测。

《医院消毒卫生标准》对环境物体表面的监测要求为：怀疑医院感染暴发或疑似暴发与医院环境有关时,应进行目标微生物检测。

对空气和环境物表进行常规监测由来已久,但由于缺乏这些污染对医院感染影响的证据,20世纪70年代早期,美国疾病预防与控制中心(CDC)建议停止进行此类常规环境卫生学监测,因此常规监测逐渐被淘汰,我国目前也在不断淡化常规的环境监测。常规监测是指随意的、无目的监测。但减少或终止常规监测,并不意味着环境微生物监测在医院感染控制中的地位不重要。在工作中,出于研究目的而进行的环境监测更有意义,如评估清洁和消毒措施的有效性、评估环境卫生清洁措施改变的影响等。

（宋 舸 覃金爱 卢 珊）

----

28. 不同环境的空气微生物采样该如何做?

（1）环境分类：① Ⅰ类环境为洁净手术部（室）及其他采用洁净技术的区域。② Ⅱ类环境为非洁净手术部（室）、非洁净骨髓移植病房、产房、导管室、新生儿室、器官移植病房、血液病病区、烧伤病房、重症监护病房等。③ Ⅲ类环境为母婴同室病房、消毒供应中心的检查包装灭菌区和无菌物品存放区、血液净化中心及其他普通住院病区等。④ Ⅳ类环境为普通门、急诊及其检查、治疗室,感染性疾病科门诊及病区。

（2）采样时间：Ⅰ类环境在洁净系统自净后与从事医疗活动前采样,Ⅱ、Ⅲ、Ⅳ类环境在消毒或规定的通风换气后与从事医疗活动前采样。

（3）采样方法

1）洁净手术部（室）及其他洁净用房（Ⅰ类环境）可选择沉降法或浮游菌法。

A. 沉降法：参照GB 50333要求进行监测（表2-3）。采样点布置在地面上或不高于地面0.8 m的任意高度上,采样时将平皿盖打开,扣放于平皿旁,暴露30分钟后盖上平皿及时送检。应有2次空白对照,第1次用于检测的培养皿或培养基时做条件对比试验,每批一个对照皿。第2次是在检测时,应每室或每区一个对照皿,对操作过程做对照试验,模拟操作过程,但培养皿打开后应立即封盖。

表2-3 洁净手术部（室）及其他洁净用房（Ⅰ类环境）环境卫生学监测方法

洁净用房等级	手 术 区	周 边 区	布点数
Ⅰ	13(中央5点,每边内各2点)	8（每边内2点）	21
Ⅱ	4(四角布点)	6（长边内2点,短边内1点）	10
Ⅲ	3(单对角线布点)	6（长边内2点,短边内1点）	9
Ⅳ	测点数 = $\sqrt{\text{面积平米数}}$（如面积25 m²,应放5个培养皿。一般不少于3点,避免放在送风口正下方。均匀放置。）		≥3

B. 浮游菌法：可选择6级撞击式空气采样器或其他经验证的空气采样器。监测时将采样器置于室内中央0.8～1.5 m高度，按采样器使用说明书操作，每次采样时间不应超过30分钟。房间面积＞10 m²者，每增加10 m²增设一个采样点。

2）未采用洁净技术净化空气的房间（Ⅱ、Ⅲ、Ⅳ类环境）采用沉降法。采样方法：① 面积≤30 m²，设内、中、外对角线3点，内外点应距离墙壁1 m。② 面积＞30 m²，设置4角及中央5点，4角应距离墙壁1 m。将普通营养琼脂平皿（直径90 mm）放置于各采样点，采样高度距离地面0.8～1.5 m，采样时将平皿盖打开，扣放于平皿旁，暴露规定时间（Ⅱ类环境15分钟；Ⅲ、Ⅳ类环境5分钟）后盖上平皿及时送检。

（4）检测方法：① 将送检平皿至36℃±1℃恒温箱培养48小时，计数菌落数，必要时分离致病性微生物。② 若怀疑与医院感染暴发有关，应进行目标微生物检测。

（宋　舸　覃金爱　卢　珊）

---

29. 物体表面微生物监测采样时，规格板如何使用？

物体表面微生物监测采样时需要使用5 cm×5 cm规格板（图2-2、图2-3）。既可以购入商品化的规格板，也可以使用自制的规格板。其材质常见有纸质、不锈钢等。使用前需独立包装并进行灭菌。

将灭菌规格板放在被检物体表面，用浸有无菌缓冲液（PBS）或生理盐水采样液的棉拭子1支，在规格板内横竖往返涂抹5次，并随之转动棉拭子，连续采样4个规格板面积（连续采样中是否需要更换4个规格板，宜根据规格板材质和使用情况而定，如为纸质规格板并在采样过程中被采样液浸湿，则需更换）。被采面积小于100 cm²，取全部表面；被采面积≥100 cm²，取100 cm²。门把手等小型物体则采用棉拭子直接涂抹物体表面采样。

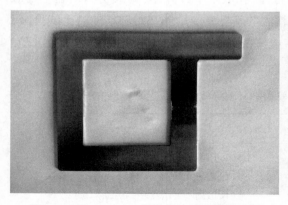

图2-2　5 cm×5 cm微生物检测采样规格板

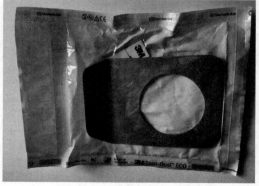

图2-3　微生物检测采样规格板

（宋　舸　覃金爱　卢　珊）

30. 检验科生物安全柜是否需要定期进行空气和物体表面微生物学检测?

YY 0569–2011《Ⅱ级生物安全柜》里对生物安全柜检测的相关要求包括出厂检验、型式检验、安装检验和维护检验4种类型,未涉及空气和物体表面微生物学检测。维护检验每年1次,包括外观、高效过滤器完整性、下降气流流速、流入气流流速和气流模式。生物安全柜的工作原理是将柜内的气溶胶污染减到最小,因此难以利用《医院消毒卫生标准》中的卫生标准评价生物安全柜的污染情况。生物安全柜应当根据自动监测指示,及时更换过滤器的活性炭;每年应当对生物安全柜进行各项参数的检测,以保证生物安全柜运行质量,并保存检测报告。

综上所述,检验科生物安全柜不需要常规定期进行空气、物体表面微生物学检测。当怀疑生物安全柜对操作者本人、实验室环境以及实验材料造成污染时,可与生物安全柜生产商、中国疾病预防控制中心或第三方检测机构联系,进行相应的检测。

(宋 舸 卢 珊)

31. 社区服务中心哪些部门需要常规进行空气消毒效果监测?

对空气常规进行消毒效果监测需要投入人力和财力成本,但在预防医院感染方面并无太大价值,因此,不推荐常规开展。但以下几种情况可推荐进行空气消毒效果监测:① 怀疑医院感染暴发与空气有关时。② 本单位开展相关研究的需要。③ 监测可能的环境有害状况。④ 评估感染控制措施的有效性,或验证空气消毒设备的消毒效果。

社区服务中心通常来说并未设置感染高风险部门,如手术部(室)、产房、导管室、洁净病房、骨髓移植病房、器官移植病房、重症监护病房、新生儿室、母婴同室病房、血液透析中心(室)、烧伤病房等,因此不需要常规进行空气消毒效果监测。如有妇科检查室、人流室、消毒供应室等,可根据本单位的管理需要选择性地进行,但仍然不推荐常规对各部门空气消毒效果进行监测。

(丁 韧 卢 珊)

◇ 参 ◇ 考 ◇ 文 ◇ 献 ◇

[1] 中华人民共和国卫生部.WS/T 312–2009医院感染监测规范[S]//国家卫生和计划生育委员会医院管理研究所医院感染质量管理与控制中心.医院感染管理文件汇编(1986—2015).北京:人民卫生出版社,2015:238–254.
[2] 任南.实用医院感染监测方法学[M].长沙:湖南科学技术出版社,2012.
[3] 李六亿,徐艳.医院感染管理的风险评估[J].中国感染控制杂志,2016,15(7):441.
[4] 彭磷基.国际医院管理标准(JCI)中国医院实践指南[M].北京:人民卫生出版社,2008.
[5] 中华人民共和国国家卫生和计划生育委员会.医院感染管理质量控制指标(2015年版)[EB/OL].(2015–04–13)[2017–04–06]http://www.nhfpc.gov.cn/yzygj/s7657/201504/5fa7461c3d044cb6a93eb6cc6eece087.shtml.

［6］ 黄勋,邓子德,倪语星,等.多重耐药菌医院感染预防与控制中国专家共识［J］.中国感染控制杂志,2015,14（1）: 1-9.

［7］ 付强,刘运喜.医院感染监测基本数据集及质量控制指标集实施指南（2016版）［M］.北京: 人民卫生出版社,2016.

［8］ WHO. Global priority list of antibiotic-resistant bacteria to guide research, discovery, and development of new antibiotics［EB/OL］.（2017-02-27）［2017-04-09］http://www.who.int/medicines/publications/global-priority-list-antibiotic-resistant-bacteria/en/.

［9］ 中华人民共和国卫生部.GB 15982-2012医院消毒卫生标准［S］//国家卫生和计划生育委员会医院管理研究所医院感染质量管理与控制中心.医院感染管理文件汇编（1986—2015）.北京: 人民卫生出版社,2015: 125-137.

［10］ 中华人民共和国卫生部.WS/T 367-2012医疗机构消毒技术规范［S］//国家卫生和计划生育委员会医院管理研究所医院感染质量管理与控制中心.医院感染管理文件汇编（1986—2015）.北京: 人民卫生出版社,2015: 262-293.

［11］ 中华人民共和国国家卫生和计划生育委员会.WS/T 524-2016医院感染暴发控制指南［EB/OL］.（2016-08-15）［2017-04-06］http://www.nhfpc.gov.cn/zhuz/s9496/201608/c7fb101ae975443c885ed7e4039ab5e8.shtml.

［12］ 中华人民共和国卫生部.WS/T 368-2012医院空气净化管理规范［S］//国家卫生和计划生育委员会医院管理研究所医院感染质量管理与控制中心.医院感染管理文件汇编（1986—2015）.北京: 人民卫生出版社,2015: 294-301.

［13］ 贾维斯.Bennett & Brachman医院感染［M］.6版.胡必杰,陈文森,高晓东,等译.上海: 上海科学技术出版社,2016.

［14］ 中华人民共和国住房和城乡建设部,中华人民共和国国家质量监督检验检疫总局.GB 50333-2013医院洁净手术部建筑技术规范［EB/OL］.（2014-06-01）［2017-04-08］http://www.risn.org.cn/News/ShowInfo.aspx.

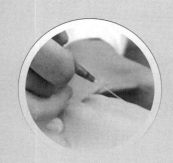

第 3 章
基于不同传播途径的医院感染预防策略

32. 什么是血源性传播疾病？造成血源性疾病医源性传播的常见环节有哪些？

血源性传播疾病指病原体可以通过血液传播引起易感者感染的疾病或综合征。医源性传播指凡在医疗、护理、预防过程中因器械、设备、药物、制剂、卫生材料、医务人员的手或环境污染而引起的疾病传播。血源性疾病医源性传播主要有以下几个环节：① 通过污染的器械或设备传播。② 通过血液及血制品传播。③ 通过污染的医疗用品的传播。④ 共用药物及各种制剂。⑤ 接触传播。

近年来，精密仪器及侵入性诊疗操作的普遍应用，让HIV、HBV等病原体经过血液、体液和排泄物污染医疗器械的机会增多、环节增多，比如内镜诊疗、拔牙、血液透析、外科手术等操作中的活检钳、牙科手机、血液透析器、手术器械处理或使用不当，均容易造成血源性疾病的传播。

（孔晓明　王广芬）

33. 血源性病原体感染的防控要点有哪些？

预防血源性疾病传播应从以下几点做起：① 树立标准预防理念，视所有患者的血液、体液、分泌物、排泄物均具有传染性，而不仅仅是血源性病原体感染标志物检测结果为阳性的患者的，医务人员接触这些物质应做好防护措施，诊疗器械被这些物质污染后应严格消毒灭菌。② 一次性诊疗用品不得重复使用，且使用后应进行无害化处理。对于过期未使用的一次性医疗用品，也不得再次消毒灭菌后使用于临床。③ 严格按照消毒技术规范要求，加强器械消毒灭菌管理，保证器械使用安全。④ 严格遵守无菌操作规程、消毒隔离制度及安全注射制度。⑤ 严格执行医务人员手卫生规范。⑥ 规范处置医疗废物，及时对污染的环境进行清洁消毒，保证环境安全。

清洁的双手、清洁的操作、清洁的产品、清洁的环境及清洁的器械是预防血源性疾病传播的重要措施。

（孔晓明　王广芬　韩玲样）

---

34. 除了HIV、HBV、HCV外，血源性病原体还有哪些？

血源性病原体（bloodborne pathogen）指存在于血液和某些体液中的能引起人体疾病的病原微生物，除了乙型肝炎病毒（HBV）、丙型肝炎病毒（HCV）、艾滋病病毒（HIV）外，目前已知的血源性病原体还有可引起梅毒、疟疾、布鲁菌病、病毒性出血热、虫媒病毒感染、巴布虫病等疾病的其他30余种病原体。

近年来，医务人员因感染血源性病原体而引起的职业暴露越来越多。而在医疗过程中因为医务人员未严格遵守操作规程，发生医源性血源性疾病传播的案例也偶有报道。

通常临床感染性标志物常规筛查多限于HBV、HCV、HIV等，不包含所有可能的血源性病原体。且有些疾病可能处于感染的窗口期，即使检验结果为阴性也不能排除感染。因此，医务人员在诊疗护理过程中，应当严格遵照标准预防原则，对所有患者的血液、体液及被血液、体液污染的物品均视为具有传染性的病源物质，医务人员接触这些物质时，必须采取防护措施，避免发生职业暴露。同时，在为患者实施诊疗护理活动中，应严格遵循消毒灭菌原则，进入人体无菌组织、器官、腔隙，或接触人体破损皮肤、黏膜、组织的诊疗器械、器具和物品应进行灭菌；接触完整皮肤、完整黏膜的诊疗器械、器具和物品应进行消毒；一次性医疗用品、器械不得重复使用，以杜绝医源性血源性疾病的传播。

（孔晓明　王广芬　韩玲样）

---

35. 为了防止血源性疾病的传播，是否要在进行侵入性操作前检测患者的HBV、HCV、HIV、梅毒等免疫状况？

对于侵袭性操作前，是否对患者进行血源性病原体免疫情况的筛查，目前还没有规范明确指出。在全世界呼吁标准预防的今天，我们可以从以下两点来看。首先，从标准预防角度来看。《医院隔离技术规范》中提到血源性病原体的隔离方式为"标准预防+接触隔离"，标准预防视所有患者的血液、体液、分泌物（不包括汗液）、非完整皮肤和黏膜均可能含有感染性因子。因此，严格执行标准预防、无菌操作和消毒隔离制度，就可以避免血源性病原体的交叉感染。其次，从病原体来看。侵入性操作前的检验多限于HBV、HCV、HIV等，不包含所有可能的血源性病原体，且可能处于感染的窗口期，即使检验阴性也不能排除感染。因此，应将每位患者视为一个潜在的感染源，而不仅仅是感染标志物检测阳性的患者。

综上所述，为了避免医源性血源性疾病的传播，在实施侵入性操作时进行感染标志物检测并不是必需的。而应重点做到以下几点：① 严格遵循标准预防。② 遵守无菌技术操作规程。③ 规范使用一次性物品。④ 复用物品严格执行"一人一用一消毒/灭菌"。⑤ 规范及时处理医疗废物等。

（孔晓明　王广芬）

36. 艾滋病病毒容易灭活吗？

容易。艾滋病病毒（HIV）在外界环境中生命力弱，对理化因子的耐受力不及乙型肝炎病毒。因此，凡是用于灭活乙型肝炎病毒的方法都可将HIV灭活。HIV对热敏感，56℃，30分钟能使HIV在体外对人的T淋巴细胞失去感染性，但不能完全灭活血清中的HIV；100℃，20分钟可将HIV完全灭活。能被0.2%的漂白粉溶液、0.2%的次氯酸钠、0.3%的过氧化氢溶液、75%的乙醇灭活；在pH小于6或大于10的溶液中10分钟可灭活。对紫外线、γ射线不敏感。

（王广芬　韩玲样）

37. 艾滋病病毒感染者需要单间隔离吗？

有条件时可以单间隔离，条件不允许时做好床边隔离即可。

艾滋病病毒（HIV）在院内主要通过血液、体液接触传播，应按照隔离技术规范要求在做好标准预防的基础上落实接触隔离措施。如果由于患者病情或其他原因有对他人造成体液、血液传播高风险情形时，宜单间隔离。比如严重的呕吐、腹泻，多处开放性伤口或者精神躁狂的患者。

一般患者进行床旁隔离即可。对患者及家属进行宣教，避免患者的血液、体液污染其他患者、环境表面等。患者的物品宜专人专用，被患者血液、体液污染的物体表面、用具等应立即清洁消毒。患者出院后，对床单元进行终末消毒。

医务人员在接触患者时，根据可能的暴露风险级别采取恰当的防护措施，重点预防锐器伤和黏膜暴露。

（孔晓明　王广芬　韩玲样）

38. 为HIV感染者做手术或进行有创操作时，我们应该注意什么？

为人类免疫缺陷病毒（HIV）感染者做手术或进行有创操作时必须采取"标准预防＋接

触隔离"防护措施。具体如下：① 戴手套，操作完毕脱去手套后立即洗手，必要时进行手消毒。② 手术时有可能发生血液、体液飞溅，应戴手套、具有防渗透性能的口罩、防护眼罩；可能发生血液、体液大面积飞溅或者有可能污染手术者身体时，应当穿戴具有防渗透性能的隔离衣或者围裙。③ 手术者若手部皮肤发生破损，手术时必须戴双层手套。④ 应特别注意防止被针头、缝合针、刀片等锐器刺伤或者划伤。避免徒手传递锐器，应将锐器放在无菌弯盘中，由近术者器械护士托住弯盘传递。⑤ 使用后的锐器应当直接放入耐刺、防渗漏的利器盒，也可以使用具有安全性能的注射器、输液器等医用锐器，以防刺伤。⑥ 禁止将使用后的一次性针头重新套上针头套。禁止用手直接接触使用后的针头、刀片等锐器。

（吴洪巧　覃金爱　王广芬）

39. 患有血源性疾病的医务人员是否需要调离手术室、血液透析室等部门？

目前国内没有明确的规范指出患有血源性疾病的医务人员是否需调离医院感染高风险部门，但美国卫生保健流行病学学会（SHEA）关于管理感染血源性病原体医务人员的建议中提到，需要根据医务人员血液中病毒载量来评估风险。我们可以参考借鉴，具体见表3-1。

表3-1　美国SHEA关于管理感染血源性病原体医务人员的建议[a]

病　毒	循环血液病毒载量	临床活动[b]	推　荐	检　测
HBV	$< 10^4$	第1、2、3类	无限制[c]	一年2次
	$\geq 10^4$	第1、2类	无限制[c]	不适用
	$\geq 10^4$	第3类	限制	不适用
HCV	$< 10^4$	第1、2、3类	无限制[c]	一年2次
	$\geq 10^4$	第1、2类	无限制[c]	不适用
	$\geq 10^4$	第3类	限制[d]	不适用
HIV	$< 5 \times 10^2$	第1、2、3类	无限制	一年2次
	$\geq 5 \times 10^2$	第1、2类	无限制	不适用
	$\geq 5 \times 10^2$	第3类	限制[e]	不适用

注：a，推荐指南为分析这类情况提供了一个框架；然而，每种情况都十分复杂，都需要专家审核小组单独缜密的考虑分析。b，临床活动分类：第1类：将有微量血源性病原体传播风险的医疗活动，如常规直肠检查、阴道检查等；第2类：医疗活动理论上有血源性病毒传播可能，但可能性不大，如纤维支气镜检查、局部麻醉下的眼科手术等；第3类：存在一定的血源性病毒传播的风险或以前被分类为"易暴露"的程序，如常见一般手术肾切除、广泛打开头部和颈部的、涉及骨或肿瘤的手术等。c，不需要限制，只要医务人员未检出将感染传染给患者；对进一步的临床诊疗活动向专家审核小组进行咨询；职业病科常规进行随访，每年对医务人员进行2次检测，以证明其病毒载量保持低于推荐的阈值（见表），同时对管理他/她的感染很有经验的私人医生也要对其进行随访，并允许私人医生与专家审核小组交流其临床状态。向专家咨询最佳的感染控制措施（并严格坚持推荐的方式，包括常规戴双层手套和在操作中经常更换手套，特别是知道操作会损坏手套的完整性时，例如放置胸骨导线等），同时同意并签署来自专家审核小组的描述其责任的合同或文件。d，只有当病毒载量$< 10^4$时，这些操作才被允许。e，只有当病毒载量$< 5 \times 10^2$时，这些操作才被允许。

常见的血源性病原体慢性感染的医务人员,在与患者的日常接触过程中不太可能传播感染。根据血源性病原体传播途径,执行"易于暴露的操作"的医务人员应该留意自身的血源性病毒感染情况。从理论上来说,只要严格执行无菌操作和标准预防,患有血源性疾病的医务人员不需要调离手术室、血液透析室等部门,但执行侵入性操作时要慎重。同时结合手术室和血液透析室医务人员的劳动强度,建议可以将患有血源性疾病的医务人员安排在其他合适的工作岗位上任职。

(孔晓明　王广芬　韩玲样)

40. 接触传播疾病的主要预防措施有哪些?

接触传播主要是通过直接或间接接触患者或患者周围环境导致的病原体传播。常见的经接触传播疾病有多重耐药菌感染、肠道感染及皮肤感染等。接触此类患者应采取标准预防联合接触传播的预防策略:① 对患者进行隔离,限制患者的活动范围。如有条件,可选择单间隔离,条件受限时,进行床旁隔离。隔离病房或床头、患者腕带设立隔离标识。② 减少转运,确需要转运时,应采取有效措施,减少对其他患者、医务人员和环境表面的污染。③ 医务人员接触患者的血液、体液、分泌物、排泄物时,应戴手套;离开隔离病房前,接触污染物品后应摘除手套并进行手卫生;手上有伤口时戴双层手套。进行可能污染工作服的操作时,应穿隔离衣,隔离衣每天更换清洗和消毒;或使用一次性隔离衣。接触甲类传染病患者时应按要求穿脱防护服。④ 医疗设备、仪器和诊疗器械、用品应做到一用一清洁消毒/灭菌或专人专用并定期清洁消毒。⑤ 加强环境清洁消毒,特别是高频接触表面。⑥ 规范处置医疗废物和织物。

(韩玲样　卢　珊)

41. 空气传播疾病的主要预防措施有哪些?

接触经空气传播的疾病如开放性肺结核、水痘等时,应采取标准预防联合空气传播的预防策略。在执行标准预防各项措施的同时还应做好以下几点:① 尽可能将患者安排在负压病房。② 疑似患者应单间安置,确诊的同种病原体感染的患者可安置于同一病室,床间距不小于1.2 m。③ 患者在病情容许时宜戴医用外科口罩,其活动宜限制在隔离病室内。④ 无条件收治呼吸道传染病患者的医疗机构,对暂不能转出的患者应安置在通风良好的临时留观病室。⑤ 防护用品选用应按照分级防护的原则,进入确诊或疑似空气传播疾病患者房间时,应佩戴医用防护口罩或呼吸器;根据暴露级别选戴帽子、手套、护目镜或防护面罩,穿隔离衣。工作人员个人防护用品使用的具体要求和穿脱流程应遵循

WS/T 311–2009《医院隔离技术规范》的要求,确保医用防护口罩在安全区域最后脱卸。使用后的一次性个人防护用品应遵循《医疗废物管理条例》的要求进行处置;可重复使用的个人防护用品使用后应清洗、消毒或灭菌。⑥ 做好空气、物表及诊疗器械和设备的清洁消毒工作。

(王广芬　韩玲样)

42. 飞沫传播疾病的主要预防措施有哪些?

接触经飞沫传播的疾病如流行性感冒、百日咳、病毒性腮腺炎等患者时应采取标准预防联合飞沫传播的隔离预防策略。具体措施如下:① 做好标准预防的主要措施,如严格执行手卫生、合理使用个人防护用品、避免接触患者体液及破损皮肤、遵守咳嗽礼仪、落实安全注射、规范废弃物管理、加强环境和设备的清洁与消毒等。② 做好飞沫传播疾病的预防准则:与患者近距离(1 m以内)接触时应戴帽子、医用外科口罩;进行可能产生气溶胶的诊疗操作时,应戴医用防护口罩、防护镜或防护面罩,穿防护服;将患者单间隔离,或者将同一疾病的患者或者危险因素相同的患者安排在同一个房间,确保患者之间间隔至少1 m;限制患者的活动范围;患者病情容许时佩戴医用外科口罩,并定期更换;加强通风或对空气进行消毒。

(王广芬　韩玲样)

43. 何谓呼吸道传染病,不同的呼吸道传染病预防措施相同吗?

呼吸道传染病是指病原体从人体的鼻腔、咽喉、气管和支气管等呼吸道侵入而引起的有传染性的疾病。呼吸道传染病的3个主要传播途径为空气传播、飞沫传播及接触传播。

对呼吸道传染病的预防策略因不同的传播途径而有所不同。应在标准预防的基础上采取传播途径的隔离措施,同时还要根据诊疗操作可能暴露的风险级别采取相应的防护措施。如甲型H1N1流感主要通过飞沫传播和接触传播,需采取"标准预防+飞沫传播+接触传播"预防控制措施,若进行气管插管或气管切开等高危操作时,个人防护级别要按空气传播对待,即"标准预防+空气传播+接触传播"预防控制措施。

综上所述,呼吸道传染疾病不能简单理解为"空气传播疾病只需采取空气隔离措施"或"飞沫传播疾病只需采取飞沫隔离措施",需综合考虑,基于标准预防采取相应传播途径的隔离措施,并结合病原体的危害程度、可能实施的诊疗方式等综合运用预防措施。

(王广芬　韩玲样)

44. 咳嗽礼仪中,为何规定保持1 m以上的社交距离?

咳嗽时保持1 m以上社交距离主要是预防经飞沫传播疾病的风险。经飞沫传播疾病主要通过感染者(传染源)在咳嗽、打喷嚏或说话时传播,这些含有病原微生物的飞沫通过在短距离(通常小于1 m)范围内在空气中扩散,进入他人的眼结膜、口、鼻或咽喉黏膜而发生传染。

咳嗽时会产生大量气溶胶,气溶胶在空气中扩散的距离和悬浮的时间由微生物的类型、微粒大小、沉降速度、相对湿度和气流大小而决定。微粒通常在空气中短暂停留,并在传染源1 m范围内沉降。因此,咳嗽礼仪中,要求与患者保持1 m以上的社交距离。

(王　超　王广芬)

45. 哪些诊疗操作容易引发气溶胶,如何做好防护措施?

容易引发气溶胶的常见操作有:气管插管和拔管、吸痰、心肺复苏、咽拭子采样、尸检、使用高速设备(如钻、锯、离心机、牙科手机等)的操作、气管镜检查等。实施这些操作时,患者可能排出呼吸道分泌物和微小气溶胶而造成疾病的传播。因此,医务人员在实施上述诊疗操作时应做好职业防护。① 操作房间保持通风良好,只允许必要的人员入内。② 根据分级防护的要求和暴露级别,选择合适防护用品,如穿防水隔离衣或防护服、戴眼罩/面罩、戴医用外科口罩或医用防护口罩。③ 接触患者前后执行手卫生、戴手套,脱手套后及时洗手或手消毒。

(王　超　王广芬)

46. 经空气传播疾病患者转运过程中要做好哪些防护?

经空气传播疾病患者转运过程中,工作人员需要做好经空气传播疾病的个人防护:戴帽子、医用防护口罩、乳胶手套,穿隔离衣。转运途中尽量避免产生气溶胶的操作,如果无法避免时还需佩戴护目镜或防护面罩。患者如果病情允许应戴医用外科口罩。

转运车辆保持通风良好,有条件的医疗机构可使用负压转运车。转运结束后工作人员按要求摘脱防护用品,医用防护口罩在安全区域最后脱卸,一次性防护用品按感染性废物处理,可重复使用的个人防护用品及时清洗、消毒或灭菌后使用;转运车辆和工具需及时进行终末消毒。

(王　超　王广芬)

47. 无负压病室时,如何做好空气传播疾病患者的隔离工作?

医疗机构如无负压病房,针对空气传播疾病患者需做好隔离工作,具体措施如下:① 可将患者安置在单间病房,病房应通风良好,有空气消毒装置。房间内设有手卫生设施、独立卫生间。② 患者在病情许可的情况下佩戴医用外科口罩,并限制其在隔离病房内活动。患者物品专人专用。③ 病室每天至少消毒至少一次,地面、物体表面使用含有效氯500 mg/L消毒液擦拭消毒。④ 工作人员进入病室时应做好个人防护,佩戴医用防护口罩、穿隔离衣/防护服、戴帽子和手套,近距离(1 m以内)接触和进行可能喷溅的操作时除戴医用防护口罩以外,还应戴护目镜或防护面罩。⑤ 患者出院后需进行终末消毒,地面、物体表面使用含有效氯500 mg/L消毒液擦拭消毒;设备、仪器根据产品说明书进行清洁消毒;一次性用品按感染性废物处理。

（王 超 王广芬）

48. 病区接收麻疹患者后,医务人员是否需要应急注射麻疹疫苗?

麻疹为一种空气传播的传染病,相关研究指出医务人员比普通人群感染麻疹的危险性要高出13倍之多,做好麻疹的免疫接种是预防麻疹最有效的方法。如果医务人员发生麻疹暴露,在暴露后72小时内接种麻风腮疫苗,或在暴露后6天内注射免疫球蛋白,可提供一定的保护或减缓发病进展。

（王 超 王广芬）

49. 接触人感染H7N9禽流感患者,医务人员应该如何做好个人防护?

医务人员应当按照标准预防的原则,根据其传播途径采取飞沫隔离和接触隔离的防护措施。在疾病的不同阶段,针对不同的诊疗操作,采取相应措施。每次接触患者前后应严格遵循《医务人员手卫生规范》要求,及时正确进行手卫生。同时医务人员应当根据导致感染的风险程度采取以下相应的防护措施:① 接触患者的血液、体液、分泌物、排泄物、呕吐物及污染物品时应戴清洁手套或无菌手套,脱手套后洗手。② 可能受到患者血液、体液、分泌物等物质喷溅时,应戴医用外科口罩或者医用防护口罩、护目镜,穿隔离衣。③ 对疑似或确诊患者进行气管插管操作时,应戴医用防护口罩、护目镜或防护面罩,穿隔离衣。④ 医用外科口罩、医用防护口罩、护目镜、隔离衣等防护用品被患者血液、体液、分泌物等污染时,应当及时更换。⑤ 正确穿戴和脱摘防护用品,脱去手套或隔离衣后立即洗手或进行手消毒。

以下两种情况下应穿防护服：① 呼吸道样本采集过程中，操作人员要加强防护，穿戴防护服、防护面罩、医用防护口罩、双层医用乳胶手套、圆帽等个人防护装备。② 在生物安全二级实验室从事人感染 H7N9 禽流感相关实验活动时，操作人员应当佩戴防护眼镜、医用防护口罩，穿戴防护服、双层乳胶手套等个人防护装备。

（吴洪巧　王世浩　王广芬）

50. 探视"人感染 H7N9 禽流感患者"时需要佩戴医用外科口罩吗？

基于目前对人感染 H7N9 禽流感传播途径的认识以及国内对于人感染 H7N9 禽流感控指南的要求，应严格探视管理制度，原则上不准探视，不准陪护。人感染 H7N9 禽流感病例中有家庭聚集现象，虽尚无持续人际间传播的证据，但应警惕医院感染的发生。若因其他原因必须探视时，探视人员应佩戴医用外科口罩。

（吴洪巧　张立国　王广芬）

51. 接触埃博拉出血热患者时，医务人员如何做好个人防护？

接触或可能接触埃博拉出血热留观、疑似或确诊病例及其污染环境的所有人员均应做好个人防护。加强手卫生，做好手部、面部和呼吸道防护，做好全身皮肤及足部防护。应根据可能的暴露风险等级，采取相应的防护措施，选择适当的防护用品并严格遵循穿脱原则正确穿脱防护用品。

（1）低风险：预计不会直接接触患者或患者的血液、体液、呕吐物、排泄物及其污染物品的人员，采用标准预防措施。① 防护对象：污染区域外的一般医务人员或其他人员，如对密切接触者进行流调的人员、工作组织者、司机、翻译和引导员等。② 防护装备：工作服、工作鞋、一次性工作帽和医用外科口罩。

（2）中风险：直接接触患者或可能接触患者少量血液、体液、呕吐物、排泄物及其污染物品的人员，采用加强防护措施。① 防护对象：对患者进行一般性诊疗工作的医务人员，近距离（1 m 以内）接触患者的流调人员，标本采集人员，实验室检测人员，清洁消毒人员，转运患者的医务人员。② 防护装备：一次性工作帽、防护眼罩或防护面屏、医用防护口罩、医用一次性防护服、一次性乳胶手套、工作鞋、一次性防水靴套。

（3）高风险：可能接触大量患者血液、体液、呕吐物、排泄物等，或实施侵入性操作或易产生大量气溶胶操作的医务人员，采取严密防护措施。① 防护对象：进行气管切开、气管插管、吸痰等操作的医务人员，进行尸体解剖的人员，搬运患者或搬运尸体人员，实验室离心操作人员，进行大量血液、体液、排泄物、分泌物或污染物品操作的医务人员和清洁消毒人员。② 防护装备：一次性工作帽、防护面屏、医用防护口罩、医用一次性防护服、一次性乳胶手套、长袖橡胶手套、工作鞋、一次性防水靴套、长筒胶靴、防水围裙等，戴全面型自吸过滤式呼吸器或动力送风呼吸器。

（王世浩　王广芬）

52. 什么是寨卡病毒？

寨卡（zika）病毒病是由寨卡病毒引起的。寨卡（zika）病毒是一种蚊媒病毒，所致疾病寨卡病毒病是一种自限性急性传染病，主要通过埃及伊蚊叮咬传播。寨卡病毒1947年首次在乌干达恒河猴中发现，1952年，在乌干达和坦桑尼亚的人体中分离到该病毒。寨卡病毒病主要在全球热带及亚热带地区流行，此后多个国家有散发病例报道。2007年，首次在西太平洋国家密克罗尼西亚的雅普岛发生寨卡病毒疫情暴发。2016年1月，巴西寨卡病毒病疫情暴发。我国于2016年2月9日在江西省发现首例输入性病例。

人们受到感染的伊蚊叮咬之后染上寨卡病毒——这一蚊虫与传播登革热、基孔肯雅热和黄热病的蚊子类型相同。

（吴洪巧　张立国　王世浩）

53. 民众应如何保护自己不被感染寨卡病毒？

防止感染寨卡病毒的最佳方式就是防止蚊虫叮咬。防蚊虫叮咬可以保护人们免受寨卡病毒感染，同时可以预防蚊媒传播的其他疾病，比如登革热、基孔肯雅热和黄热病。防蚊虫叮咬的具体措施包括使用驱虫剂；衣服尽可能多地覆盖到身体部位，最好是浅色衣服；采用纱网、蚊帐、门窗紧闭等物理屏障措施。确保水桶、花盆或者汽车轮胎等可能蓄水的容器无积水、保持清洁或者加以覆盖，从而去除可使蚊虫滋生的地方。

（吴洪巧　张立国　王世浩）

54. 手足口病流行期间，如何做好儿科门诊和病区的医院感染管理工作？

引发手足口病的肠道病毒主要为柯萨奇病毒A组和B组的某些型以及肠道病毒71型。这些肠道病毒传染性较强，主要通过粪—口、飞沫传播，也可经接触患者黏膜疱疹而感染，以及接触被患者的粪便、疱疹液污染的衣物、玩具、餐具等而感染。手足口病流行期间，儿科门诊、病区应针对上述环节规范管理，防止疾病传播：① 加强预检分诊：安排专门的诊室

（台）接诊发热、出疹的病例。设立手足口病隔离区，并有明显的标志。禁止患儿及陪护家属随意进出，限制访客探视。② 候诊区、诊室、病室保持良好通风：包括自然通风和机械通风，也可采用循环风式空气消毒机进行空气消毒，无人条件下还可用紫外线对空气消毒，不推荐采用喷洒消毒剂的方法对室内空气进行消毒。③ 接受住院治疗的确诊患儿应单间隔离或床边隔离。④ 仪器设备应"一人一用一消毒"或者专人专用，用后消毒。压舌板宜一次性使用。⑤ 手卫生：医护、陪护人员在接触患者前后均应严格手卫生。特别需要注意的是醇类手消毒液对肠道病毒无效，可选择其他对肠道敏感的消毒剂进行手消毒。⑥ 环境表面消毒：地面、桌、椅、诊疗桌、床单元每天用含有效氯 500 mg/L 消毒液擦拭消毒。在手足口病流行期间，每日至少两次进行物表的清洁和消毒。建议医院门诊设置的儿童乐园停止所有活动，玩具和设施应增加清洁消毒频次。患儿出院以后，对病室进行终末消毒。⑦ 医疗废物管理：重视对患儿分泌物、呕吐物和排泄物的消毒。手足口病患者产生的生活垃圾，应使用双层黄色医疗废物包装袋包装，并及时密封，按医疗废物处理。⑧ 加强对患儿家属手足口病防控知识宣传，使其了解手卫生、物表清洁消毒等知识。

（吴洪巧　张立国　王世浩）

55. 处理被手足口病患儿分泌物、排泄物污染的物品后，可否选择含醇类手消毒剂？

不可以。

按照《医务人员手卫生规范》，当手部有血液或其他体液等肉眼可见的污染时，应用肥皂（皂液）和流动水洗手。在医疗工作中，当医护人员的手接触被手足口病患儿分泌物、排泄物污染的物品后，应优先选择肥皂（皂液）和流动水洗手。因柯萨奇病毒、肠道病毒对乙醇消毒剂有抗性，不能有效杀灭病毒，因而不推荐使用醇类手消毒剂进行手消毒。

（张立国　王世浩　王广芬）

56. 诺如病毒流行期间如何做好医院感染防控工作？

目前，针对诺如病毒尚无特异的抗病毒药和疫苗，诺如病毒流行期间医院感染的防控主要为在标准预防基础上落实接触隔离措施。① 病例管理：鉴于诺如病毒的高度传染性，对诺如病毒感染人员进行规范管理是阻断疾病传播和减少环境污染的有效控制手段。在急性期至症状完全消失后 72 小时应按肠道传染病进行隔离治疗。② 手卫生：保持良好的手卫生是预防诺如病毒感染和控制传播最重要最有效的措施。手卫生优先选择在流动水下用皂液洗手，因诺如病毒对醇类手消毒剂有抗性，不建议使用含醇类手消毒剂。

③ 环境消毒：做好环境、物体表面消毒，尤其是卫生间的清洁消毒。门把手、楼梯扶手、床围栏、桌椅台面、水龙头、坐便器等物体表面的消毒可使用含有效氯500 mg/L消毒液擦拭消毒。地面、墙壁可使用含有效氯500 mg/L消毒液擦拭消毒。有可见污染物时应先清除污染物再消毒。患者生活用品如餐具、便盆等可使用含有效氯500 mg/L消毒液浸泡或擦拭消毒。患者出院后进行终末消毒。④ 织物管理：被污染的衣物、被套等织物应该放进感染性织物袋，密封回收，送社会化洗涤机构或医院洗衣房进行清洗消毒。清洗消毒应遵循WS/T 508−2016《医院医用织物洗涤消毒技术规范》。⑤ 做好个人防护，尤其在接触患者呕吐物及排泄物时。⑥ 空气净化：保持室内空气流通。优先推荐自然通风，不能自然通风时可采用机械通风，也可采用循环风空气消毒机进行空气消毒，无人空间也可用紫外线空气消毒，不推荐喷洒消毒剂的方法对室内空气进行消毒。⑦ 医疗废物管理：患者产生的生活垃圾、医疗垃圾均采用双层医疗废物袋盛放，按医疗废物处置。

（吴洪巧　张立国　王广芬）

57. 轮状病毒患儿的排泄物、呕吐物可以直接排入下水道吗？

轮状病毒患儿的排泄物、呕吐物是否可以直接排入下水道应视医院污水处理系统完善与否而定。若医院有完善的污水消毒处理系统，可以不对患者排泄物、呕吐物进行消毒，直接倒入卫生间下水道即可，但医院要加强污水排放的自我监测，必要时增加监测频次。没有污水处理系统的，应用含氯消毒剂干粉加入分泌物、排泄物中，使有效氯达到10 000 mg/L，搅拌作用超过2小时后排放。

临时收集盛放呕吐物、排泄物的容器应采用含有效氯2 000 mg/L消毒液浸泡30分钟，清水冲洗，干燥备用。

（吴洪巧　张立国　王世浩）

◇ 参 ◇ 考 ◇ 文 ◇ 献 ◇

［1］中华人民共和国卫生部.消毒管理办法［EB/OL］.（2002−03−28）［2017−04−07］http://www.nhfpc.gov.cn/zwgk/wlwl/200804/e0264692caa8476db3b74e1b4510784f.shtml.

［2］中华人民共和国卫生部.医院感染管理办法［EB/OL］.（2006−07−6）［2017−04−07］http://www.nhfpc.gov.cn/zwgk/wlwl/200804/5a92cc5c37234062834ed79bb0329c3b.shtml.

［3］中华人民共和国卫生部.WS/T 367−2012医疗机构消毒技术规范［S］//国家卫生和计划生育委员会医院管理研究所医院感染质量管理与控制中心.医院感染管理文件汇编（1986—2015）.北京：人民卫生出版社，2015：262−293.

［4］卫生部政策法规司.GBZ/T 213−2008血源性病原体职业接触防护导则［EB/OL］.（2009−03−02）［2017−04−07］http://www.nhfpc.gov.cn/zhuz/pyl/200909/42930.shtml.

［5］中华人民共和国卫生部.WS/T 311−2009医院隔离技术规范［EB/OL］.（2009−04−01）［2017−04−07］http://www.nhfpc.gov.cn/zhuz/s9496/200904/40116.shtml.

［6］杨绍基,任红.传染病学［M］.7版.北京：人民卫生出版社,2008.

［7］ 中华人民共和国卫生部.医务人员艾滋病病毒职业暴露防护工作指导原则(试行)［EB/OL］.(2004-04-06)
　　　［2017-04-10］http://www.nhfpc.gov.cn/mohbgt/pw10405/200804/18623.shtml.

［8］ 孙胜,张强,赵昌松,等.HIV感染者骨科手术中医务人员职业暴露和防护［J］.中华实验和临床感染病杂志,
　　　2016,10(2):184-187.

［9］ Henderson D K, Dembry L, Fishman N O, et al. SHEA guideline for management of healthcare workers who are
　　　infected with hepatitis b virus, hepatitis c virus, and/or human immunodeficiency virus［J］. Infection Control &
　　　Hospital Epidemiology, 2010, 31(3): 203-232.

［10］ 中华人民共和国国家卫生和计划生育委员会.WS/T 511-2016经空气传播疾病医院感染预防与控制规范［EB/
　　　OL］.(2017-01-05)［2017-04-10］http://www.nhfpc.gov.cn/zhuz/s9496/201701/1f9de66563304061a4fcd7f54a93
　　　99fb.shtml.

［11］ 中华人民共和国国家卫生和计划生育委员会.人感染H7N9禽流感医院感染预防与控制技术指南(2013年
　　　版)［S］//国家卫生和计划生育委员会医院管理研究所医院感染质量管理与控制中心.医院感染管理文件汇编
　　　(1986—2015).北京:人民卫生出版社,2015:508-510.

［12］ 中华人民共和国国家卫生和计划生育委员会.医院人感染H7N9禽流感病毒核酸检测标准操作程序［EB/OL］.
　　　(2013-05-20)［2017-04-08］http://www.nhfpc.gov.cn/zwgk/wtwj/201307/88cf51817a094860b6a145ea1997c32a.
　　　shtml.

［13］ 中国疾病预防控制中心.埃博拉出血热个人防护指南(第二版)［EB/OL］.(2014-08-22)［2017-04-09］http://
　　　www.nhfpc.gov.cn/yjb/fkgztpxw/201408/60727c6a9dbf45c68e1bb49f0faff7fb.shtml.

［14］ 中华人民共和国国家卫生和计划生育委员会.寨卡病毒病诊疗方案(2016年第2版)［EB/OL］.(2016-03-30)
　　　［2017-04-09］http://www.nhfpc.gov.cn/yzygj/s3593 g/201603/caf676bda9db4c94950126f9cb126b96.shtml.

［15］ 中华人民共和国卫生部.手足口病预防与控制指南(2009)［EB/OL］.(2009-06-04)［2017-04-08］http://www.
　　　gov.cn/gzdt/2009-06/04/content_1332078.htm.

［16］ 中国疾病预防控制中心.诺如病毒感染暴发调查和预防控制技术指南(2015版)［EB/OL］.(2015-11-26)
　　　［2017-04-08］http://www.nhfpc.gov.cn/zhuz/zsdw/201511/80ca6d134ac14f47971125136c2edc76.shtml.

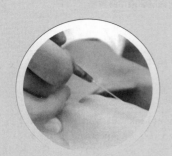

第4章

基础感控

第1节 手 卫 生

58. 医务人员在哪种情况下选择洗手？哪种情况下可选择用手消毒剂揉搓代替洗手？

当手部没有肉眼可见污染时，宜首选手消毒剂揉搓。当手部有肉眼可见的血液或其他污染物时，或当手部暴露于可形成芽孢的致病原时，如艰难梭菌暴发时，用皂液和流动水是首选。

手消毒剂的优势在于：① 比皂液能更有效杀灭潜在的致病菌。大多数以醇类为基础的消毒剂均含有乙醇、丙醇和异丙醇或两种成分的复方。乙醇在体外实验中对 G^+ 和 G^- 细菌［包括多重耐药菌如耐甲氧西林金黄色葡萄球菌（MRSA）和耐万古霉素肠球菌（VRE）］、结核菌和多种霉菌都有非常好的杀菌作用。30秒内就能够迅速杀灭大肠埃希菌、鲍曼不动杆菌、金黄色葡萄球菌、表皮葡萄球菌，同时对包膜病毒如乙型肝炎病毒（HBV）、丙型肝炎病毒（HCV）、艾滋病病毒（HIV）和流感病毒均能发挥杀灭作用。② 细菌计数明显减少。用普通肥皂和水洗手30秒可以降低皮肤菌落 $1.8 \sim 2.8$ 个 $\log^{10}$；乙醇类手消毒剂使用30秒后，人为污染在手上的菌落平均下降 3.5 个 $\log^{10}$，1分钟后降低 $4 \sim 5$ 个 $\log^{10}$。使用乙醇类手消毒液后，细菌在皮肤上繁殖很慢，可能是因为乙醇对皮肤上的很多细菌有致命的杀灭作用。③ 所需时间更少。使用手消毒剂全程为 $20 \sim 30$ 秒，与洗手需要 $40 \sim 60$ 秒相比，显著缩短了时间。另外，洗手需要到有水池的地方，寻找水池所花费的时间会更长。④ 更方便。手消毒剂不需要额外的手卫生设施，盛放的容器摆放自由，可以放在治疗车、病房、走廊甚至是工作衣口袋里等任何需要进行手卫生的地方，能够完全做到触手可及。⑤ 比肥皂和水更能改善皮肤过敏和干燥状况。研究表明乙醇类手消毒剂对皮肤刺激性较小，不易引起皮肤反应。一项2 750名医务健康志愿者参加的研究中,最终结论认为暴露于乙醇类手消毒剂72年才会发生不良反应。Ahmed-Lecheheb D 等2011年的一项对比研究表明,使用乙醇类手消毒剂后手部皮肤pH和表面皮脂值虽有轻微下跌,但未能影响皮肤屏障功能。

(张　静　张辉文　卢　珊)

59. 医务人员在什么情况时应先洗手,然后再进行卫生手消毒?

我国 WS/T 313–2009《医务人员手卫生规范》要求,当医务人员接触患者的血液、体液和分泌物以及被传染性致病微生物污染的物品后,或者直接为传染病患者进行检查、治疗、护理及处理传染患者污物之后,应先洗手然后进行卫生手消毒。而世界卫生组织(WHO)的手卫生指南并未对任何情况推荐先洗手,然后再进行手消毒。其原因为,在乙醇类揉搓剂使用前后,常规使用肥皂和水洗手没有必要而且可能会导致皮炎。在我国的《埃博拉出血热个人防护和手卫生指南》中,对于手卫生,强调未戴手套严禁接触患者、患者血液体液或其污染物品,戴手套前后均应洗手或手消毒,推荐使用快速手消毒剂。

在我国的医疗实践中,先洗手再消毒很难执行到位。王希晨等调查发现,即使传染病医院医务人员手卫生知识掌握程度较高,医务人员能够每次完成“一病一患一洗手”的仅为48.0%。

因此,笔者认为,从职业防护的角度来讲,随着疾病谱的改变,新发传染病不断出现,经血液、体液等传播疾病迫使医务人员在为患者服务的同时,必须强化标准预防,培养自我防护意识。当进行有可能接触血液体液的诊疗护理操作时,必须戴手套。对疑似或确诊的甲类传染病或新发、突发、不明病原体的传染病或特殊感染等,接触患者或其所处环境时均应佩戴手套。

频繁洗手和手消毒两者联用会造成皮肤伤害,洗手导致进展性的表面脂质丢失,清洁剂更深地破坏皮肤表层,这种情况下,皮肤上再涂抹手消毒剂,只会加重皮肤干燥和引起破损皮肤的刺痛,即使使用含有保湿剂的手消毒剂也会出现这样的情况。为了保护手部皮肤,在使用手消毒剂前后,尽量减少用水和洗手液洗手。

(张　静　张辉文　卢　珊)

60. 手卫生五个时刻指的是哪些? 在实践应用中需要注意什么?

世界卫生组织(WHO)提出的手卫生的五个时刻包括:接触患者前、清洁/无菌操作前、体液暴露风险后、接触患者后、接触患者周围环境后。这个概念是把 WHO 的《医疗卫生保健手卫生指南》推荐的手卫生指征合并到手卫生的5个时刻。这个以使用者与患者为中心的方法非常简单,更加关注在诊疗过程中必须要执行的手卫生关键时刻。"5个时刻"与"WHO《医疗卫生保健手卫生指南》推荐的手卫生指征"的对应关系见表4-1。

表4-1 "5个时刻"与"WHO《医疗卫生保健手卫生指南》推荐的手卫生指征"的对应关系

5个时刻	WHO手卫生指南(2009)推荐的手卫生指征
接触患者前	a. 接触患者前后
清洁/无菌操作前	b. 无论是否戴手套,为患者进行侵入性操作前
	d. 从污染部位移到同一患者其他部位
体液暴露风险后	c. 接触体液或分泌物、黏膜、破损皮肤或伤口敷料后
	d. 从污染部位移到同一患者其他部位
	f. 摘除无菌手套或非灭菌手套后
接触患者后	a. 接触患者前后
	f. 摘除无菌手套或非灭菌手套后
接触患者周围环境后	e. 接触患者周围的无生命表面和物体(包括医疗仪器)后
	f. 摘除无菌手套或非灭菌手套后

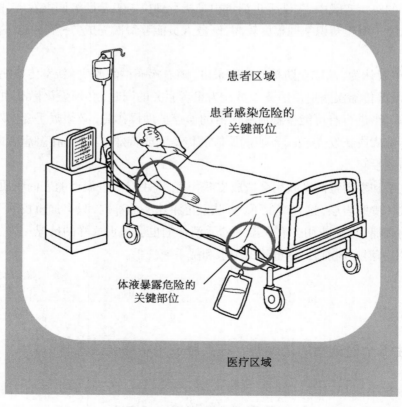

图4-1 医疗区域与患者区域

"手卫生 5 个时刻"在实践应用中需要注意：针对一个患者来说，医疗环境可以分为两个实质上的地理区域"患者区域"和"医疗区域"(图 4-1)。"患者区域"包括患者和一些暂时属于他/她的表面和物品，如床头呼叫器、床头桌、床单、输液管和其他医疗设备。"医疗区域"相当于医疗环境中某个患者区域之外的所有表面，例如其他患者和他们的患者区域以及更广泛的医疗环境。

（张　静　卢　珊　张辉文）

61. "接触患者前、后"常见于哪些行为和操作？

（1）接触患者前：指发生在接触患者完整皮肤和衣物之前。手卫生行为可以在进入患者区域时进行、接近患者时进行或者在接触患者之前立即进行。

（2）接触患者后：指发生在接触患者后，离开患者时。当出现以下情形时应用手卫生：最近一次接触患者完整皮肤或衣物；或者在接触患者后又接触了患者周围环境表面，然后在接触医疗区域表面之前应用。

需要注意的是，"接触患者前"不能与"接触患者后"相分离。常见场景举例如下：① 与患者握手前后、抚摸儿童前额前后。② 协助患者生活自理前后：移动、洗澡、吃饭、穿衣等。③ 提供护理和其他侵入性治疗前后：戴氧气面罩、理疗。④ 进行体检、非侵入性检查前后：测脉搏、量血压、胸部听诊、描记心电图等。

（张　静　卢　珊　张辉文）

62. "体液暴露风险后"通常见于哪些情况？

当出现以下情形时应用该指征：接触患者血液或其他体液（即使极少量接触，不能被明显发现），然后接触患者或其他任何环境表面之前。以下情形可视为有体液暴露的风险：① 当接触黏膜和（或）不完整皮肤后。② 经皮注射或穿刺后，置入侵入性医疗器械（如血管通路、导管、各种管路、引流管等）后，破坏/打开侵入性回路后。③ 移除侵入性医疗器械后。④ 移除覆盖任何保护物品后，如尿布、敷料、纱布、卫生巾等。⑤ 处理有机样品后，清除排泄物和任何其他体液后，清洁污染表面和材料（如脏床单、牙科器具、仪器、小便器、便盆、抽水马桶等）后。

需要注意的是：如果涉及体液暴露风险的操作时戴手套，摘除手套后应进行手卫生。任何执行以下操作的人员也必须执行这一手卫生指征：实际直接护理患者和处理体液（实验室技术员和病理科人员）、处理污染物和污染设备（消毒工作者）、处理污染物和被污染垃圾（维修或辅助操作工人）。

（张　静　卢　珊　张辉文）

63. "清洁/无菌操作前"常见于哪些操作？

该指征适用于在对患者感染高风险的关键部位进行操作前即刻进行，在任何直接或间接接触患者黏膜、破损的皮肤或者侵入性医疗器械操作之前实施。以下情形可视为清洁/无菌操作：① 为患者刷牙、滴眼药水，阴道检查或直肠检查，无论是否使用仪器进行口腔、鼻、耳检查，插入药栓/阴道栓剂，抽吸黏液。② 包扎伤口、使用药膏涂抹水疱、经皮注射/穿刺。③ 置入侵入性医疗器械，如鼻导管、胃管、气管插管、导尿管、经皮导管、引流管等；为了喂食、加药、引流、吸痰、监测等目的破坏/打开任何闭合循环的侵入性医学装置。④ 配餐、加药、配药、准备无菌物品。

需要注意的是：如果戴手套进行清洁/无菌操作，在戴手套前必须进行手卫生；做准备工作的人员（如灭菌工作、药剂师、厨师等）进行直接操作、准备接触黏膜或非完整皮肤的用物、摄食和接种等工作也应该执行这个手卫生指征。

（张 静 卢 珊 张辉文）

64. "接触患者周围环境后"通常见于哪些情况？

"接触患者周围环境后"是指当离开患者周围环境前仅接触到物品或家具，但并未接触患者。当出现以下情形时应用该指征：在患者周围环境中最近一次接触到固定的物品和物表（但未接触患者），然后将接触医疗区域表面。常见于以下情形：① 从事维护活动后，如更换床单、整理床头桌等。② 从事护理活动后，如调整输液速度、清除监护警报等。③ 接触物表或无生命物体后的情形，如倚靠在患者床上或床头柜上等。

需要注意的是："接触患者后"和"接触患者周围环境后"不能混淆。接触患者周围环境后要排除接触了患者的情形，例如接触患者后，在离开前接触了患者物品时，属于"接触患者后"。

（张 静 卢 珊 张辉文）

65. 哪些科室应配备非手触式水龙头？

手触式水龙头因需用手进行开关，易造成医务人员手部细菌的交叉污染和洗手后再次污染。因此，有条件的医疗机构在所有诊疗区域均宜配备非手触式水龙头。医院科室按照感染风险分为普通科室和重点科室，重点科室包括手术室、产房、母婴室、血液透析室、口腔科、消毒供应室、发热门诊或肠道门诊等，重点科室的患者发生感染的概率大，因此必须配备非手触式水龙头。

　　非手触式水龙头有脚碰式、脚踏式、感应式、膝顶式和肘碰式等，优点是无须用手触摸，可有效避免交叉感染。其中脚踏式和感应式造价最高，且耗水量大；肘碰式较方便但易用手触摸；脚碰式造价成本较低，耗水量最少。最近有关自动感应式水龙头是医疗机构内军团菌感染源的研究得到了高度关注，调查者发现，装有感应式水龙头的病区更容易被军团菌和其他细菌污染，该研究认为感应式水龙头比传统水龙头污染更严重，且更难消毒。未来的研究需要证实感应式水龙头和龙头稳流器是否是军团菌和其他医院感染的来源。

　　对于非新建的医疗机构，非手触式水龙头的更新可能需要一个过程，建议按照感染风险的高低和医院改造计划等来决定非手触式水龙头配置的优先次序，逐步达到所有诊疗区域的全覆盖。

（张　静　卢　珊　张辉文）

66. 使用手拧式水龙头如何避免手部二次污染？

　　手拧式水龙头容易造成医务人员手部细菌的交叉污染和洗手后的再次污染。我国2009年颁布的WS/T 313–2009《医务人员手卫生规范》明确要求了重点部门应配备非手触式水龙头，有条件的医疗机构在诊疗区域均宜配备非手触式水龙头。这一要求在很大程度上促使各医疗机构对水龙头进行了改造，但仍有很多医疗机构因条件限制仍在使用手拧式水龙头，因此，关闭水龙头的操作细节也须引起重视。Mermel L. A等在对实验室技术人员索氏志贺菌感染暴发进行调查时发现，感染是由一名实验室学生引起，该菌株有一致的抗菌谱和凝胶电泳模式。使用干手纸巾关闭水龙头能有效起到保护效应，使用酚剂清洁、更换为非手触式水龙头后没有案例继续发生，说明使用干手巾关闭水龙头也是做好手卫生的重要一环。

（张　静　卢　珊　张辉文）

67. 毛巾、干手纸、烘干机，哪种干手方式比较好？

　　目前常用的干手方法有毛巾、一次性擦手纸和感应式手烘干机。一项研究报告比较了4种干手方法：毛巾、水槽边的纸巾、烘干机和自然干燥，4种方法没有显著性的差异，然而应避免重复使用或共用毛巾以防交叉感染的风险。

　　（1）毛巾：使用毛巾干手是沿袭多年的习惯，当前普遍的做法是多人共用一条毛巾并重复使用。为避免干手过程中再次污染手，引起交叉感染的风险，需要准备较多的毛巾并"一用一更换"，使用后清洗消毒，因此在临床工作中难以实现。

（2）一次性擦手纸：使用方便、快捷、对皮肤无刺激。临床科室与医院管理者往往觉得一次性擦手纸价格较贵而难以接受，但通过对一次性擦手纸和消毒小毛巾进行成本和边际成本分析，使用一次性擦手纸的单次成本反倒低于消毒小毛巾每次清洗消毒的综合成本。

（3）烘干机：每次烘手时间至少1分钟，干手时间长，当同时有2人以上干手时需要等待。对于去除细菌的有效性，烘干机比纸巾作用差。烘干机通常安装在洗手池旁，长期处于比较潮湿的环境中，出风口处如果不定期进行清洁消毒则容易滋生细菌和霉菌，烘干机使用过程中强大的风力也容易导致含微生物的气溶胶播散，因此不推荐使用烘干机。

通过综合分析对比，一次性擦手纸是干手最理想的方法，适合推广使用。

（张　静　卢　珊　张辉文）

68. 哪些情况下需要使用抗（抑）菌洗手液？

抗（抑）菌洗手液配方中除了表面活性剂之外，还添加了消毒剂，能够减少或抑制微生物的生长。因此，大家在选择洗手液时可能会倾向于抗（抑）菌洗手液。然而，有几十种消毒剂可以应用于抗（抑）菌洗手液，其中部分种类的消毒剂安全性有待进一步研究，可能会造成如皮炎、过敏反应、皮肤吸收和毒性作用、消毒剂耐药等不良反应。美国食品药品管理局（FDA）发布的禁售令中包含了19种抗菌成分，包括被广泛应用的三氯生与三氯卡班。

考虑到抗（抑）菌洗手液中的消毒剂成分对病原微生物清除效果好，能够在一定程度上减少使用中洗手液污染，以及通常有持久抗菌活性等作用，建议在可能接触到病原微生物或无菌操作（如采用冲洗法外科手消毒）时使用抗（抑）菌洗手液。而通常情况下，使用普通洗手液和水即可以轻松去除手上的暂居菌落，达到洗手效果。

（张　静　卢　珊　张辉文）

69. 手消毒剂开瓶后有效期多长时间？

GB 27950–2011《手消毒剂卫生要求》中要求，易挥发的醇类产品开瓶后的使用期不超过30天，不易挥发的产品开瓶后的使用期不超60天。但临床常常见到超过30天未用完的手消毒剂，丢之可惜，用之又不符合规定。

对此，乔甫等开展的一项研究证实，含有乙醇的手消毒剂直到开启后65天，乙醇浓度、染菌量均符合要求，仍然能达到满意的卫生手消毒效果。当然，这个研究只是针对一种速干手消毒剂,能否推广应用于其他种类手消毒剂还有待进一步研究。并且手消毒剂开启后的使用环境、取用方式等对于手消毒剂污染的影响也是需要考虑的问题。

值得探讨的是,如何理解GB 27950–2011中的"开瓶"?醇类开瓶倾倒会挥发导致浓度下降,而按压式由于密闭性比较好,启用后是否会挥发,尚不得而知。对于这个难题,除了可以开展相关的研究,以数据为依据来制订出符合本单位实际的操作规范之外,还可以从管理方面进行改进,比如换用小包装、每两床共用一瓶、将频繁使用地点与非频繁使用地点配置的手消毒剂进行调换等,以尽量避免开启后长时间使用不完的情况发生。

（张　静　卢　珊　张辉文）

70. 洗手池不清洁、设计不当,可能引发医院感染吗?

洗手池安装不佳、止水阀使用错误、下水道堵塞外溢、地漏不畅异味等是导致环境微生物倍增的一个不容忽视的环节。渗漏后的及时处理,跑水后的清洁消毒,地漏疏通设施的清洗消毒,对减少环境污染、感染风险的作用值得关注。

一项研究显示,某重症监护病房(ICU)2007～2010年内有10例碳青霉烯耐药肺炎克雷伯菌感染病例,调查结果认为洗手池下水器是唯一持续隐藏的产病原体的源头(图4-2)。加拿大某器官移植监护室对于一次多重耐药铜绿假单胞菌的暴发进行环境采样,结果显示阳性样本来自洗手池下水器,并与临床患者的病原体具有同源性。为确定下水器的内容物是否会在洗手时反溅到洗手人员的手和周围环境,他们做了一项试验,结果提示,存在设计缺陷的洗手池下水器的细菌在洗手时能够反溅到洗手池1 m以内的区域。以上事例均说明,医院供排水系统的缺陷,确实会带来感染的安全隐患,一旦洗手池、排污管道内形成生物膜,清除非常困难,只能拆除,所以我们需要把重点放在维护方面。

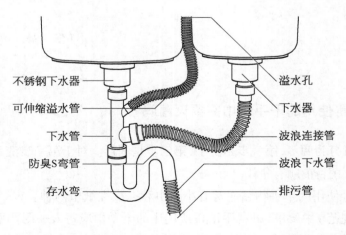

不锈钢下水器
可伸缩溢水管
下水管
防臭S弯管
存水弯

溢水孔
下水器
波浪连接管
波浪下水管
排污管

图4-2　洗手池结构

国内关于洗手池设计与维护的相关研究报道较少,对此,我们可以借鉴国外相关要求引以为戒。美国设施指南研究所(FGI)出台的《医疗机构建筑设计指南》中,对洗手池、水龙头的尺寸规格、角度位置、出水量都有明确的规定。洗手池的设计、安装与维护可关注以下几个方面:① 洗手池数量和位置,满足医院感染控制风险评估要求,方便大家使用。② 选择适合的安装点,如远离物品存放和准备区、病床旁等临床区域,洗手池与周围环境之间做物理屏障进行隔离。③ 选择陶瓷或不锈钢深水盆,不能过小、过浅,池壁要有一个缓坡防止飞溅。④ 洗手台密封不透水,防止漏水到家具和墙壁空间;不允许水池地面下沉。⑤ 降低出水压力,使水流速度放缓,即使开最大也不得有喷溅。⑥ 水龙头应远离排水口,并不应直接对准排水口以减少反溅,可先流到盆壁上,然后再流向排水口。⑦ 下水管道与排污管道之间使用U形存水弯,保证洗手池处于经常使用状态,避免存水弯里的水蒸发、干燥。⑧ 日常注意维护排水系统,发生漏水、堵塞等故障时及时维修。

(张 静 卢 珊 张辉文)

71. 外科手消毒可以不用毛刷刷手吗?

传统的外科手消毒需用无菌刷子蘸取皂液刷手及手臂。而近来几乎所有的研究都不鼓励使用刷子。1980年Mitchell和其同事建议免刷外科洗手,使用一次性的海绵或海绵与刷子一起使用与使用刷子具有相同的效果。使用刷子不仅不能增加抗菌效果,反而会导致皮肤损伤和细胞脱落,机械的刷洗破坏了皮肤的完整性,使其外层表皮受损,引起皮肤干燥、皲裂,并且容易暴露深层菌群,并使皮肤对消毒剂的敏感性增高,导致过敏性皮炎或变态反应性皮炎发生率的增加。在一些国家和地区,要求在外科手准备中使用指甲挑或指甲刷用于手指甲清洁,但一些研究证实,指甲挑和指甲刷无法降低手部菌量,在外科手准备过程中可以不用。

因此,不建议使用毛刷进行外科手消毒准备。当手上有明显污垢时,可使用海绵或软毛刷子清洁手部。

(张 静 卢 珊 张辉文)

72. 外科手消毒使用的干手纸巾需要灭菌吗?

外科手消毒分为两步,第一步是洗手,第二步是消毒。对于第一步洗手后使用的干手纸巾是否需要灭菌目前颇有争议。

外科手消毒使用的干手物品通常有小毛巾和一次性纸巾两种。WS/T 313–2009《医务人员手卫生规范》中要求,外科手消毒所使用的干手巾应每人一用。手术人员洗手后使用无菌毛巾擦干有着漫长的历史,由于毛巾具有易藏污垢和不易干燥等特性,使用后只清洗不灭菌可能会造成干手时的污染，所以重复使用的布类干手巾用后必须清洗、灭菌。而对于一次性干手纸巾是否必须经过灭菌目前尚未特指说明。

有些研究测试发现，使用其他方法干燥手对于去除细菌的有效性方面并没有显著性区别，洗手后擦干只是为了下一步消毒做准备。因此，笔者认为，只要干手纸巾技术指标符合国家标准，同时微生物指标符合GB 15979–2002《一次性使用卫生用品卫生标准》的规定，对于第一步洗手后使用的干手纸巾不必达到灭菌水平。

而事实上，已经有一些医疗机构在实际工作中采用未经灭菌的干手纸干手，只是国内尚无循证研究来支持这一做法。

（张　静　卢　珊　张辉文）

73. 外科手消毒中的"先洗手"步骤，是一遍洗手？还是两遍洗手？

外科手消毒应遵循"先洗手，后消毒"的原则，因此其流程可分为两个步骤：洗手和手消毒。

对于第一个步骤"洗手"，未要求进行两遍清洗。

对于第二个步骤"手消毒"则介绍了2种方法：① 冲洗手消毒方法，即取用手消毒剂涂抹并揉搓后，用流动水冲净并擦干，当流动水质达不到GB 5749–2006《生活饮用水卫生标准》的要求时，手术医生在戴手套前，应用醇类手消毒剂再消毒双手后戴手套。② 免冲洗手消毒方法，使用免冲洗手消毒剂涂抹揉搓至消毒剂干燥。

之所以会产生"外科手消毒是一遍洗手还是两遍洗手"的疑惑，可能是把第二个步骤中的"冲洗法手消毒法"误认为是第二遍"洗手"。但事实上，这个步骤的目的是消毒，而非清洁，不属于"洗手"。

因此，通常情况下，无论采取哪种手消毒方法，之前只需要洗一遍手。但是，如果卫生状况较差，皮肤污垢较多时，建议清洗两遍。

（张　静　卢　珊　张辉文）

74. 规范的洗手揉搓步骤是六步还是七步？

世界卫生组织（WHO）和我国WS/T 313–2009《医务人员手卫生规范》倡导的是六步洗手法，而七步洗手法只是在最后增加了对手腕的清洁，其他的核心步骤完全一致。

手卫生执行不到位，可成为引起患者感染和病原体定植的重要环节。英国一项研究显示，WHO倡导的六步揉搓方法比美国疾病控制与预防中心（CDC）推荐的三步揉搓方法对于降低手部细菌更有效，手背、大拇指背、食指背是手卫生用品覆盖最容易忽视的部位。

因此，洗手的重点应在于不遗漏手部的每个部位，而不必拘泥于"规范是六步还是七步"。当可疑污染腕部时，需要增加对手腕的清洗；夏季相对于冬季来说，腕部污染的机会比较多，可以增加对腕部的清洗。

（张　静　卢　珊　张辉文）

75. 揉搓过程可以不按照顺序吗？

目前大家普遍遵循了世界卫生组织（WHO）推荐的六步洗手法的顺序，该顺序比较符合洗手时的习惯，且总结出一些简单易记的口诀而避免遗忘一些步骤。WHO推荐的六步洗手法关注了一般洗手方法中容易忽视的一些部位（如指缝、拇指、指尖等），确保手消毒剂能在手表面均匀覆盖，以保证洗手的有效性，但并未强调必须按照六步揉搓步骤的顺序进行。

最近一项研究评估了WHO六步手消毒法次序调整的效果，即涂抹手消毒剂后，先进行第6步"揉搓指尖"，其他步骤顺序不变，结果发现用"指尖优先法"能使医务人员手部菌落数下降更多。分析原因可能为，医院人员在日常工作中常常不能规范执行六步洗手步骤，甚至很少有医务人员能做完六个步骤，且手消毒剂取用量不足，导致最后揉搓指尖时没有足够量的手消毒剂来充分消毒指尖，而指尖却是手污染最严重的部位。已有证据表明指尖在交叉传播中的重要作用，虽然"指尖优先法"能明显减少指尖细菌载量，但它所造成的临床差异尚需要更多的研究。

因此，笔者认为，在遵从WHO推荐的六步洗手法时，严格地执行每个部位的正确揉搓比是否需要按照顺序更为重要，建议关注指尖的去污，它可能是降低交叉传播的关键。

（张　静　卢　珊　张辉文）

76. 洗手时需要特别注意揉搓哪些部位？

洗手时经常被遗漏的部位有指背、指尖和指缝。英国开展的一项研究显示，在进行手消毒时，无论是使用世界卫生组织（WHO）倡导的六步手卫生法，还是美国疾病预防与控制中心（CDC）推荐的三步法，手背、手指背等处手消毒剂的覆盖率普遍比手掌和手指端低，尤其手背、大拇指背、食指背最容易被忽视（图4-3）。

因此，洗手时需要特别注意大拇指、指尖、指缝、手背的揉搓。为避免手背揉搓不到位，掌心对掌背揉搓时，掌心需紧贴手背揉搓。使用手消毒剂揉搓时，要取用足够量的手消毒剂，以保证能够覆盖到手的每个部位。

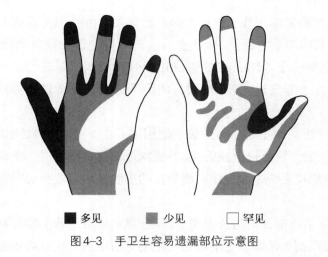

■ 多见　　■ 少见　　□ 罕见

图4-3　手卫生容易遗漏部位示意图

（张　静　卢　珊　张辉文）

77. 洗手时,是每个揉搓步骤15秒,还是六步揉搓共15秒?

我国WS/T 313-2009《医务人员手卫生规范》中指出"认真揉搓双手至少15秒",到底是每个揉搓步骤15秒,还是六步揉搓共15秒?

从洗手和手消毒两种手卫生方法的流程来看：使用皂液和流动水洗手的全过程包括打湿、取液、六步揉搓、冲洗、干手共5个步骤,世界卫生组织（WHO）指南建议该项操作应花费40～60秒完成。而使用乙醇类手消毒剂时,全过程仅有取液、六步揉搓2个步骤,应花费20～30秒完成。由此可见,不管是使用流动水洗手,还是使用手消毒剂,其六步揉搓时间合计应至少15秒,而不是特定的15秒或者每个揉搓步骤15秒。

多数研究已经观察到医护人员平均洗手时间少于15秒。除了洗手时间非常短外,医护人员常不能洗到手和手指的所有表面。揉搓时间的长短会影响手卫生效果,使用手消毒剂揉搓时,如果未达到15秒即干燥,则由于取液量未达到推荐值,从而影响手消毒效果。虽然揉搓时间长,效果会更好,但过长的时间会降低医务人员的手卫生依从性。

因此,我们应该知道,确保双手的每一个部位均被清洗比强调洗手时间更重要。

（张　静　卢　珊　张辉文）

78. 频繁使用手消毒剂会对皮肤造成损害吗?

手部皮炎是一种在护士中很常见也很严重的问题,报道的患病率在18%～86%,

这种情况主要是与潮湿的工作、洗手和戴手套有关。世界卫生组织（WHO）手卫生指南推荐以醇类为基础的手消毒剂，但医务人员却可能会因为皮肤刺激性或其他皮肤问题拒用，而仍然选择洗手。Kampf G和Loffler H针对该问题进行了总结，大概30%医务人员出现职业性手部皮炎，主要是因为清洁剂造成的刺激性接触性皮炎，而过敏反应极为罕见。

刺激性接触性皮炎的主要原因是频繁使用手卫生产品，特别是肥皂和其他清洁剂。频繁洗手导致皮肤表面脂质进行性丢失，并更深地破坏皮肤表层。干燥的季节以及个别干性皮肤者，这种脂质丢失发生更快。所导致的皮肤损伤可能会对所有的手消毒剂产生刺激反应。

虽然乙醇类手消毒剂比清洁剂更安全，但它也会导致皮肤干燥和刺激发生。前瞻性研究显示，含有保湿剂的乙醇类手消毒剂比肥皂等清洁剂对皮肤的刺激性显著减低。首次使用醇类手消毒剂后，刺激性皮肤的医务人员可能会有皮肤灼伤的感觉，因为他们的皮肤屏障本身已经被洗手或密闭的手套损害。这可能导致一个恶性循环，使医务人员洗手频率增加，并减少使用手消毒剂的频率。

综上所述，正确使用以乙醇为基础的手消毒剂与频繁洗手相比较，可改善医务人员手部皮肤状况。可从以下几个方面加以关注：① 推广使用含有保湿剂的乙醇类手消毒剂代替清洁剂洗手。② 选择刺激性小的产品，尤其是对于敏感性皮肤。③ 使用手消毒剂前后不要常规洗手。④ 戴手套前应使手部彻底干燥。⑤ 使用护手霜。

（张　静　卢　珊　张辉文）

79. 卫生湿巾能否用于手部的消毒？

目前，国内一些卫生湿巾标注为可用于手部，那么是否可以代替洗手或手消毒剂进行手卫生呢？许多人心存疑虑，其原因主要是担心使用卫生湿巾不能保证指缝的消毒效果。

手消毒剂和卫生湿巾在使用方面确实存在差异，手消毒剂只是单纯起到杀灭细菌的作用，而卫生湿巾是在消毒的同时可以通过机械的力量清除皮肤上的污渍，尤其是质量比较好的湿巾其特有的工艺增加了摩擦系数，对于有效清除手部纹理中的污渍效果会更好。对于指缝等部位来说，擦拭时予以注意，湿巾所含消毒液也可以渗透到指缝，从而达到消毒效果。

因此笔者认为，卫生湿巾作为手卫生的补充方式也未尝不可，但其成本支出也是需要考虑的因素，且也应参照"六步洗手法"保证手的每个部位均清洁消毒到位。另外考虑到目前我国并无"卫生湿巾""消毒湿巾"的标准，作为使用者，不妨开展相关研究，用卫生湿巾擦拭双手后，进行手部细菌培养，或联系疾控部门做微生物杀灭实验，了解卫生湿巾用于手卫生时能否达到微生物指标要求。

卫生湿巾可做到清洁和消毒一步到位,大大节省了时间,因此广泛应用于环境物体表面、医疗器械表面的消毒。当用于手部时,需要注意产品说明适用范围是否包含了手部,是否通过了皮肤刺激性测试。

(张　静　卢　珊　张辉文)

80. 擦手纸选择什么样的比较好?

干手纸巾由于使用方便、不会造成洗手后的二次污染,已经在医疗机构广泛使用。由于手卫生成本支出较高,往往会刺激医院选择价廉物美的卫生纸、纸巾纸作为干手用纸。可是,有的纸巾吸水性能不好,有的纸巾干手后成了碎纸屑,还有的纸巾粗糙发硬,使用体验不好。面对琳琅满目的纸巾,如何选择?是否有国家标准呢?

从目前来看,我国尚无医用擦手纸的国标或行标。涉及生活用纸的标准有以下三个,均为民用标准: ① 纸巾纸标准GB/T 20808-2011《纸巾纸》,适用于人们日常生活所用的各种纸面巾、纸餐巾、纸手帕等,不包括湿巾、擦手纸、厨房用纸。② 卫生纸标准GB/T 20810-2006《卫生纸(含卫生纸原纸)》,主要适用于人们日常生活用的厕用卫生纸,不包括擦手纸、厨房用纸等擦拭纸。还适用于对外销售的用于加工卫生纸的卫生纸原纸。③ 擦手纸标准GB/T 24455-2009《擦手纸》,适用于人们日常生活使用的擦手纸。

作为擦手纸来说,具有高吸水性才能保证一张纸擦一双手,湿强度高才能保证使用后手上不留毛屑。擦手纸、纸巾纸一般具有湿韧强度,卫生纸则一般不允许具有湿韧性,以防止在使用后纸张不易分解而堵塞卫生化粪池。从微生物指标要求来说,纸巾纸细菌菌落总数 ≤ 200 CFU/g,卫生纸和擦手纸细菌菌落总数 ≤ 600 CFU/g,但事实上,市售擦手纸的微生物指标也多是执行GB 15979《一次性使用卫生用品卫生标准》,即细菌菌落总数 ≤ 200 CFU/g。在选择干手纸时应关注其卫生标准和执行标准。

从理论上来说,只要干手用纸符合"吸湿性好,不掉毛掉粉,干手后不造成二次污染"即可。但很多医院采购便宜的一次性纸巾,因缺乏厚度和延伸性,达不到干手目的,劣质的干手纸还会磨损皮肤,让医务人员不愿意使用。因此,不建议使用面巾纸和卫生纸作为干手用纸。

(张　静　卢　珊　张辉文)

81. 擦手纸需要注明启用时间吗?

擦手纸为日常生活用品,其产品本身也允许限度内细菌数量,在存放时应放于干燥通风、洁净的地方并妥善保管,防止受潮,以免影响产品质量。

因擦手纸的消耗量非常大,因此在日常使用时无须注明启用时间。有研究指出受污染的手可以污染干净的纸巾分配器,反之污染的纸巾也会污染手,传播率分别为0.01%~0.64%和12.4%~13.1%。这也提醒我们,在使用过程中执行恰当的管理措施,避免擦手纸受到污染比注明启用时间更为重要。

(张　静　卢　珊　张辉文)

---

82. 手消毒液、洗手液到底放哪儿?

图中所示洗手液、手消毒剂放置位置不恰当现象在临床极为常见。

(1) 不恰当的做法1:手消毒液放置在水池旁(图4-4A)。

使用手消毒液进行手卫生时,并不需要用水和水池,为了避免洗手液和手消毒液混淆,手消毒剂不要放置在靠近水池的地方。为达到医护人员使用手消毒液的最大效果和最佳依从性,在实际工作中放置位置应靠近诊疗护理区域,如治疗车、病床旁、病房走廊、护士站或准备药物的地点,也可采用小包装放在口袋里,以方便随时取用。便携式和放置在病床旁可显著提高手卫生依从性。关于手消毒液摆放的最佳位置,一项调查显示,77%的人选择在离患者1 m范围之内的墙壁悬挂,其次是床尾,占42%(图4-5)。

一些国家在距离患者较远的地方放置手消毒剂,如病房或走廊的入口处,看似非常重视手卫生,但这种策略可能会破坏长期的成功,会导致医务人员和患者不恰当和不合逻辑的手卫生行为,这些情况下并没有使用手消毒剂的明显指征,因此不会降低医院感染的发生率。

(2) 不恰当的做法2:洗手液放置在水池里(图4-4B)。

洗手液应放置于洗手池附近,以方便使用,但需要注意减少污染的风险。污染的途径

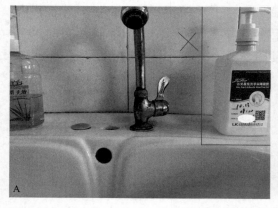
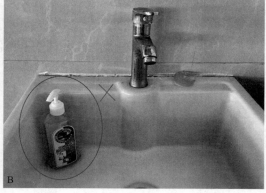

图4-4　手卫生用品放置位置不恰当

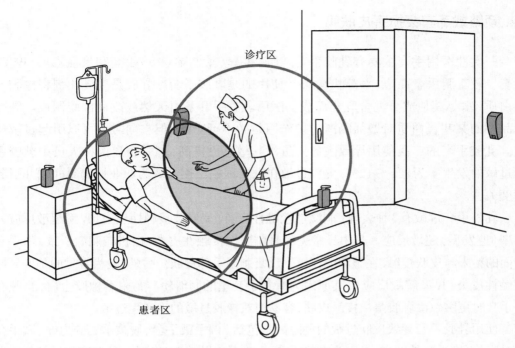

诊疗区

患者区

图4-5　手消毒液合适的放置点

可能有两条：① 洗手时，水从污染的洗手池溅到水池内的洗手液出液口造成污染。② 水龙头冲出的水较急，喷到排水口将生物膜击碎形成了气溶胶，进一步污染洗手池内面和周围环境及物表。因此，洗手液不应放置在洗手池里。

（张　静　卢　珊　张辉文）

83. 冬季洗手水温以多少度为宜?

对于洗手水温到底多少度合适，目前未有推荐。但可以肯定的是，热水虽然有助于溶解皮脂，但过热的水会过度去脂，破坏皮脂膜，水温是引起和频繁洗手有关的皮炎的原因之一。

在不考虑皮肤耐受度和舒适性的基础上，水温并不是洗手过程中手部微生物移除的决定性因素。相反，一项研究比较了4℃、20℃和40℃的水，发现更高温度的水与皮肤损伤显著相关。因此洗手应避免使用热水，以减少造成皮肤损伤的可能性。但冬季使用过冷的水洗手会引起不舒适的感觉，从而可能导致医务人员减少洗手次数。为了提高手卫生依从性且能更好地保护手部皮肤，建议水温以室温为宜，秋冬寒冷季节可略高于室温。

（张　静　卢　珊　张辉文）

84. 频繁戴手套会损害皮肤吗？

一次性医用手套主要有乳胶手套、丁腈手套、聚乙烯(PE)手套和聚氯乙烯(PVC)手套。较丁腈手套而言，医疗机构95%使用的是乳胶手套。乳胶是用乳化剂将橡胶与蛋白质、水等其他成分混合乳化而成。医用乳胶手套是由天然或改良橡胶制成。乳胶制品中的某些蛋白质对增强隔离防护作用是必不可少的，但它同时也可以引起过敏反应。乳胶手套的广泛使用导致医务人员对其敏感性提高，国外报道医护人员中乳胶手套过敏的发生率为8%～12%，乳胶过敏在欧美国家已逐渐成为职业性健康问题并引起高度关注。

乳胶手套过敏有3种表现：刺激性接触性皮炎、变异性接触性皮炎(Ⅳ型超敏反应)、Ⅰ型(速发型)超敏反应。其中最常见的是刺激性接触性皮炎，由机械刺激所致，如手套内面的粉末与皮肤接触，在湿润的环境下反复刺激手部皮肤。另外，较为常见的是变异性接触性皮炎(Ⅳ型超敏反应)，其原因为有粉手套里的润滑粉容易附着橡胶蛋白，当戴有粉手套时更多致敏乳胶蛋白接触皮肤，容易使对橡胶过敏的人产生过敏。

使用乳胶手套导致皮肤过敏的危险因素包括：湿手戴手套、脱戴手套的力度、戴手套的时间、更换手套的频率、是否为有粉手套、制造手套的橡胶纯度等，具有遗传过敏体质者发病的危险性更大。

可采取以下措施减少因戴手套导致的手部皮炎的发生：戴手套前应使手部彻底干燥，脱手套后立即用洗手液洗手并擦干，经常使用润肤剂，尽量缩短每次戴手套的时间，选择无粉手套。一旦确诊乳胶过敏，应避免接触乳胶产品和应用非乳胶手套(如丁腈手套)。

（张　静　卢　珊　张辉文）

85. 医务人员上班可以戴戒指、手镯等饰物吗？

有研究证实，戴戒指部位的皮肤比不戴戒指部位的皮肤细菌定植严重，一项调查发现40%的护士戒指下的皮肤内带有G⁻杆菌，如阴沟肠杆菌、克雷伯菌属和不动杆菌属，而且有些护士带菌数月。在一项包括60多名重症监护病房(ICU)护士的研究中，多变量分析显示戴戒指是唯一携带G⁻杆菌和金黄色葡萄球菌的有显著性意义的危险因素。微生物的量和所戴戒指数量有关。

戴戒指是否可以增加病原体交叉感染还不得而知。不过几乎所有脏的戒指和首饰都会定植引起感染的潜在病原体，而且具有尖锐表面的戒指会刺破手套，如果佩戴的戒指比较大或者边缘锐利，则有可能导致手卫生不能实施到位。当对患者实施诊疗护理的时候，首饰也有可能伤害患者或者工作人员，比如项链会被设备挂住，在处理患者时手镯会导致伤害发生。

因此,不建议医务人员在工作中佩戴戒指或其他首饰,而在高危环境如手术室,应该摘除所有的戒指和首饰。

(张 静 卢 珊 张辉文)

86. 商场购买的洗手液可以使用吗?

洗手液可以有效去除手部暂居菌,因其不易被污染的特点,已经逐步替代了肥皂。目前,市场推出的洗手液主要有普通洗手液和抗(抑)菌洗手液两大类,分别执行的是QB/T 2654-2004《洗手液》和GB 19877.1-2005《特种洗手液》标准,并未有医用和家用之分。

商场销售与医药生产企业销售只是供货渠道不同,产品执行标准并未有不同。商场由于进货渠道比较稳定,有较为严格的进货把关制度,产品质量相对也能够保证。

在商场购买洗手液时需注意包装是否完好,包装瓶上字迹印刷是否清晰,泵头是否结实,有无漏液。查看包装标志,包括产品名称、商标、执行标准编号、符合国家相关规定要求的有效证标记或编号、生产日期和保质期、产品性能等。另外需要注意的是,不同种类洗手液取得的卫生许可证也不同,普通洗手液为“卫妆准字”,抗(抑)菌洗手液则为“卫消证字”,并需在包装标志上注明能产生抗菌或抑菌作用的有效成分。

(张 静 卢 珊 张辉文)

87. 洗手液开启后需要注明开启日期吗? 开启后使用期限是多长时间?

WS/T 313-2009《医务人员手卫生规范》并未要求洗手液开启后注明开启日期。注明开启时间对护士来说,无疑增加了工作量。但从管理的角度考虑,注明开启日期也未尝不可,因洗手液在使用过程中可能会受到污染,如:按压后虹吸作用引起的污染;洗手液放置位置不当,出液口受到洗手时液体喷溅污染;医务人员取液后习惯用手回抹出液口;自行添置或稀释洗手液等。肖丽华、陈玉芹在研究中证实,医疗机构使用中的抗(抑)菌洗手液受微生物污染较为严重,使用时间越长,污染程度越重。抗(抑)菌洗手液细菌总数超过1 000 CFU/g的样本多来源于门诊或辅助科室开启后使用超过60天的洗手液。因此,当手卫生依从性较差时,洗手液开启后注明开启日期作为一种管理手段是有益处的,既可以间接了解医务人员洗手依从性,还可以及时发现开启时间过长仍未使用完的洗手液,以便于及时更换。

由于开启后使用期限在国家标准、行业与地方法规以及文献循证中均没有参照依据,因此开启后的有效期需要进一步研究。当液体出现变色、悬浮物或沉淀、分层、浑浊、异味时，必须更换。不同的盛装容器防污染能力也不同，真空包装防回流出液设计在使用过程中不会导致空气进入包装袋引起二次污染，因此可以确保使用更长时间。

在洗手依从性高的科室通常不存在洗手液开启时间过长的问题，也不需要面临是否注明开启日期的困惑。而对于洗手依从性低的科室，加强洗手依从性才是解决问题的根本之道。另外，对于一些工作量少或不常用地点的洗手液，可考虑使用小包装产品。

（张　静　卢　珊　张辉文）

◇ 参 ◇ 考 ◇ 文 ◇ 献 ◇

［ 1 ］ 胡必杰,陆群,刘滨,等.手卫生最佳实践［M］.上海：上海科学技术出版社,2012.
［ 2 ］ 王希晨,鲁桔诵,周令,等.某市传染病医院医务人员手卫生情况调查与分析［J］.中国消毒学杂志,2016,33（5）：465-467.
［ 3 ］ 中华人民共和国卫生部.WS/T 313-2009医务人员手卫生规范［EB/OL］.（2009-04-23）［2017-04-10］http：//www.nhfpc.gov.cn/zwgkzt/s9496/200904/40118.shtml.
［ 4 ］ 史四季,李德保,田春梅,等.5种不同类型水龙头洗手时平均耗水量比较［J］.中国感染控制杂志,2014,13（2）：112-114.
［ 5 ］ 贾维斯.Bennett & Brachman医院感染［M］.6版.胡必杰,陈文森,高晓东,等译.上海：上海科学技术出版社,2016.
［ 6 ］ 谢莉,黄敏.医务人员手卫生三种干手方法的比较探讨［J］.华西医学,2015,30（2）：239-240.
［ 7 ］ World Health Organization. WHO Guidelines on Hand Hygiene in Health Care［M］. World Health Organization, 2009: 262.
［ 8 ］ U.S. Food & Drug administration. Antibacterial soap? You can skip it — Use plain soap and water［EB/OL］.（2017-01-02）［2017-04-10］http://www.fda.gov/forconsumers/consumerupdates/ucm378393.htm.
［ 9 ］ 中国医师协会皮肤科医师分会皮肤美容事业发展工作委员会.中国皮肤清洁指南［J］.中华皮肤科杂志,2016,49（8）：537-840.
［10］ 乔甫,黄文治,尹维佳,等.速干手消毒剂使用效期与消毒效果研究［J］.中华医院感染学杂志,2015,25（11）：2615-2616.
［11］ Kotsanas D, Wijesooriya W R, Korman T M, et al. "Down the drain"：carbapenem-resistant bacteria in intensive care unit patients and hand washing sinks［J］. Medical Journal of Australia, 2013, 198(5): 267.
［12］ Reilly J S, Price L, Lang S, et al. A pragmatic randomized controlled trial of 6-step vs 3-step hand hygiene technique in acute hospital care in the united kingdom［J］. Infection Control & Hospital Epidemiology, 2016, 37(6): 661-666.
［13］ Pires D, Bellissimo-Rodrigues F, Soule H, et al. Revisiting the WHO "how to handrub" hand hygiene technique：fingertips first?［J］. Infect Control Hosp Epidemiol, 2017, 38(2): 230-233.
［14］ Reilly J S, Price L, Lang S, et al. A pragmatic randomized controlled trial of 6-step vs 3-step hand hygiene technique in acute hospital care in the united kingdom［J］. Infection Control & Hospital Epidemiology, 2016, 37(6): 661-666.
［15］ 盛莉莉,朱玉琴.肥皂洗手效果与搓手时间、次数的相关性［J］.滨州医学院学报,2001,24（4）：387.
［16］ Kirk J, Kendall A, Marx J F, et al. Point of care hand hygiene — where's the rub? A survey of US and Canadian health care workers' knowledge, attitudes, and practices［J］. American Journal of Infection Control, 2016, 44(10): 1095-1101.
［17］ 郭志红,王飞,唐鲁.一次性使用灭菌外科手套的研究进展［J］.中华现代护理杂志,2012,18（6）：734-736.
［18］ 赵瑞,刘琼玲,樊翌明.医护人员乳胶手套过敏的研究进展［J］.中华护理教育,2014,11（3）：223-225.
［19］ 赵建平,周秀岚.液体洗手液与固体肥皂除菌效果比较研究［J］.中国消毒学杂志,2012,29（9）：771-772.
［20］ 肖丽华,管有理.医院感染控制干预前后抗菌洗手液使用中污染调查分析［J］.中华医院感染学杂志,2012,22（6）：1224-1225.

第2节 安 全 注 射

88. 什么是安全注射？包括哪些具体要求和措施？

安全注射指对接受注射者无害，对实施注射的医护人员不带来任何可避免的暴露风险，注射的废弃物不对社会造成危害。

安全注射的具体要求和措施包括：

（1）医务人员掌握手卫生知识，有手卫生指征时正确洗手或进行手消毒。

（2）在医疗活动中正确使用手套等个人防护用品。

（3）进行各种注射前，规范地进行注射部位皮肤消毒，确保效果。

（4）使用注射针、套管针和静脉输液系统时，为了保障患者安全应遵循下列要求：① 严格遵守无菌操作原则。② "一人一针一管一用"，包括配药、皮试、胰岛素注射、免疫接种等。③ 尽可能使用单剂量注射用药品。④ 单剂量注射用药品不得分数次使用。⑤ 多剂量包装药品每次使用时注射针（套管）和注射针筒必须无菌。⑥ 保存时应按照厂家建议保存，疑有污染时应立即丢弃。⑦ 不得多位患者共用袋装或瓶装的静脉输液。⑧ 避免滥用注射。

（5）预防医务人员锐器伤发生：在医疗活动中减少不必要的注射操作；推荐使用安全医疗器械进行各种注射操作；应使用大小合适的一次性锐器盒收集各种诊疗、护理操作中产生的损伤性废物，锐器盒不可盛装过满，达到3/4满时应及时关闭；不能弯曲折断或手工拔出针头；不可徒手去除针头。

（6）正确进行锐器伤的应急处理：一旦医护人员在工作中发生锐器伤，应立即遵循"一挤二洗三消毒四报告"的原则进行受伤局部的应急处理，降低锐器伤后感染的风险。应急处理后应及时报告锐器伤管理部门进行暴露评估和暴露后干预。

（7）按照《医疗废物管理条例》和《医疗卫生机构医疗废物管理办法》的要求，正确处理医疗活动中产生的医疗废物。

（米宏霏　张立国　韩玲样）

89. 安全注射器具都有哪些种类？

安全注射器具指的是带安全机械设计的装置，根据操作完成后可能造成锐器伤的部分被屏蔽的机制分为被动式和主动式两大类，特点如表4-2所示。

表4-2 安全注射器的类型

设备类型		优 点	缺 点
被动式	自毁式注射器（不建议用于抽血和静脉穿刺）	• 如果使用得当,安全机械设计可避免重复使用 • 不需要启用安全机制	• 在引导针头时可能激活安全机制,需要重新静脉穿刺 • 需要血液转移,会产生针刺伤风险 • 抽取大量和多个血液样本困难 • 不能提供针刺预防 • 注射器中的空气会影响测试结果 • 需要进行额外培训
主动式	穿刺针手动伸缩式注射器	可伸缩 安全机械装置可将针头缩回到注射器中,减少针头暴露的危险和再次使用的机会	• 当注射器内装满血液或进行血液转移时,安全装置会失灵 • 要求使用者遵守规定 • 需要转移血液,可能产生针刺伤风险 • 难于抽取大量或多个血液样本 • 成本相对较高
	自动护套针头和注射器	• 护套提供了针头保护 • 减少针刺伤风险 • 防止重复使用	• 当注射器充满血液或转移血液时,针头无法被覆盖 • 要求使用者遵守规定 • 需要额外培训 • 成本相对较高
	有安全保护装置的蝴蝶针	• 锁定装置有助于降低针刺的风险,并防止重复利用 • 如果该注射器用来抽血,血液转移更安全	• 如果与真空管连接使用,由于管中有空气,没有附加剂的管子或者拟丢弃的管子应先收集起来 • 需要额外培训 • 成本相对较高
	手动伸缩真空管系统	• 因为不需要转移血液,所以比皮下注射器更安全 • 可通过单次静脉穿刺采集大量血液样本 • 安全机制可以防止重复使用,有助于减少针刺伤害的风险	• 使用时需要技巧 • 可重复使用的持针器有带来针刺伤害的风险 • 不同制品的混合使用可能会产生问题 • 对儿童患者来说,管内真空可能过于强烈 • 需要额外培训 • 成本相对较高

注：自毁式注射器不能预防针刺伤害,若在静脉穿刺中使用,可能危害患者和医务人员,因此不推荐自毁式注射器用于抽血。

（米宏霏　张立国）

90. 如何减少锐器伤的发生?

通过以下措施可在一定程度上减少锐器伤的发生：有其他安全有效设备可选择时尽量避免使用锐器；不要回套已开封或使用后的针头,如确需回套,则使用单手操作；不要弄断、打破或扭曲已开封或使用后的针头；禁止手持针等锐器随意走动；不要随意丢弃使用后或已开封的针头；日常工作中尽量避免徒手传递锐器；使用后的锐器应及时放入耐刺的锐器盒中,到3/4满时应及时密封并更换；丢弃锐器时应先检查锐器盒,确定锐器盒未装满且无针头突出；帮助评估和选择可降低锐器伤危险的设备；建议使用安全注射工具，如无针系统和回缩针、自动毁形的注射器、预充药物的注射器、针尖连接有保护套的注射器等；使用锐器前掌握正确使用方法和用后处置程序；发生锐器伤后应及时报告，确保能得到及时、有效的预防措施；当发现任何可能发生锐器伤的危险时及时向上级报告；参加预防锐器伤的培训。

（吴洪巧　王广芬）

---

91. 配药时，配置同类药物的注射器可以重复使用吗？

集中配制静脉用药时，一次性注射器重复使用的现象仍时有发生。有研究显示，注射器重复使用，微生物污染的风险大大提高，污染途径包括：① 配液人员不能按照规范要求，在抽药过程中不接触注射器活塞体部，加之手卫生不到位的情况下，极易污染注射器活塞体部。② 配药环境不佳，空气尘埃微粒较多，可能造成注射器使用过程中的污染。③ 注射器重复使用时存放时间过长引起污染。

因此，配制药物时，应做到"一人一针一管一用"，严禁一次性无菌医疗用品重复使用。

（杜　玲　米宏霏　卢　珊）

---

92. 配置好的皮试液可以放置多久？

在临床工作中，提前配置好皮试药液备用、多人共用一支皮试液等情况屡见不鲜。《护理学基础》（第五版）中要求，药液应在规定注射时间临时抽取，即刻注射，以防药物效价降低或被污染。对于青霉素皮试液来说，由于青霉素类在水溶液中甚不稳定，放置时间越长则分解越多，不仅药效消失，而且产生的致敏物质也增多，故应现用现配。而对于其他性质稳定的药物皮试液来说，放置时间建议参考药物说明书。另外考虑到多人共用一支皮试液需要使用注射器多次进行抽吸，造成污染的可能性较大，以及储存环境如环境温湿度等对细菌繁殖的影响，不建议放置时间过长。

（米宏霏　卢　珊）

---

93. 做皮试需要消毒吗？

《护理学基础》（第五版）中要求，皮试前的皮肤消毒选择75%乙醇，忌用碘类消毒剂，以免影响局部反应的观察。而在临床实际工作中，各个医院做法不一。由于使用75%乙醇作为皮试消毒剂在有的患者身上会出现假阳性,从而影响皮试结果的判断,国内一些研究主要集中在这些问题:用哪些消毒剂替代75%乙醇? 仅使用生理盐水或注射用水进行局部清洁,或者不进行清洁直接皮试是否有感染发生? 周雪梅等观察了3 156例抗菌药物皮试患者,均采用直接皮试法,无一例发生感染。袁春凤对200例破伤风抗毒素皮试患者采用了75%乙醇消毒和直接皮试法做自身对照试验,均无感染发生。

直接皮试法简单易行,假阳性率低,但是挑战了教科书和传统的医疗认知和行为习惯,因此,大家对该方法的接受程度较低。而在《中国糖尿病药物注射技术指南(2016年版)》中已经提出,胰岛素注射时保持皮肤清洁,当注射部位不洁净或患者处于易于传播的环境时,注射前应进行消毒。皮试是在表皮与真皮之间进行注射,对于免疫功能正常的患者来说,皮肤表面的定植菌不足以通过皮试造成感染。

因此,皮试前保持局部皮肤清洁是必需的,至于是否消毒或者选择哪种消毒剂应根据患者的具体情况以及当时所处的环境做出选择。

(卢　珊　韩玲样)

94. 开启的胰岛素超过多长时间不应或不宜使用?

胰岛素目前常用用法主要有皮下注射和静脉输注,用法不同,开启后药物的放置时间也有所不同。对于静脉输注,《基层医疗机构医院感染管理基本要求》规定:抽出的药液、开启的静脉输入用无菌液体须注明开启日期和时间,放置时间超过2小时后不得使用。因此对于打开用于静脉输注的胰岛素而言,应遵照规定,超过2小时不得使用。

那么用于皮下注射的胰岛素开启后可以放置多久?《新编药物学》中关于胰岛素的贮藏有这样的规定:未开瓶使用的胰岛素应在2～8℃条件下冷藏密闭避光保存。已开瓶使用的胰岛素注射液可在室温(最高25℃)保存最长4～6周(NOVOLIN R,N,30R注射液为6周,其他注射液为4周)。由于胰岛素药液在热胀冷缩过程中会吸入空气形成气泡,造成注射剂量不准;胰岛素针开始使用后,注射液已经与外界连通,在非密闭的环境下,放入冰箱会使针剂水分挥发。所以,使用中的胰岛素笔芯不要放在冰箱贮存,可以与胰岛素笔一起使用或者随身携带,在室温最长保存4周。冷冻后的胰岛素不可以使用。

有研究显示,开启后的胰岛素7天内未见细菌污染,开启后8～15天约5%出现污染,15～28天约12%出现污染,大于28天半数胰岛素均出现细菌污染;而保存温度也对细菌污染情况产生影响,2～4℃保存无菌生长,此后随温度的升高,其细菌污染率相应升高,低于25℃保存污染率最高为10%,当保存温度大于25℃时,污染率将近50%。此外,还有其他可能造成细菌污染的因素,包括重复抽吸、胰岛素内添加的抑菌剂活性变化、储存容器的特性(尤其是瓶塞的材质)等。

综上所述,胰岛素启用后的使用期限,需要综合使用方法、胰岛素药效、污染的风险、无菌操作、产品说明书等多方面考虑。生产企业推出单剂量或小包装量是最终解决办法。

(米宏霏　张立国　韩玲样)

95. 采集末梢血进行血糖检测时,采血部位的皮肤如何进行清洁消毒?

我国《便携式血糖仪临床操作和质量管理规范中国专家共识》指出,进行血糖检测时,应选用75%乙醇消毒采血部位,不可选择其他对检测有干扰性的消毒剂,例如碘伏。并应待乙醇挥发、干燥后再行采血。而美国糖尿病协会则推荐用肥皂、流动水洗手作为指测血糖前的皮肤准备。

显而易见,中美两国医务管理人员对指测血糖前的皮肤准备所推荐的方法是不同的。可能是由于两国的理念和外在条件不尽相同。美国可能从患者自测的便利角度出发,并对患者自觉洗手有较高的信心,在指测血糖前能自觉洗手做皮肤准备。而我国可能是考虑到医院内感染源较多,75%乙醇消毒可降低感染风险,还可以缩短皮肤准备时间。对于75%乙醇对末梢血糖值的影响,国内有研究显示,使用75%乙醇消毒和流动水清洗干燥这两种皮肤准备方法的检测结果均可采用。但也有观点认为,如在测量血糖时未用乙醇消毒,会影响测试结果。

《中国糖尿病药物注射技术指南(2016年版)》在对于注射部位的检查和消毒中推荐:注射时,应保持注射部位的清洁;当注射部位不洁净或患者处于感染易于传播的环境(如医院或疗养院),注射前应消毒注射部位。由此可见,进行血糖检测或注射时,皮肤消毒并非必须。

考虑到我国长期的临床实践以及公众认知等,推荐在医疗机构仍使用75%乙醇消毒后检测末梢血糖。而糖尿病患者在家自测血糖时,也可选择用肥皂和流动水洗手,保持手指清洁干燥,然后进行采血。

(杜　霈　卢　珊)

96. 便携式血糖检测仪的采血针能反复使用吗?

便携式血糖检测仪操作简便快捷,医疗机构普遍使用其对患者进行血糖检测的采血操作,在糖尿病患者居家治疗中使用也非常普遍。便携式血糖检测仪的采血针为一次性使用产品,不能够重复使用。

近年来,随着医务人员对医院感染工作的不断重视,一次性采血针不得重复使用已达成共识,但是一些居家治疗的糖尿病患者出于节约成本的考虑,可能会使用多次后才丢弃。

一次性使用采血针重复使用的弊端为:一经使用,其针尖不再锋利,针尖会随着使用次数的增加而越来越钝,采血时,会因为针尖变钝而增加疼痛感;使用过的采血针上容易有细菌繁殖,可能会直接危害患者健康;更重要的是,使用过的采血针接触患者的血液,如果患者患有乙型病毒性肝炎、艾滋病或其他经血液传播的疾病,共用针头或针头意外刺伤他人时,则有可能造成疾病传播。

除了采血针不能够重复使用之外,用于安装采血针的采血笔也需要注意每次使用后清洁消毒,可使用75%乙醇擦拭消毒,以去除采血笔近针尖处残留的血液。不管是在医疗机构还是在家庭中,可重复使用的便携式血糖检测仪采血笔只限于专人专用,禁止用于多名患者。对不同患者进行监测血糖采血操作时,必须使用一次性采血装置,使用后的一次性采血装置不得重复使用。

(杜 霈 卢 珊)

97. 肌内注射、静脉注射前消毒环节有哪些注意事项?

肌内、皮下及静脉注射是临床上最常见的有创操作,操作前对操作部位进行规范而有效的消毒对降低操作相关感染至关重要。穿刺部位的消毒方法主要是涂擦,以注射或穿刺部位为中心,由内向外缓慢旋转,逐步涂擦,共2次,消毒皮肤面积应不小于5 cm×5 cm范围;如有必要,操作前应对操作部位进行卫生清洁,消毒时应让消毒剂充分待干,以确保消毒效果。

消毒方法如下:① 用浸有碘伏消毒液原液的无菌棉球或棉签局部擦拭2遍,作用时间遵循产品使用说明。② 使用碘酊原液直接涂擦皮肤表面2遍以上,作用时间1～3分钟,待干后再用75%乙醇脱碘。③ 使用有效含量≥2 g/L氯己定–乙醇(70%体积分数)溶液局部擦拭2～3遍,作用时间遵循产品使用说明。④ 使用75%乙醇溶液擦拭消毒2遍,作用3分钟。⑤ 使用复方季铵盐消毒剂原液皮肤擦拭消毒,作用时间3～5分钟。⑥ 其他合法、有效的皮肤消毒产品,按照产品的使用说明书操作。

(米宏霏 张立国)

98. 无菌棉签、无菌纱布及消毒液的有效期是多久? 使用时应注意什么?

无菌棉签和无菌纱布需要在其产品包装上标注的有效期内使用。一经打开未用完,按原包装方法包好或夹闭开口处,超过24小时即不得使用。消毒剂应在有效期内使用,开启时记录启用时间,开启后的消毒剂使用不超过7天。其他一次性使用的医疗器械亦可参照执行。

无菌棉签、无菌纱布及消毒液使用时，应先用近效期物品，后用远效期物品。使用前认真检查物品的有效期和包装的完整性，使用过程中严格遵守无菌操作原则。消毒剂消毒皮肤前应先进行局部清洁，再进行消毒，且应待消毒剂自然干燥后，再进行下一步操作，以确保消毒效果。

（张立国　王世浩）

99. 注射用的治疗盘如何消毒?

治疗盘也称注射盘，其用途为盛载消毒液、敷料等治疗所需物品。护理静脉注射操作规程要求应将准备好的注射盘放在治疗车上，推到患者床前注射操作。但在实际的临床操作中，很多护理人员往往不能按照规范操作，仅携带治疗盘至床旁进行注射等操作，治疗盘也成了暂时盛放治疗操作过程中产生的医疗废物的容器。因此，对于不同的使用情况，其清洁消毒要求也不能一概而论。

在按照操作规程的要求将治疗车推至床旁进行注射操作的情况下，治疗盘属于清洁物品，在保证未受到污染的情况下，日常保持清洁即可。

对于不能做到床旁注射等操作携带治疗车的，可在治疗盘内配置弯盘用以暂存操作中产生的医疗废物。但因其不接触患者，属于低度危险性物品，只需达到低水平消毒即可。

能够达到中水平消毒的75%乙醇由于其价格低廉、使用方便、对金属无腐蚀性等特点，同样适用于低水平消毒时使用。其他还可选择含氯消毒剂、季铵盐类等，或使用含消毒剂成分的卫生湿巾，清洁消毒一步完成。

另外，基于安全注射的要求，建议在进行各项治疗操作时携带治疗车。

（陈亚男　张辉文　卢　珊）

◇参◇考◇文◇献◇

[1] 中华人民共和国卫生部.GBZ/T 213-2008血源性病原体职业接触防护导则[EB/OL].(2009-09-23)[2017-04-10]http://www.nhfpc.gov.cn/zwgkzt/pyl/200909/42930.shtml.
[2] 国家食品药品监督管理总局.一次性使用无菌医疗器械监督管理办法[EB/OL].(2000-10-13)[2017-04-08]http://www.nhfpc.gov.cn/zwgk/wlwl/201105/2b13f3abbc4a41888a89648ae67f9093.shtml.
[3] 中华人民共和国卫生部.基层医疗机构医院感染管理基本要求[S]//国家卫生和计划生育委员会医院管理研究所医院感染质量管理与控制中心.医院感染管理文件汇编(1986—2015).北京：人民卫生出版社,2015:447-457.
[4] 李小寒,尚少梅.基础护理学[M].5版.北京：人民卫生出版社,2012.
[5] 陈新谦,金有豫,汤光.新编药物学[M].17版.北京：人民卫生出版社,2011.
[6] 纪立农,郭晓惠,黄金,等.中国糖尿病药物注射技术指南(2016年版)[J].中华糖尿病杂志,2017,9(2)：79-105.
[7] 戴光惠,谭宗凤,黄冶,等.胰岛素注射液启封后有效期内细菌污染情况调查分析[J].现代生物医学进展,2016,(14)：2773-2775.
[8] 中华医学会检验医学分会,国家卫生和计划生育委员会临床检验中心.便携式血糖仪临床操作和质量管理规范中国专家共识[J].中华医学杂志,2016,96(36)：2864-2867.

[9]　中华人民共和国卫生部.关于规范医疗机构临床使用便携式血糖检测仪采血笔的通知[EB/OL].(2008–10–24)
[2017–04–10]http://www.nhfpc.gov.cn/yzygj/s3593/200810/e7a5526ebb3349d8a6711e936b70942e.shtml.
[10]　中华人民共和国卫生部.WS/T 367–2012医疗机构消毒技术规范[S]//国家卫生和计划生育委员会医院管理
研究所医院感染质量管理与控制中心.医院感染管理文件汇编(1986—2015).北京:人民卫生出版社,2015:
262–293.

第3节　诊疗器械与医疗设备

100. 一次性使用无菌医疗器械和器具能重复使用吗?

我国发布的多项法规均明确规定"一次性使用的医疗器械、器具不得重复使用"。

这里需要对"一次性使用"和"重复使用"两个概念进行界定。一次性使用装置(single-use device, SUD)又称为使用后丢弃装置,是指在单个程序期间使用于一位患者。而重复使用是指在不同患者之间重复或多次使用经过复用加工(清洁、消毒/灭菌)的可复用的或一次性的医疗器械。从定义上来看,举例说明如下:临床常见的每位雾化治疗患者,在治疗期间仅使用一套一次性雾化吸入口含器和螺纹管,每次使用后消毒并做到专人专用,则不属于重复使用;若是消毒后不能做到专人专用,则属于重复使用。

SUD重复使用的现象在国内外普遍存在,因涉及规章制度、伦理、医疗、法律和经济问题,一直饱受争议。国外SUD的复用限于高值、高科技产品,而发展中国家复用的SUD中还包括注射器和导尿管等。我国无论是一次性的高值医疗器械,还是低值、中度或低度危险性医疗用品,均存在重复使用的现象。

在医疗费用不断上涨、各国医疗体系都面临巨大医疗成本压力的现状下,很多国家在最近的十几年里一直在尝试一次性使用的高值医疗器械重复利用的可能性,并逐渐形成了较为成熟的一次性医疗器械复用的德国和美国的两大模式。国外管理复用SUD,必须具备三个条件:一是验证能够清洗彻底;二是验证能够被灭菌,也就是灭菌后恢复出厂时原态,即灭菌达标并完好无损;三是评价复用次数与风险的相关性,并需要患者知情同意。

尽管目前我国对于一次性使用医疗器械的复用相关管理制度尚属空白,但依照美国等国的经验,如果医院能够在风险评估的基础上明确哪些一次性医疗器械、器具可以重复使用,并针对其制定重复使用的相关管理制度、验证欲复用一次性器械材料的清洗消毒可及性和灭菌耐受性与完好性、界定使用上限以及建立完善的追踪随访档案记录,从理论上来讲,在良好的管理体系保障下是可以重复使用的,但仍需谨慎考虑复用过程中非技术因素的影响与潜在风险。

(张　波　张辉文　卢　珊)

101. 医疗器械采取浸泡消毒时,消毒液浓度越高越好吗?

临床工作中医护人员过度依赖消毒液的作用,认为消毒液浓度越高越好的想法是普遍存在的,这是一种片面的认知,并未认识到各种消毒剂的消毒效果受浓度的影响是不同的。不正确地使用消毒液,如浓度过高有以下弊端:① 可能会增加成本支出。② 有些消毒液浓度过高反而会影响杀菌效果,如60%~80%乙醇溶液杀菌效果最强,当浓度过高,会使得细菌表面的蛋白质脱水凝固,从而在细菌表面形成一层保护膜,消毒液就不能继续进入细菌内部发挥作用。③ 有些消毒剂具有腐蚀性,如含氯消毒剂在大于500 mg/L时会腐蚀金属。④ 对使用人员来说,可能增加化学性职业暴露的风险。

多数情况下,每种消毒产品都有特定的使用目的和固定的使用方法。因此,使用时应当仔细阅读商品标签,确保正确选择既定用途的产品且使用方式正确有效。

(陈亚男　卢　珊)

102. 气管插管喉镜如何进行清洁消毒?

通常情况下,气管插管喉镜接触患者完整黏膜,属于中度危险性物品,需要达到中水平以上消毒水平。美国手术室护士协会(AORN)则推荐对于镜片需要达到高水平消毒或灭菌,镜柄为低水平消毒。

因为电筒和灯泡遇水容易损坏,因此,喉镜使用后,应首先分离镜柄和镜片。镜柄表面的花纹可以累积大量的微生物污染物,因此应先对镜柄进行彻底清洁,再用75%乙醇擦拭。

镜片首先进行清洁处理,可使用软毛刷在流动水下刷洗,注意保护灯泡接头处勿进水,清洗后擦干镜片。不同厂家的喉镜片可供选择的消毒/灭菌方式不尽相同,在处理前需要认真阅读产品说明书,严格遵循生产商提供的消毒/灭菌方式。有些产品能够耐受压力蒸汽灭菌,但几乎所有的产品都可以选择低温灭菌方式,因此,如有条件可选择低温灭菌。对于可以浸泡消毒的产品,可使用2%戊二醛浸泡消毒或灭菌;对于不能浸泡消毒的产品,建议配套使用一次性喉镜套以减少污染,使用后采用擦拭消毒的方法,消毒液需选择能够达到高水平以上消毒效果;也可使用一次性喉镜片。

清洁和消毒过的喉镜镜片和镜柄应进行包装储存以防污染,每个喉镜片应单独包装。

(韩玲样　卢　珊)

103. 家用无创呼吸机需要消毒吗?

无创呼吸机主要是指经鼻罩或面罩进行呼吸机治疗的设备。由于无须给予患者进行气管插管或气管切开,其操作简便,患者易接受,而且气道损伤和呼吸机相关性肺炎等并发症少,不仅广泛用于急性或慢性呼吸衰竭住院患者的治疗,其在病情相对稳定的门诊患者中家庭应用也越来越多。

家庭需要用无创呼吸机治疗的病症包括阻塞性睡眠暂停低通气综合征(OSAHS)、慢性心力衰竭、肥胖低通气综合征、严重稳定期慢性阻塞性肺疾病、呼吸衰竭、运动神经元病和脊柱胸廓畸形等。

呼吸机及部件的清洁消毒包括以下几个方面:

(1)呼吸机:呼吸机使用较长时间后,电机部位的灰尘或异物积累比较严重,因此建议应视使用环境的清洁程度每半年至一年对电机部位进行清洁保养,不仅能清除呼吸机内部的污染,还有助于延长呼吸机的使用寿命。另外应每周用湿布蘸取中性清洁剂擦拭机体外部。

(2)呼吸机管路:管路是气流从呼吸机输出到面罩的通路,保持管路的清洁才能保证输出到使用者呼吸道气流的清洁。建议每周对管路清洁一次。清洗时将管路浸泡在清水中,加入中性清洁剂,对管路外表面进行清洗,然后使用长毛刷清洗内部。重复数次,最后用流动水将管路漂洗干净,挂起晾干。

(3)面罩:每天使用完毕后用清水擦拭面罩,定期将面罩各部分彻底清洗一次。清洗时应将面罩拆分,使用中性清洁剂对面罩各部分进行清洗。

(4)滤膜:滤膜是空气进入呼吸机的屏障,可过滤空气中的灰尘,保证使用者吸入的是清洁的空气。滤膜属于耗材,不能反复使用,滤膜的使用寿命一般在3～6个月,如果长时间不更换滤膜,会使滤膜过滤作用减弱,导致空气中的微生物、灰尘进入呼吸机内,不仅影响呼吸机使用寿命,而且会增加使用者呼吸道的感染风险。

(5)湿化器:湿化器应加入纯净水或蒸馏水,不可加入自来水或矿泉水,湿化器每天换水,并应每两天用清水冲洗一次。

(6)呼吸机管路、面罩、湿化器等定期进行消毒:如有条件,可每周消毒一次。消毒方法需要参阅说明书提供的方式,能够耐受湿热者,可使用煮沸消毒法,煮沸时应完全浸没水中,加热到水沸腾后维持≥15分钟,计时时间从水沸腾时开始,中途加入物品应重新计时;不能耐受湿热者,可选择合适的化学消毒液浸泡消毒,具体方法参照化学消毒液使用说明,浸泡时注意管路内全部充满消毒液,消毒后用无菌水或新鲜的冷开水大量冲洗,去除消毒液的残留。

（周谋清　王世浩）

---

104. 间歇吸氧的患者在暂停吸氧时如何处置吸氧导管?

间歇吸氧患者的吸氧管路如何管理在规范指南中并没有详细的指引。吸氧装置中引发呼吸道感染的危险因素主要是湿化液的污染,其原因之一可能为经鼻导管的逆行污染。对于吸氧导管的污染状况,国内不同的研究结果也迥异。另一项研究显示,采用无菌生理盐水冲洗法对使用中的一次性吸氧管进行冲洗液细菌培养,阳性率随着使用时间的延长出现升高或降低的情况。

因此,建议按照消毒技术的通用管理要求,吸氧导管做到"一人一用一更换",在氧疗周期内持续或间歇使用时,做好清洁消毒处理。对于间歇吸氧的患者,暂停吸氧时对吸氧管进行冲洗,保持清洁,冲洗后可采用75%乙醇对管道内进行干燥处理,避免自然晾干,放入清洁袋中备用。

(王春虾 卢 珊)

105. 消毒后的氧气湿化瓶如何干燥?如何保存?

消毒后的氧气湿化瓶如不能及时干燥,会导致细菌滋生,受污染的湿化瓶又可导致湿化液污染,从而使带细菌的气溶胶进入患者呼吸道,造成发生呼吸道感染的风险。美国疾病控制与预防中心(CDC)指出,如果湿化瓶经冲洗后能够完全干燥,引起医院获得性肺炎的可能性会降低。

氧气湿化瓶可采用以下干燥方法:无菌纱布擦干、高压气枪吹干、干燥箱烘干、湿化瓶清洗消毒机一体化干燥消毒。

湿化瓶和内芯消毒干燥后应置于洁净、干燥、密闭的容器/包装袋内保存。有条件的医疗机构可使用一次性塑封袋、纸袋或无纺布独立包装、存放。无条件的医疗机构可选择清洁容器保存,容器定期清洁消毒。

(唐红萍 孙庆芬 史庆丰)

106. 氧气湿化瓶的湿化液必须用无菌水吗?

是的。《卫生部办公厅关于加强非结核分枝杆菌医院感染预防与控制工作的通知》曾规定:医疗机构应当遵循无菌技术操作规程,规范使用医疗用水、无菌液体和液体化学消毒剂等,防止二次污染。氧气湿化瓶、雾化器、呼吸机、婴儿暖箱的湿化装置应当使用无菌水。美国疾病预防与控制中心(CDC)也指出,氧气湿化装置能够产生大量的直径 < 4 μm 的气溶胶,当湿化液被细菌污染,产生的含有高浓度细菌的气溶胶将沉积于患者的下呼吸道,导致院内获得性肺炎的发生。使用灭菌水可以明显降低氧气吸入患者发生医院获得性肺炎的风险。所以,氧气湿化瓶的湿化液必须使用无菌水。

(唐红萍 孙庆芬 史庆丰)

107. 使用科室对雾化吸入器及配套耗材如何清洁消毒?

雾化吸入器根据雾化原理的不同分为不同的类型,我们常用的是超声波雾化器和压缩式雾化器。其基本构成包括主机和配套使用的耗材,耗材包括喷雾器、面罩或口含器、送气管或螺纹管、贮药罐(多见于超声波雾化器,也称水槽)等。

对于雾化吸入器及耗材的清洁消毒,应参考产品说明书提供的方式。当说明书与规范有冲突时,可借鉴湿热消毒的方法(煮沸80℃持续10分钟、90℃持续1分钟或93℃持续30秒)。

雾化吸入器主机外表面每日用湿布擦拭保持清洁,遇污染时擦拭消毒,可选择用75%乙醇、含氯消毒剂、季铵盐类消毒剂、消毒湿巾等。需要注意的是,对于压缩式雾化器,应每进行10～20次吸入治疗后,检查其压缩机前板上的过滤器,如有变灰色或棕色、堵塞、潮湿时,应予更换,不能清洗和重复使用。

对于雾化吸入配套耗材,临床常见的做法是每个患者在治疗期间仅使用一套直到该项治疗结束。考虑专人专用交叉感染风险低,并可以节省费用、减轻医疗负担、减少环境污染,可使用非黏膜刺激消毒剂高水平消毒(含氯消毒剂因有黏膜刺激性不建议使用),干燥保存;注意做好标识,避免混用。需要强调的是,随着复用次数增加,感染风险也随之增加。

(张　波　张辉文　卢　珊)

----

108. 简易呼吸器如何消毒?

简易呼吸器通常接触人体的完整皮肤和黏膜,属于中度危险性物品,"一人一用一消毒",应达到中水平以上消毒水平。由于呼吸器面罩表面凹凸不平,易残留患者口腔及咽喉部分泌物,使用后如清洗消毒不到位,易造成交叉感染。具体的清洗消毒程序如下:① 清洗:可选择手工清洗,也可选择清洗消毒机进行清洗。清洗时将可拆卸的部分进行充分拆卸,使用酶清洗剂浸泡,并用毛刷或其他清洗工具彻底刷洗,使残留在简易呼吸器表面的污渍被彻底清除。② 消毒/灭菌:除了清洗消毒机以外,临床常用的消毒/灭菌方法有:消毒液浸泡消毒,有条件的医疗机构也可选择酸性氧化电位水消毒或进行低温灭菌。

消毒时可选用含有效氯500 mg/L消毒液浸泡,将面罩、球囊、压力安全阀、进气阀、呼气阀完全浸没于消毒液中,使消毒液能够和内外表面充分接触,作用30分钟。注意,浸泡前将面罩内气体抽出,以免面罩漂浮、不能完全浸没于液面下而达不到消毒效果。消毒后彻底漂洗干净,无菌巾擦干,不应自然晾干。

使用酸性氧化电位水消毒时,应遵循相关标准和要求,确保消毒效果。对于使用频率较低的医疗机构,推荐采用低温灭菌。

(唐红萍　孙庆芬　韩玲样)

109. 接触皮肤的B超探头如何消毒?

　　《基层医疗机构医院感染管理基本要求》规定:超声探头(经皮肤、黏膜、食管、阴道、直肠等体腔进行超声检查)须做到"一人一用一消毒或隔离"等。由于大部分B超探头的材料对普通消毒剂如含氯消毒液、75%乙醇、醛类消毒液和消毒方法(如紫外线、压力蒸汽等)的不兼容性,使得探头的消毒工作并不理想。国内多项研究显示,B超探头存在着细菌超标现象,可能成为医院感染的隐患。

　　那接触皮肤的B超探头到底如何清洁消毒呢? 首先,应遵循产品说明书。不同厂商、不同型号的探头厂商推荐的清洁消毒方法不同。避免盲目选择消毒剂或消毒方法不而当造成探头损坏。其次,有条件的医疗机构可以使用抗菌耦合剂。

　　另外,针对B超探头,也有专用消毒湿巾问世,医疗机构应对消毒湿巾的有效消毒成分和探头材料的相互兼容性进行评估。如相互兼容,选择消毒湿巾对B超探头进行清洁消毒的依从性会更高。

　　由于腹部、心脏B超探头和听诊器、血压计袖带一样,一般仅接触患者完整皮肤,也有专家建议,B超探头仅进行清洁即可,如使用湿布擦拭,或检查前用75%乙醇清洁患者皮肤,检查后用湿布擦拭探头。

　　如果患者检查部位皮肤有破损,可使用探头保护套。如果是为多重耐药菌患者进行检查,也可使用探头保护套。

(唐红萍　孙庆芬　韩玲样)

110. 阴式B超探头如何进行消毒?

　　《基层医疗机构医院感染管理基本要求》中规定,超声探头(经皮肤、黏膜,或经食管、阴道、直肠等体腔进行超声检查)须做到"一人一用一消毒或隔离膜"等。每班次检查结束后,须对超声探头等进行彻底清洁和消毒处理,干燥保存。阴超探头与完整黏膜相接触,属于中度危险性物品,应达到"高水平消毒+保护套/膜包裹"。

　　不同厂家探头的材质与防水性存在差异,因此探头消毒并没有一个完全适用于所有探头的统一方法。选择消毒方法和消毒剂时首先应参阅产品说明书或遵循厂商提供的建议,既要考虑消毒效果的有效性,又要兼顾探头材料的化学相容性,并保证方法正确不损坏探头。常用的消毒剂包括戊二醛、过氧化氢、邻苯二甲醛、季铵盐等,多数超声设备厂家在说明书上警告乙醇、乙二醛类等会对探头造成腐蚀,某些省市超声质控中心明令一切探头均禁用碘酒、有机汞、有机溶剂、过氧乙酸、酸、碱性溶液等清洗消毒。当前一些新产品如具有耦合功能的消毒凝胶、消毒型医用超声耦合剂和探头消毒湿巾等,在一定程度上解决了超声探头消毒的难题。对于探头的清洁方法,美国行业标准建议使用柔软布,不宜使用纸类,而我们恰恰大多数都在使用卫生纸进行擦拭清洁。

对于阴道超声探头,检查时需要采用薄膜隔离技术(避孕套或探头专业薄膜),探头保护套质量不佳或使用不当,穿孔率可高达10%～80%,因此必须正确使用质量好的专用保护套。避孕套的穿孔率仅为1%～2%,远优于探头保护套,因此可作为首选。另外需要注意的是,探头保护套的使用不能代替探头的清洁消毒。

(孔晓明　张辉文　卢　珊)

111. 止血带如何消毒?

止血带通常接触患者的完整皮肤,属于低度危险性物品,应"一人一用一清洁/消毒"。临床常用的消毒方法为用含有效氯250～500 mg/L消毒液浸泡,作用时间10～30分钟,清水冲洗干净,干燥备用。被血液、体液污染时,根据污染的微生物种类选择合适的消毒剂和消毒方法。多重耐药菌患者应专人专用并及时消毒。如果条件许可,清洗消毒工作可由消毒供应中心集中处置,也可使用一次性止血带。

(唐红萍　孙庆芬　史庆丰)

112. 如何处理人工流产吸引器负压瓶及连接管管道?

人工流产负压吸引系统由吸管、连接软管和引流瓶组成。吸管进入人体无菌组织并接触破损的黏膜,属于高度危险性物品,必须做到"一人一用一灭菌"。连接软管和引流瓶属于中度危险性物品,需要达到中水平或高水平消毒,因此应做到"一人一用一更换"。如有条件,建议连接软管和引流瓶由消毒供应中心集中处置;如为使用科室自行处置,需要使用毛刷和清洗剂在彻底清洗的基础上,使用消毒液浸泡消毒。可使用含氯消毒剂等高水平消毒剂,一般情况下可使用含有效氯500 mg/L消毒液浸泡10分钟,遇经血传播病原体(如乙肝、丙肝、HIV)感染患者使用后,需用含有效氯2 000 mg/L消毒液浸泡30分钟,洗净后晾干。消毒时需要注意连接软管和引流瓶内充满消毒液,引流瓶浸没于消毒液中。引流瓶在使用过程中,瓶内的液体不宜过多,超过2/3时应及时倒出。备用情况下应保持外观清洁,并每周清洁消毒一次,标记清洗消毒时间及责任人。如为一次性连接软管和引流瓶,则应做到"一人一用一丢弃",倒出引流瓶内液体后,按照医疗废物处理。

(周谋清　王世浩　卢　珊)

113. 医用铅衣如何消毒?

　　医用铅衣是医务人员进行放射防护的必备装备,通常穿在工作服外,不直接接触皮肤,保持清洁即可。如被血液、体液污染时应进行清洁消毒。目前,关于铅衣如何进行消毒,我国尚缺乏相关规范和指引性文件,生产企业对铅衣如何进行清洁消毒指导意见亦不明确。大部分各医疗机构对铅衣的清洗消毒方法也欠规范和统一。

　　在 GB 16757-2016《防护服装 X 线防护服》中对铅衣内外面材料的要求:内外覆盖材料应是不含铅及其他有害物质的织物,便于清洗和消毒。对储存的要求:避免日晒、雨淋,严禁与酸、碱、油、有机溶剂等腐蚀及溶解性物质相接触。据此,铅衣的清洗和消毒应严禁浸泡方式,避免水和消毒剂接触到内部的防辐射材料。对于铅衣内、外表面日常可用清水擦拭,保持清洁,有污渍或被血液、体液污染时可用软布蘸取清洁剂擦拭干净,再用消毒剂擦拭消毒。有条件的医疗机构可以使用铅衣消毒柜。

(唐红萍　孙庆芬　史庆丰)

114. 听诊器、血压计袖带需要消毒吗?

　　《医疗机构消毒技术规范》和《病区医院感染管理规范》均要求:血压计袖带、听诊器等应保持清洁,遇有污染应及时先清洁,后采用中、低效的消毒剂进行消毒。

　　听诊器和血压计在不同患者之间使用,如处理不当,则容易成为患者间病原体传播的重要途径。国内有关研究显示,使用 8 天后的听诊器,其细菌定植率可高达 98%。国外研究报道,听诊器在细菌、病毒传播方面也起着重要作用。因此,普通患者使用的听诊器、血压计袖带在使用中应保持清洁,被血液、体液等污染时应用流动水冲净擦干,再针对所污染的微生物种类选择有效的消毒方法。多重耐药菌患者使用的听诊器、血压计应专人专用,并及时消毒。

(唐红萍　孙庆芬　史庆丰)

115. 体温计如何消毒?

　　体温计包括接触式和非接触式两个类型。接触式体温计根据接触部位不同,又可分为腋表、口表和肛表。非接触式体温计主要包括红外线感应体温计。不同类型的体温计，由于使用方式不同，所以引起感染的风险也不相同。体温计应根据其所致感染风险的不同程度来决定是否消毒与消毒方式。红外线体温计一般不直接接触人体，采取清洁或定期擦拭消毒即可；而腋表只接触人体完整皮肤，属低度危险性物品，采用低水平或中水平消毒即可，如75%乙醇浸泡，作用30分钟，擦干置于清洁干燥容器中备用，或含有效氯500 mg/L消毒液浸泡，作用30分钟，冲洗擦干，置于清洁干燥容器中备用；口表和肛表因接触人体完整黏膜，属中度危险性物品，应采取达到中水平以上消毒方法，如用含有效氯500 mg/L消毒液浸泡，作用30分钟，用清水漂洗干净，擦干置于清洁干燥容器中备用。

（唐红萍　孙庆芬　史庆丰）

116. 使用电子耳温计如何做好医院感染预防工作？

电子耳温计是通过耳道测量人体体温的体温测量装备，具有快速、准确、携带方便、安全易用等优点。电子耳温计在使用过程中与患者皮肤接触，配备有专用一次性耳温套，为避免患者间的交叉感染，临床上耳温套要"一人一用"。耳温套有污垢或被血液、脓液污染时，应立即丢弃。耳温计外表面保持清洁。同时在使用的过程中若需接触隔离患者，每次用后还需要对耳温计外表面进行消毒。

（唐红萍　孙庆芬　史庆丰）

117. 压舌板应如何进行消毒？

压舌板因接触患者的完整口腔黏膜，属于中度危险性物品，应达到中水平以上消毒效果。如有条件，推荐使用一次性压舌板。

使用可复用压舌板的医疗机构，应做到"一人一用一消毒/灭菌"。有条件的医疗机构在清洗后首选压力蒸汽灭菌。无条件选择压力蒸汽灭菌的诊所或其他医疗机构可选择煮沸消毒或蒸汽消毒。煮沸消毒时应将压舌板完全浸没水中，加热水沸腾后维持≥15分钟。计时时间从水沸腾时开始，中途加入物品应重新计时。高海拔地区，应适当延长煮沸时间。蒸汽消毒可使用蒸锅等，当水沸腾后产生水蒸气，蒸汽为100℃，作用时间15～30分钟。作用时间应从水沸腾后有蒸汽冒出时算起。高海拔地区，应适当延长消毒时间。也可清洗干净后用含有效氯500 mg/L消毒液浸泡消毒30分钟，彻底冲净残留消毒剂后擦干备用。

（唐红萍　孙庆芬　史庆丰）

◇ 参 ◇ 考 ◇ 文 ◇ 献 ◇

［ 1 ］ 温泽尔.医院内感染的预防与控制［M］.4版.李德淳,汤乃军,李云,译.天津:天津科技翻译出版公司,2005.
［ 2 ］ 中华人民共和国卫生部.医院感染管理办法(卫生部令第48号)［S］//国家卫生和计划生育委员会医院管理研究所医院感染质量管理与控制中心.医院感染管理文件汇编(1986—2015).北京:人民卫生出版社,2015:73-76.
［ 3 ］ 马俊,顾汉卿.一次性使用无菌医疗器械回收再利用管理研究［J］.国际生物医学工程杂志,2010,33(3):184-188.
［ 4 ］ 中华人民共和国卫生部.WS/T 367-2012医疗机构消毒技术规范［S］//国家卫生和计划生育委员会医院管理研究所医院感染质量管理与控制中心.医院感染管理文件汇编(1986—2015).北京:人民卫生出版社,2015:262-293.
［ 5 ］ 贾维斯.Bennett & Brachman医院感染［M］.6版.胡必杰,陈文森,高晓东,等译.上海:上海科学技术出版社,2016.
［ 6 ］ 罗顺清,郑显兰.家用呼吸机的使用及护理研究［J］.护理研究,2007,21(23):2118-2120.
［ 7 ］ 杨秀英.家用呼吸机的使用和注意事项［J］.临床医药文献杂志,2015,2(3):588.
［ 8 ］ 赖莉芬,聂舟山,冯华松等.无创呼吸机家庭使用情况调查［J］.医疗卫生装备,2010,31(4):84.
［ 9 ］ 陆影,吴娇娇,董正惠.长期吸氧病人一次性吸氧管细菌污染情况分析［J］.护理研究,2012,26(14):1299-1300.
［10］ 中华人民共和国国家卫生和计划生育委员会.WS/T 512-2016医疗机构环境表面清洁与消毒管理规范［EB/OL］.(2016-12-27)2017-01-20］http://www.nhfpc.gov.cn/ewebeditor/uploadfile/2017/01/20170119150706183.pdf.
［11］ 江沛.重复使用一次性医疗器械的现状和未来［J］.现代医学仪器与应用,2007,(3):14-17.
［12］ 中华人民共和国卫生部.GB 15982-2012医院消毒卫生标准［S］//国家卫生和计划生育委员会医院管理研究所医院感染质量管理与控制中心.医院感染管理文件汇编(1986—2015).北京:人民卫生出版社,2015:125-137.
［13］ 中华人民共和国国家卫生和计划生育委员会.基层医疗机构医院感染管理基本要求［J］.中国实用乡村医生杂志,2015(5):1-7.
［14］ 中华人民共和国卫生部.次氯酸钠类消毒剂卫生质量技术规范［EB/OL］.(2008-04-08)［2017-04-07］http://www.nhfpc.gov.cn/bgt/pw10801/200804/067b172cb8434c9facd8def2651db6d9.shtml.
［15］ 中华人民共和国国家和计划生育委员会.WS 310.2-2016医院消毒供应中心 第2部分:清洗消毒及灭菌技术操作规范［EB/OL］.(2016-12-27)［2017-04-07］http://www.nhfpc.gov.cn/fzs/s7852d/201701/b11cdd47e5624d698f0d1f3e25e0c9b8.shtml.
［16］ 胡必杰.中国医院感染规范化管理SIFIC常见问题释疑［M］.上海:上海科学技术出版社,2009.

第4节　环境的清洁与消毒

118. 如何选择医用空气净化消毒设备?

空气净化是指降低室内空气中的微生物、颗粒物等,使其达到无害化的技术或方法。医院空气净化的方式主要有:① 通风。② 集中空调通风系统。③ 空气洁净技术。④ 紫外线消毒循环风。⑤ 紫外线空气消毒器。⑥ 静电吸附式空气消毒器。⑦ 化学消毒法。除通风和化学消毒法之外,以上提及的设备均属于医用空气净化消毒设备,在基层医疗机构常用的有紫外线消毒灯、循环风紫外线空气消毒器和静电吸附式空气消毒器(表4-3)。

表4-3　医院不同种类的空气消毒设备使用环境及注意事项

空气净化消毒设备	适用环境	使用注意事项
紫外线灯	室内无人状态	保持灯管表面清洁
循环风紫外线空气消毒器	室内有人状态	消毒时需要关闭门窗
静电吸附式空气消毒器	室内有人状态	消毒时需要关闭门窗,滤网定期清洗更换

以上3种空气消毒设施对于室内空气的消毒作用只是暂时性的,当消毒因子的作用消失,空气中的微生物又会繁殖和增长。

普通病房应首选自然通风以达到空气净化的目的。在选择空气净化设备时应综合考虑经济成本、操作便捷性以及对人体和环境的无害化程度。挑选空气消毒设备时需要注意是否已获得国家卫生和计划生育委员会消毒产品卫生许可批件。

（宋　舸　卢　珊）

119. 治疗室通风不良时,是否需要使用空气消毒设备?

我们通常所说的治疗室在2016年国家卫生和计划生育委员会发布的《医疗机构内通用医疗服务场所的命名》中更名为"治疗准备室",是实施治疗前的准备工作、配制药液,以及存放无菌物品、清洁物品、药品的房间。使其保持清洁和空气质量良好是保障各项治疗操作安全的可靠保障,也是防止医院感染的重要措施。

治疗室通风不良时,可选用的空气净化方式有:① 循环风紫外线空气消毒器、静电吸附式空气消毒器或其他获得国家卫生和计划生育委员会消毒产品卫生许可批件的空气消毒器消毒。② 紫外线灯照射消毒。③ 化学消毒。④ 能使消毒后空气中的细菌总数≤ 4 CFU/5 min(直径9 cm平皿),并且获得国家卫生和计划生育委员会消毒产品卫生许可批件的其他空气消毒产品。

考虑到治疗室经常会有护士进出活动,紫外线灯照射消毒和化学消毒均不适合有人情况下使用,因此,针对基层医疗机构推荐使用循环风紫外线空气消毒器或静电吸附式空气消毒器。

（宋　舸　卢　珊）

120. 门诊输液室、诊室空气消毒可以选择开窗通风吗?

门诊输液室、诊室空气净化首选方式就是自然通风,普通门诊诊室不需要安装紫外线灯等消毒设备。当自然通风不良时,输液室可选择机械通风、紫外线消毒等其他消毒方式,自然通风取决于良好的气候条件,因此需要注意保证开窗通风的效果,应根据季节、室外风力和气温,适时进行通风。

有研究表明自然通风是降低室内空气污染的有效措施。医院环境中空气质量是影响疾病传播的重要因素之一,为降低室内空气中菌落数,医院内常用紫外线照射和化学消毒剂对空气进行消毒,这些方法虽能杀灭病原体,但对人员和环境也带来不利影响,并且无法动态对空气进行消毒,停止消毒以后,微生物迅速回升。自然通风能在短时间置换室内空气,降低空气中的微生物含量,对人体无害。冬季室内外温差大,室外气流速度快,应定时开窗;春夏秋季室内外温差小,气流速度慢,可持续开窗或开窗时间每天累计2小时以上,以有效降低单位体积内空气中的菌落数。

（宋　舸　卢　珊）

121. 循环风紫外线消毒机里的紫外线灯管是否需要检测辐照强度?

循环风紫外线消毒机的优势是可在有人的情况下对空气进行消毒,因此在医院里得到了广泛应用。让大家困惑的是,购置循环风紫外线消毒机时常未与供应商签订维护合同,使用多年从未对消毒机内部的紫外线灯管进行过辐照强度检测,是否需要检测强度?如何检测?

循环风紫外线消毒机中的紫外线灯为高强度灯管,辐照强度达10 000 $\mu W/cm^2$,医院里配置的紫外线辐照计或指示卡无法对其进行检测。合格的消毒机均已通过国家卫生和计划生育委员会技术审查,其技术参数规定了紫外线灯管寿命。因此对于医院来说,不需要测定紫外线灯管强度,只需按照累计使用时间更换就可以,或者参照产品说明书进行维护、保养。在使用过程中,可以定期对消毒机使用后的空气质量进行微生物学监测,以间接评估循环风紫外线消毒机的消毒效果。

另外,还有一些循环风紫外线消毒机内部配置有紫外线强度自动检测装置,可在控制面板上显示紫外线强度,因此在选择产品时可以予以注意。

（宋　舸　张辉文　卢　珊）

122. 紫外线灯照射累计时间达到1 000小时,必须更换吗?

紫外线灯的更换不是根据照射累计时间而定的。当辐照强度降低到要求值(70 $\mu W/cm^2$)以下时,应及时更换。

我国对于紫外线灯的平均寿命做出了规定,应不低于5 000小时。《医疗机构消毒技术规范》中要求,紫外线灯生产单位应提供实际使用寿命。功率≥30 W的紫外线灯使用寿命，由新灯的强度降低到70 μW/cm² 的时间，或降低到新灯强度70%的时间，应不低于1 000小时。也就是说1 000小时是紫外线灯的最低使用寿命，而不是更换指标。

临床工作中，经常遇到紫外线灯使用时间累计达到1 000小时，即使辐照强度在70 μW/cm² 以上时仍给予更换，这是不可取的，造成了浪费。另外还有一种情况，紫外线灯使用时间累计达到1 000小时，辐照强度在70 μW/cm² 以上时，不更换灯管，但使用时间记录从0开始，这也是不可取的做法。

（宋　舸　张辉文　卢　珊）

123. 应选择什么溶液清洁紫外线灯管？

擦拭紫外线灯管的目的是为了清除紫外线灯管上的灰尘，灰尘会影响紫外线的穿透作用。WS/T 367–201《医院空气净化管理规范》推荐使用75%～80%乙醇溶液。使用75%乙醇可以快速干燥、不留水痕，且方便易得。而清水擦拭干燥过程慢，会留水痕，故不推荐。95%乙醇擦拭也可达到快速干燥、不留水痕的目的，但医院购买者不多，不如75%乙醇容易得到。

（宋　舸　卢　珊）

124. 高频接触表面包括哪些？应该重点关注患者周围的哪些环境表面？

高频接触表面是指患者和医务人员手频繁接触的物品表面，这些部位易被微生物污染，包括：床护栏、床上用品、床旁桌、血压计、静脉注射泵、呼叫器按钮、尿收集袋、马桶、楼梯扶手、电源开关、水龙头、门把手、计算机等。

患者周围有两类表面非常容易受到感染者或定植者所排出的病原体的污染，应重点关注。一类是多孔表面，包括床垫、被褥、枕头等。另一类是非多孔表面，包括病床、床边桌、医疗设备表面等。

这些无生命的环境表面充当着"储菌库"的角色，成为医院感染的重要污染源。因此，提高环境卫生质量对降低医院感染率特别是多重耐药菌发生率有着重要意义。

（王　超　史庆丰　韩玲样）

125. 为什么说环境表面是患者的"第二层"皮肤？

环境表面的病原微生物是造成医疗相关感染的重要原因，部分病原菌如耐甲氧西林金黄色葡萄球菌（MRSA）、耐万古霉素肠球菌（VRE）以及艰难梭菌等，可在医院干燥表面存活数天至数个月，通过日常接触或污染造成患者的感染。有研究显示，医院环境表面MRSA污染率可高达1%～27%，在烧伤病区和外科手术病区表面污染率更高；在有VRE阳性患者病区中，7%～29%的环境区域同样会被污染。环境表面病原菌与患者皮肤分布几乎一致，因此环境表面可以说是患者的"第二层"皮肤。

医务人员手被污染的主要原因是在污染的环境表面停留时间过长，接触患者以及必要的检查也会造成污染，从这个角度来看，医护人员接触污染的环境表面等于直接接触患者的皮肤。因此手接触污染的环境表面所带来的危害与接触感染或定植患者皮肤几乎一样。

（王　超　史庆丰　韩玲样）

---

126. 病原微生物在医疗环境表面和患者之间是如何传播的呢？

无论是感染者还是定植者将病原菌播散到医疗环境的表面，如未妥善处理，将造成病原微生物在医疗环境表面和患者之间相互传播。

（1）微生物在被污染的环境表面、设备中持久存在，若环境表面和设备没有得到及时正确的清洁消毒，容易造成传播。有研究显示，上一位患者出院后，没有进行充分消毒的床单元可成为下一位住院患者感染的独立危险因素，特别是当上一个患者是多重耐药菌感染患者时（如MRSA、VRE、艰难梭菌）。

（2）被污染的医护人员手在没有进行规范手卫生的时候，通过直接或间接接触环境表面，造成环境和手部相互污染。

（3）各种诊疗操作产生的气溶胶污染周围空气，暴露于这个空气当中的患者和医务人员也会受到影响。

（4）患者与患者的直接接触造成相互之间传播污染。

保持清洁的环境、清洁的双手、清洁的操作过程、清洁的产品、清洁的设备是"清洁卫生更安全"的重要组成部分，也是减少医院感染传播的重要因素。

（王　超　史庆丰　韩玲样）

---

127. 环境中主要病原微生物种类、存活时间和致病剂量，你了解多少？

医疗环境表面的主要病原微生物包括：耐甲氧西林金黄色葡萄球菌（MRSA）、耐万古霉素肠球菌（VRE）、克雷伯菌属、不动杆菌属、铜绿假单胞菌、艰难梭菌、诺如病毒、轮状病毒、乙型肝炎病毒（HBV）、人类免疫缺陷病毒（HIV）等。这些病原微生物可在干燥表面存活数天至数月不等,成为潜在的医疗保健相关感染重要致病源(表4-4)。

表4-4　主要病原微生物在环境中的存活时间

主 要 病 原 体	存 活 时 间
耐甲氧西林金黄色葡萄球菌	7天～7个月
耐万古霉素肠球菌	5天～4个月
不动杆菌属	3天～5个月
艰难梭菌芽孢	5个月
诺如病毒	8小时～7天
铜绿假单胞菌	6小时～16个月
克雷伯菌属	2小时至30个月,甚至30个月以上
HBV/HIV	＞7天
轮状病毒	6～60天

病原菌的致病剂量通常与病原菌的毒力因素、感染途径以及患者的免疫状态有关,不同的致病菌致病剂量存在较大的差异,如MRSA只需4个细菌即可感染,艰难梭菌的7个孢子即可致病。

(王　超　史庆丰　韩玲样)

128. 环境物表消毒提倡使用消毒湿巾,它最大的优势是什么? 如何选择?

消毒湿巾以无纺布为载体,吸附消毒液或消毒液+表面活性剂,利用对环境表面的擦拭过程释放消毒因子,对环境表面病原微生物实施杀灭。

消毒湿巾与传统的消毒方法(抹布+水桶+消毒液)相比,有以下几点优势:

(1)即拿即用,节省人力,依从性好。不需要花费时间配置溶液、清洗抹布,也不需要清除消毒剂残留,清洁消毒一步完成。

(2)目前,常用的消毒湿巾主要成分为季铵盐类与低浓度醇类及双胍类的复合配方,与常用的含氯消毒剂相比,具有低腐蚀性、低刺激性,保湿时间比较长(达10分钟),杀菌效果佳,与设备兼容性更好。

(3)使用消毒湿巾可以杜绝消毒溶液误配事件的发生,并减少清洁和消毒过程中因抹布反复使用并浸于消毒液而造成的交叉污染。

那选择消毒湿巾时应注意哪些问题呢?

(1)杀菌谱要有针对性。查看产品的相关检测报告,如该产品的测试结果显示可杀灭金黄色葡萄球菌,只能说明产品对金黄色葡萄球菌有效,而不能说对金黄色葡萄球菌在内的所有革兰氏阳性菌均有效。

(2)湿度能够达到0.6 g/cm^2。这意味着湿巾所消毒的面积相对较大。

（3）材质好。材质不但要手感舒适,更重要的是在释放消毒因子的时候没有任何的阻碍,如果材质选择不佳,在擦拭的过程中,容易只留下水而不是消毒因子。

消毒湿巾在欧盟、北美等发达国家已有10余年使用史,效果已得到肯定,消毒湿巾代替传统消毒法将成为环境表面清洁消毒的主要趋势。

（王　超　史庆丰　韩玲样）

129. 可否使用手消毒剂消毒物体表面?

"每天查房连续使用听诊器,随身又没带酒精棉球,做手卫生时顺便用手消毒剂擦擦听诊器可以吗?"国内有研究显示,使用手消毒剂和75%乙醇消毒听诊器,均能达到消毒效果。另一项研究表明,手消毒剂应用于体温计、病历夹、呼吸机键盘、吸引器开关等低度危险性物品,消毒效果与含氯消毒剂一样。从工作的便利性来讲,由于手卫生的推广,手消毒剂基本上能做到随手可得,省却了回到治疗室找消毒剂的往返时间,并且不需要配制,简化了流程,提高了工作效率。但这是否表明手消毒剂可以用于物体表面的消毒呢?

消毒剂按照作用对象不同,分为人用消毒剂和物用消毒剂。人用消毒剂即皮肤黏膜消毒剂,用于活组织和皮肤;物用消毒剂只适用于无生命的物体。在美国,人用消毒剂由食品药品管理局按照药品进行管理,物用消毒剂由环境保护局按照抗菌杀虫剂进行管理;在我国则均按照消毒产品进行管理。两者使用的基本原则是,皮肤消毒剂仅用于皮肤,而不适用于物体表面消毒,反之亦然。

我国分别出台了《手消毒剂卫生要求》和《普通物体表面消毒剂的使用要求》,规定了这两类消毒产品的技术要求、检验方法、使用方法、标签说明书及使用注意事项。就两者杀菌的关键指标来看,悬液杀菌率均达到99.999%,手消毒剂还增加了对真菌的杀灭效果,而且杀菌时间要求更短;再看毒理安全性,手消毒剂无论在刺激性还是毒性方面,都比物表消毒剂更严格;此外,一些手消毒剂含有胍类和季铵盐类杀菌成分,具有一定的持续抑菌时间,与酒精、含氯消毒剂相比是一项优势。但是,手消毒剂并未有物体表面的实验室试验和现场实验。再者,从经济学角度来讲,手消毒剂与普通物体表面消毒剂(如含氯类消毒剂、过氧化物类消毒剂、季铵盐类消毒剂等)相比成本更高。因此,不推荐使用手消毒剂进行物体表面的消毒。

（陈亚男　卢　珊）

130. 输液室或病房的环境、物表清洁时有顺序要求吗?

清洁病房或诊疗区域时,应有序进行,由上到下,由里到外,由轻度污染到重度污染。对易受污染的环境表面,按"由洁到污"的顺序进行清洁消毒工作。先擦拭接触相对较少的环境表面,如饮水机、电视机、电视柜、输液架等;再擦拭经常接触的如床旁桌、床头、床尾、床栏、输液座椅等;最后清洗消毒洗手盆、水龙头手柄、地面。拖地时,按照"后退式"方式进行。

有多名患者共同居住的病房,应遵循清洁单元化操作。清洁单元是将临近患者区域内的所有环境物表视为一个独立统一的区域,如该患者使用的病床、床边桌、监护仪、呼吸机、微量泵等视为一个清洁单元。一个清洁单元结束后,再进行下一个清洁单元的清洁工作。

(丁　韧　张辉文　卢　珊)

131. 输液椅、诊室桌面等适合选用哪些消毒剂擦拭?

输液椅、诊室桌面等属于高频接触表面,由于经常被患者的手频繁接触,可能成为潜在的病原体储菌库,虽然这些表面的微生物通常不会与感染直接相关,但可以通过手的接触在医院内传播。因此,做好输液椅、诊室桌面等高频接触表面的清洁消毒是减少环境微生物导致的医院内感染发生的基本措施。

按照被微生物污染引起传播的潜在危险性,输液椅、诊室桌面等选择中、低效消毒剂即可。环境表面常用消毒剂能够达到中水平消毒的有75%乙醇,可杀灭细菌繁殖体、结核杆菌、真菌、亲脂类病毒;能够达到低水平消毒的有季铵盐类消毒剂,可杀灭细菌繁殖体、真菌、亲脂类病毒,需要注意的是,部分双长链季铵盐类为中效消毒剂。其他常用到的如含氯消毒剂、二氧化氯、过氧乙酸、过氧化氢则可以达到高水平消毒,不同的浓度分别适用于结核杆菌、芽孢和病毒污染的表面。

需要说明的是,"杀灭结核杆菌"只是说明消毒剂具有广谱杀菌能力,而并不会阻断或预防医院内结核的传播,因为结核不会从环境物表中获得。

化学消毒剂的选择和使用需要根据产品说明书,要考虑被消毒物品的材质、存在的微生物数量与种类以及环境表面有机物污染状况(即脏污程度)。

(陈亚男　卢　珊)

132. 不锈钢物体表面选择哪种消毒剂比较合适?

不锈钢为含铬或镍、钛等元素的合金钢,具有光滑硬质、耐腐蚀和不锈的特性。WS/T 367-2012《医疗机构消毒技术规范》中指出:物体表面的消毒,宜考虑表面性质。光滑表面宜选择合适的消毒剂擦拭或紫外线消毒器近距离照射。化学消毒剂的选择和使用需要根据产品说明书,要考虑被消毒物品的材质、存在的微生物数量与种类以及环境表面有机物污染状况(即脏污程度)。对于低度危险性物品为不锈钢材质者,可供选择的消毒剂种类较多,如75%乙醇、次氯酸钠、季铵盐类、酚醛类、碘伏等。

(陈亚男　覃金爱　卢　珊)

133. 门诊诊查床上的用品应该多长时间更换一次?

门诊诊查床上最常用的物品有床单、枕套和枕头,一般接触患者的衣服、完整皮肤、头发等部位,属于低度危险物品。更换的通用原则是: 在不同的患者之间需要更换,被污染时随时更换。

门诊诊查床不同于病床,通常来说不直接与患者皮肤接触,仅枕套与患者有直接的接触,且接触时间很短,因此枕套建议可每天更换。对于未使用床单覆盖的皮革类诊疗床需每日擦拭保持清洁,有血液和体液污染时需及时清洁消毒。而对于可能直接接触患者皮肤或接触时间较长的诊疗床(如按摩室、理疗室、针灸室等)建议床单与枕套(巾)每人更换; 对于容易被患者体液、血液、排泄物、分泌物污染的(如妇产科、皮肤科等)诊查床的床单,应严格执行一人一换,或使用一次性床单、垫巾。

(丁　韧　覃金爱　卢　珊)

134. 被血液、体液污染的桌面、地面如何消毒?

环境与物体表面清洁消毒的基本原则是: 一般情况下先清洁,再消毒; 当受到患者血液、体液等污染时,先去除污染物,再清洁与消毒。

(1) 对于含小量血液或体液(通常＜10 ml)等物质的溅污,可先用吸湿材料如布类、纸类、棉球等将其清除,如污渍已干涸,可使用含有效氯500 mg/L消毒液、消毒湿巾或75%乙醇棉球擦去,然后使用含消毒液的抹布或消毒湿巾擦拭污染表面,作用30分钟。

(2) 对于被血液、体液(通常＞10 ml)等污染的物体表面,建议采用含有效氯2 000～5 000 mg/L消毒液的抹布或消毒干巾覆盖污染物上,用覆盖物吸附清除污染物,后采用含有效氯2 000 mg/L消毒液浸泡的抹布或消毒湿巾以污染表面为中心,由外向内擦拭物体表面,作用30分钟。

(陈亚男　卢　珊)

135. 门诊诊室内的办公桌及诊查床需要常规消毒吗?

普通门诊诊室内的办公桌、椅子、诊查床、电脑、更衣柜等属于家政卫生表面。通常来说,绝大部分的室内家政卫生表面根据其表面的特点及污染的类型和程度,需要每天进行清洁;当有血液、体液污染时应及时清洁和消毒;发热门诊、肠道门诊等特殊诊室则按照相关要求清洁消毒。

尽管医院会制订环境清洁和消毒的制度,但是在日常落实上仍有很多困难,医务人员常常不清楚各种不同的物品由谁负责清洁与消毒。因此,很有必要以书面的形式明确医务人员和保洁员各自负责的仪器和环境表面清洁,并确保执行。对于环境物表清洁消毒的频率,需要用危险评估的方法来确定合适的实施策略。

(丁 韧 卢 珊)

---

136. 诊疗区域环境和物体表面,哪些常规清水加清洁剂擦拭即可,哪些需用消毒液常规擦拭?

是否常规使用化学消毒剂对医院地面和低度危险性物品进行消毒是有争议的。低度危险性环境表面包括床栏、床旁桌、食物器皿、病房家具和地面。

对于地面而言,因其对医院感染的影响甚微,分别使用清洁剂和消毒剂清洁地板时,医院感染发生率没有差别,所以只使用清洗剂清洁地板即可。另外一种观点认为,不管是清洁剂还是消毒剂,都可以使用,因其能够降低微生物数量。但是,地板消毒几小时后,细菌数量会逐渐回升到消毒前的水平。

对于其他物体表面(如床栏、床旁桌、呼叫按钮、监护仪、微量泵、床帘、门把手、计算机等)来说,由于患者和医务人员的手频繁接触,属于高频接触表面,可能会通过医务人员的手导致病原菌的传播,因此,应定期进行低水平消毒。

综上所述,按照《医疗机构环境表面清洁与消毒管理规范》要求,环境表面通常不需要采用高水平消毒剂进行日常消毒。不同风险区域应实施不同等级的清洁与消毒管理。但有一点需要注意,任何区域的地面或物体表面受到患者血液、体液等明显污染时,均需进行清洁和消毒。

(丁 韧 张辉文 卢 珊)

---

137. 电脑键盘如何清洁消毒?

随着计算机在医院内的广泛使用,键盘已经成为重要的微生物存储地,可检出耐药金黄色葡萄球菌、鲍曼不动杆菌、艰难梭菌等。电脑键盘清洁消毒的方法和频率都是值得探讨的问题。

有研究对比了含2%葡萄糖酸洗必泰的复合型消毒剂(CHG)与含氯消毒产品对电脑键盘消毒效果,结果表明2%CHG对于键盘的清洁度、细菌下降情况、抑菌效果均优于含氯消毒剂。研究最后建议：在普通病房，每天一次使用2%CHG擦拭环境表面可起到防控院内感染的作用；而对于ICU等高危科室，建议每4～6小时擦拭一次。

另有研究表明，对键盘使用广谱低水平消毒剂擦拭5秒，就可以轻易达到消毒效果，但由于电脑键盘表面不平整、缝隙较多封闭性不佳，直接擦拭不易达到彻底消毒目的，且擦拭难度较大。

因此，对于电脑键盘这类医务人员手频繁接触、难以清洁的环境表面（如牙科综合治疗椅控制开关、灯把手、治疗台等）采取屏障保护性覆盖是非常方便简捷和有效的措施。可用于屏障保护的覆盖物有塑料薄膜、铝箔、防水纸等，实行一用一更换。采用一次性塑料薄膜覆盖时，可于每天工作结束后直接取下丢弃；采用键盘膜覆盖时，可在每日工作结束后，采用含有效氯500 mg/L消毒液浸泡消毒。此外，条件许可时，可直接选择"可水洗"的密封式键盘。

（陈亚男　覃金爱　卢　珊）

138. 单个拖布、抹布的擦拭面积有多大？

单个拖布、抹布的擦拭面积国内目前没有相关要求。在实际工作中，因为环境物品的污染程度不同，抹布大小、材质、清洁力不同，很难统一标准。

美国疾病预防与控制中心（CDC）建议医院使用拖把进行地面清洁时，每使用3间病房或间隔60分钟时应更换拖把头；在清洁大量体液、血液等污染物后应及时更换拖把或拖把头。我国2016年颁布的WS/T 510-2016《病区医院感染管理规范》规定：擦拭物体表面的布巾，不同患者之间和洁污区域之间应更换；擦拭地面的地巾（拖布）不同病房及区域之间应更换，用后集中清洗、消毒，干燥保存。

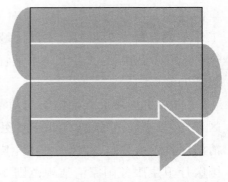

图4-6　抹布擦拭物体表面的"S"形走势

抹布擦拭时，按照"S"形走势，勿重复擦拭已经清洁过的区域（图4-6）。当擦拭两个不同的物体表面或抹布变脏时，必须更换抹布，忌反转用另一面擦拭或重新浸泡使用。

（丁　韧　覃金爱　卢　珊）

139. 抹布或拖把在使用过程中可否反复浸泡于清水、清洁剂配液或消毒液中继续使用？

"一块抹布、一个拖把、一盆水用到底"的情况非常常见，其原因不外乎保洁工具配备不足、保洁人员图省事或不知道这样做是错误的。如果将使用后的抹布或拖把重复浸泡，会造成清水、清洁剂、消毒液的二次污染，成为医院环境中细菌的播散源。同时抹布或拖把只浸泡不更换，会导致更为广泛的污染。因此，不应将使用后或污染的抹布或拖把重复浸泡至清洁用水、使用中清洁剂和消毒剂内。

正确的做法为：清洁工具应满足保洁工作的实际需要，准备足量的清洁抹布和地巾，放入清洁容器中并倒入清洁剂或消毒剂，使用后放入污物桶内，直至清扫结束，将污物桶内所有污染的抹布或地巾集中清洗消毒。

（丁　韧　张辉文　卢　珊）

140. 门诊的抹布是否需要分区使用？如何用颜色标识管理？

从理论上来讲，无论是门诊还是病房，抹布在使用时做到"一用一更换"，用后规范处理，就不需要分区使用、分色管理。然而在实际工作中，落实的难度非常大，一块抹布擦到底的现象非常普遍，作为患者也常常会有疑问"这块抹布在擦我的床旁桌前还擦了哪些地方"。因此，对清洁工具采用不同的颜色进行目视化管理在保洁工作中就显得尤为重要。不同区域的毛巾采用不同的颜色，既可以提醒保洁人员遵循"一用一更换"，也可以让质量管理人员轻松判断保洁工作是否规范，还可以免除患者的疑虑。

《医疗机构环境表面清洁与消毒管理规范》中对于清洁工具的使用原则为：应分区使用，实行颜色标记。《北京市医疗机构环境清洁卫生技术与管理规范》推荐采取清洁用具颜色编码，红色——卫生盥洗室，黄色——患者单元，蓝色——公共区域。英国医疗卫生服务国家清洁规范则要求按照国家患者安全机构（NPSA）下发的国家颜色编码系统作为标准，以确保一致性并提供清晰的指引来保障清洁用具不用于多个区域，减少交叉感染的风险。NPSA颜色编码为：红色——浴室、厕所及其空间内的水池和地面等；蓝色——一般区域，包括病房、各部门、办公室等公共区域，以及公共区域的洗手池等；绿色——餐饮部、病区的膳食相关区域等；黄色——隔离区域。该颜色编码适用的物品范围包括抹布（复用或一次性的）、拖把、水桶、围裙、手套；清理餐饮部的器具。

对于各医院来说，清洁用具的颜色编码既可参照以上指南或规范，也可根据本单位的实际情况制订。通常来说，表达安全信息的颜色有红、黄、蓝、绿四种，分别有着不同的含义：红色很醒目，表示禁止、停止、危险等；黄色表示注意、警告；绿色提示安全；蓝色为指令标志。按照不同的颜色含义分别对应医院各区域的感染危险度级别，便于保洁人员和管理督查人员记忆。

（陈亚男　卢　珊）

141. 门诊的拖把是否需要分区使用？如何管理？

门诊的拖把是否需要分区使用,应根据所使用拖把的类型和处置方式分别对待。

目前很多医疗机构仍在使用头部不可拆卸的拖把,因此,需要按照清洁工具分区使用的原则,并实行颜色标记管理。最简单的做法是在拖把杆上粘贴颜色标识,且储存时也应避免拖把头的交叉污染。采取颜色标记管理时,宜与抹布采用相同的颜色编码,包括保洁工作中所用到的水桶、手套等均宜配套,只能用于相同的区域。如戴红色手套使用红色抹布擦拭卫生间,用红色标记的拖把擦拭卫生间的地面。

若采用扁平脱卸式地巾,并能做到机械清洗、热力消毒、机械干燥备用、规范使用时,可不需要采取颜色标记管理。

（陈亚男 卢 珊）

142. 分区使用的抹布或地巾可以放在一起清洗、消毒吗？

抹布、地巾的清洗方式包括手工清洗和机械清洗,消毒则主要包括化学消毒剂浸泡消毒和热力消毒两种。① 选择手工清洗、消毒时,先将抹布和地巾分别清洗干净,然后使用消毒液浸泡消毒30分钟后清洗干燥备用。抹布可用含有效氯250 mg/L消毒液,地巾可用含有效氯500 mg/L消毒液。② 有条件的医疗机构宜采用机械清洗、热力消毒、机械干燥、装箱备用的处理流程。热力消毒要求A_0值［A_0值是评价湿热消毒效果的指标,指当以 Z 值表示的微生物杀灭效果为 10 K 时,温度相当于80℃的时间（秒）。A_0值600是复用清洁工具消毒的最低要求］达到600及以上,相当于80℃持续时间10分钟,90℃持续时间1分钟,或93℃持续时间30秒即可达到消毒效果。

不论采用手工清洗化学消毒剂浸泡消毒,还是选择机械清洗热力消毒,最终都可达到要求的消毒效果,故分区使用的抹布或地巾可以放在一起清洗、消毒。

（陈亚男 卢 珊）

143. 使用烘干机烘干抹布或地巾可否替代化学浸泡消毒？

烘干机是洗涤机械中的一种,一般在织物清洗消毒脱水之后,用热空气来除去织物中的水分,达到快速干燥的目的。大型医疗机构大多配备在洗衣房使用,用于织物的干燥处理,与消毒操作不相关,故使用烘干机并不能达到消毒抹布或地巾的目的。

对于抹布、拖把类物品的处置,有条件的医疗机构可使用符合热洗涤要求的自动清洗消毒设备进行集中处理,而无须额外进行化学消毒。热洗涤条件要求为：温度75℃,时

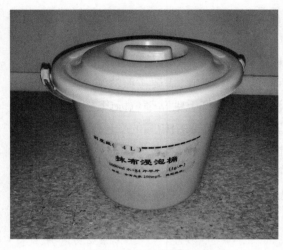

图4-7　抹布浸泡桶

间＞30分钟或消毒温度80℃,时间＞10分钟或A_0值＞600［A_0值是评价湿热消毒效果的指标,指当以Z值表示的微生物杀灭效果为10K时,温度相当于80℃的时间(秒)。A_0值600是复用清洁工具消毒的最低要求］。

而在基层医疗机构,基本上仍采用手工清洗与化学浸泡消毒的方式。因此,需要按照《医疗机构消毒技术规范》的要求对抹布和地巾进行消毒,在清洗干净条件下,抹布采用含有效氯250 mg/L消毒液(或其他有效消毒剂)中浸泡30分钟(图4-7),拖布、地巾采用含有效氯500 mg/L消毒液中浸泡30分钟,冲净消毒液,干燥备用。

（陈亚男　张辉文　卢　珊）

---

144. 病区能否铺地毯、沙发垫等?

我国目前尚无规范明确要求病区不能使用地毯、沙发垫等。美国设施指南研究所(FGI)和美国疾病预防与控制中心(CDC)下属的医院感染控制实践顾问委员会(HICPAC)的指南中指出:虽然地毯细菌污染高于硬质地板表面,但与医院感染并不相关,只有有限的证据表明,对于免疫功能低下的患者医院感染发生率有影响。对于沙发垫等布类装饰或布类家具,虽然分离到病原菌,并没有证据表明可引起医院感染的危险性增加,但可以检测到过敏原含量较高。

因此,不建议病房使用地毯、沙发垫等,原因主要有以下几条。① 地毯和布类家具容易藏灰、藏菌、长螨虫,不利于过敏人群。② 被血液、体液污染时很难彻底清洁。③ 地毯或沙发垫的材质不耐热,抗透水性差,容易潮湿,以及其化学物质(如甲醛)等挥发影响医院环境。④ 在清洁过程中,可能产生气溶胶污染环境。因此,如使用地毯、沙发垫等布类家具,需要在清洁方面做出巨大的努力。

（丁　韧　卢　珊）

---

145. 病房内可以放鲜花或绿色植物吗?

探望患者,带上一束鲜花或一盆绿色植物,生机勃勃,赏心悦目,可您知道吗,病房内并不建议摆放！

鲜花和干花常常被各种细菌污染，已经明确花瓶中的水频繁被革兰阴性菌包括假单胞菌污染。鲜花和观赏植物可能含有曲霉孢子，能释放到空气中。CDC指南建议，不允许鲜花、干花或盆栽植物出现在免疫功能低下患者的病区内。鲜花中的花粉还可能使患者出现过敏。即使收到鲜花的患者自己未过敏或感染，但花粉可能会粘在医务人员的衣服上，带入别的病房。

重症监护病房已明确要求"不应在室内摆放干花、鲜花或盆栽植物"。普通病房虽然没有相关明文规定，但仍建议不放或少放鲜花、绿色植物等。如有鲜花或绿色植物，其保养应交由不直接与患者接触的工作人员。如果必须由进行患者照护的工作人员照料，则必须戴手套处理，且完成后进行手卫生。

（丁 韧 张辉文 卢 珊）

146. 病房可以吊顶或贴墙纸等装饰吗？

随着经济的发展与市场需求，一些医疗机构会设特需病房如VIP病房、加护病房等，以满足不同就诊人群的需求，其内部装修更加注重美观、舒适。但作为病房，可以像家庭那样吊顶或贴墙纸来进行装饰吗？

GB 51039-2014《综合医院建筑设计规范》要求医疗用房的地面、踢脚板、墙裙、墙面、顶棚应便于清扫或冲洗，其阴阳角宜做成圆角。《重症监护病房医院感染预防与控制规范》要求装饰应遵循不产尘、不积尘、耐腐蚀、防潮防霉、防静电、容易清洁和消毒的原则。

参照标准，不反对病房吊顶，但原则是使用的材料应符合容易清洁、防潮、防霉等要求，吊顶宜采用弧形，不留死角，易于打扫。不建议贴墙纸，因为墙纸容易吸湿，其表面皱痕易储尘，不利于清洁和消毒处理。

（丁 韧 张辉文 卢 珊）

147. 病房内的家具材质有何要求？

病房内的家具一般有床、床头柜、陪护椅、储物柜、电视柜、沙发等，以满足患者住院期间的诊疗与生活起居基本需要。

2010年美国设施指南研究所（FGI）医院设计指南就提供了病房家具与板材表面设计使用的理想特征，要求其易清洁水洗，耐湿耐用，降噪安全，能够减少真菌污染风险。医院病房人流量大，家具使用频繁，对家具的耐用程度提出了较高的要求。病房内的家具宜采用优质的医用洁净板、树脂板、不锈钢等材质,表面光滑、防潮、耐磨、不宜积尘、方便清洁。沙发或陪护椅宜选用皮革面材质产品,不建议使用布艺沙发,虽然其舒适度较好,但不方便清洁消毒。

(丁　韧　张辉文　卢　珊)

148. 消毒地垫能防止疾病的传播吗?

在发热门诊、肠道门诊入口处摆放喷洒消毒液的地垫、门把手上缠绕含有消毒液纱布的做法在基层医疗机构至今仍可见到。这种做法早已不再提倡,如杭州市于2009年以市卫生局的名义发文,通知全市各级医疗机构取消这一做法。

迄今为止,尚无证据显示传染病或医院感染暴发或医院内病原体的传播与地面或人员的鞋有关。有研究表明在门诊出入口放置脚踏垫不能有效降低环境微生物的浓度,反而有增加微生物污染的潜在风险。消毒剂本身就是一种危险品,对环境和人体黏膜有一定的毒性和腐蚀性。含氯消毒剂洒在地垫上,其有效成分在数十分钟内便挥发了,如遇夏季高温天气,数分钟便失去有效杀菌浓度,使用消毒地垫不仅无效、浪费消毒剂,而且对人体、设备、建筑物及环境有害。

(丁　韧　卢　珊)

149. 使用鞋套对于预防医院感染有作用吗?

一次性鞋套在医院内尤其是重症监护病房(ICU)、血液透析中心、消毒供应中心、内镜室、手术室等一些重点部门广泛使用,省去了脱鞋换鞋的麻烦,保持了环境区域的清洁,减少了保洁工作量。

贾建侠等对外科ICU的一项研究发现,穿一次性鞋套对改善空气和物体表面细菌的污染情况及预防医院感染的发生无实际意义,反而不同程度地增加细菌的污染和医院感染发病率。这主要是因为人们穿一次性鞋套后,鞋表面积增大,行走时带起的尘埃数增加,同时穿一次性鞋套时还可能导致手部的污染。而国外学者Weightman等研究证明,为减少空气污染,对进出门诊手术室人员没有必要使用鞋套。

取消一次性鞋套,不仅可以减少手部污染的概率,还减少了使用科室对外来人员穿脱鞋套的管理工作,降低了成本支出。目前已经有不少医院取消了一次鞋套的使用,而是通过加强地面保洁频次来保证医院环境的清洁。

WS/T 509–2016《重症监护病房医院感染预防与控制规范》已经明确:医务人员和探视者进入ICU可不更鞋,必要时可穿鞋套或更换专用鞋。

综上所述,从预防医院感染角度来讲,不需要使用一次性鞋套;从环境保洁来讲,可结合当地外部环境清洁度考虑是否使用鞋套。当来访者较多或鞋子较脏时,在进入某些特定的、对环境要求较高的科室可考虑临时性使用一次性鞋套或黏性地垫。

(丁　韧　张辉文　卢　珊)

150. 日常保洁工作应每天清洁几次? 需要达到哪些标准?

清洁的频率取决于环境、污染程度和患病人群的易感性,如普通儿科或肿瘤诊室应增加清洁频率(可每日若干次),而成人内科诊室可减少清洁频率(可每日1次)。不同等级的风险区域的日常清洁与消毒频次及标准可参考表4-5。

表4-5　不同等级的风险区域的日常清洁与消毒频次及标准

风险等级	环境清洁等级分类	方　式	频率(次/d)	标　准
低度风险区域	清洁级	湿式卫生	1~2	要求达到区域内环境干净、干燥、无尘、无污垢、无碎屑、无异味等
中度风险区域	卫生级	湿式卫生,可采用清洁剂辅助清洁	2	要求达到区域内环境表面菌落总数 < 10 CFU/cm^2,或自然菌减少1个对数值以上
高度风险区域	消毒级	湿式卫生,可采用清洁剂辅助清洁	≥2	要求达到区域内环境表面菌落总数符合 GB 15982 要求
		高频接触的环境表面,实施中、低水平消毒	≥2	

注:① 低度风险区域:基本没有患者或患者只做短暂停留的区域。如行政管理部门、图书馆、会议室、病案室等。② 中度风险区域:有普通患者居住,患者体液、血液、排泄物对环境表面存在潜在污染可能性的区域。如普通住院病房、门诊科室、功能检查室等。③ 高度风险区域:有感染或定植患者居住的区域,以及对高度易感患者采取保护性隔离措施的区域,如感染性疾病科、手术室、产房、重症监护病区、移植病房、烧伤病房、早产儿室、导管室、洁净病房、新生儿室、血液透析病房、口腔科、检验科、急诊等病房与部门的地面与物体表面。④ 任何区域、地面或物体表面受到患者血液、体液等明显污染时,均需先用吸湿材料(纸巾/布类)去除可见的污染物,再清洁消毒。

(丁　韧　卢　珊)

151. 保洁人员的培训应注意哪些方面?

保洁人员普遍存在年龄偏大、文化层次低、流动性大等特点,因此应避免枯燥的理论知识灌输,可从以下几个方面予以关注。

(1)培训内容:根据保洁人员的工作内容来确定,应包括医院感染预防的基本知识和基本技能,如:① 保洁人员职责、保洁工作内容及清扫频次、保洁管理要求与原则、新理念、新方法等。② 保洁用具的规范放置与正确的清洗、消毒、存放、使用方法等。③ 工作中的着装要求、手卫生知识、手套和口罩的正确使用。④ 医院环境、地面、物体表面的保洁方法、保洁完成后应达到的标准以及消毒剂的正确配制和使用等。⑤ 医疗废物的危害和分类处置要求、针刺伤的处理与报告等。

（2）培训方式与频次：可采用互动式教学、看图片与视频、实物讲解、实际工作中进行提问与演示、老员工带教新员工、优秀保洁员现身说法等各种形式。有条件的话，可运用新技术如荧光标记法、ATP法等对保洁质量进行可视化、快速的现场评价与反馈，能够达到较好的培训效果；培训次数可结合本单位实际情况，注重不断强化学习。

（3）职责归属：医院感染管理专职人员、病区医院管理小组、医院后勤保障人员、保洁管理人员等均有对保洁人员进行培训的职责。病区医院感染管理小组应定期对其进行考核。

最近一项研究表明，医院保洁工作不到位，竟然不是因为缺少培训，而是工作流程不顺畅和得不到医护人员的肯定和表扬。这也提醒我们，保洁培训需要重视人文关怀。

（丁　韧　卢　珊　刘　滨）

---

152. 有哪些方法可以用于评价保洁工作？

有效的清洁可以达到低水平消毒的效果，但是许多基层医院并不重视环境清洁。因此，对保洁质量进行监管是环境感染控制的重点。对于基层医院来说，常用的评价方法主要是目测法、嗅觉法和擦抹法。随着监测技术的不断发展，一些新的技术更能直观、快速地评价保洁质量，并达到教育培训的目的。保洁质量评价的方法有以下类型。

（1）目测法：采用统一的现场检查表格，目测抽查区域、房间的物体表面、墙面（角）是否有灰尘、杂物、污垢、碎屑、蜘蛛网等。

（2）嗅觉法：对一些特殊的区域，嗅觉监测是否有异味存在，如公共厕所内是否可嗅到氨气等异味。

（3）擦抹法：检查者可戴白色手套或用清洁纱布等，对抽查的区域、房间的物品表面等处进行擦抹，检查是否有积尘。

（4）化学法：① 荧光标记法：在保洁人员进行保洁工作前，预先使用荧光笔在高频接触表面进行标记，清洁工作完成后借助紫外线灯检查荧光标记是否被有效清除。② 荧光粉迹法：在保洁人员进行保洁工作前，预先将荧光粉撒在高频接触的环境表面，保洁工作完成后借助紫外线灯检查荧光粉是否被扩散。③ ATP生物荧光检测法：按照ATP监测产品的使用说明书执行。

（5）微生物法：采用微生物培养的方法评价保洁效果。

（丁　韧　卢　珊）

◇参◇考◇文◇献◇

[1] 中华人民共和国卫生部.WS/T 367-2012医院空气净化管理规范[S]//国家卫生和计划生育委员会医院管理研究所医院感染质量管理与控制中心.医院感染管理文件汇编(1986—2015).北京:人民卫生出版社,2015:294-301.

[2] 中华人民共和国国家质量监督检验检疫总局,中国国家标准化管理委员会.GB 28235-2011紫外线空气消毒器安全与卫生标准[S].北京:中国标准出版社,2011.

[3] 阚飞,陈岩.加强保洁公司监管和人员培训防止医院感染发生[J].中国社区医师,2014,30(30):169.

[4] Bernstein D A, Salsgiver E, Simon M S, et al. Understanding barriers to optimal cleaning and disinfection in hospitals: a knowledge, attitudes, and practices survey of environmental services workers[J]. Infection Control & Hospital Epidemiology, 2016, 37(12): 1-4.

[5] 胡必杰,郭燕红,高光明,等.医院感染预防与控制标准操作规程[M].上海:上海科学技术出版社,2010.

[6] 中华人民共和国国家卫生和计划生育委员会.WS/T 512-2016医疗机构环境表面清洁与消毒管理规范[EB/OL].(2016-12-27)2017-01-20]http://www.nhfpc.gov.cn/ewebeditor/uploadfile/2017/01/20170119150706183.pdf.

[7] Wiemken T L, Curran D R, Pacholski E B, et al. The value of ready-to-use disinfectant wipes: compliance, employee time, and costs[J]. American Journal of Infection Control, 2014, 42(3): 329-330.

第5节 常用消毒剂的使用

153. 高、中、低水平消毒剂是如何划分的?

高水平消毒剂能够杀灭一切细菌繁殖体,包括分枝杆菌、病毒、真菌及其孢子、绝大多数细菌芽孢;中水平消毒剂能够杀灭分枝杆菌、细菌繁殖体、大部分病毒和大部分真菌,但不能杀灭细菌芽孢;低水平消毒剂在一定作用时间内(≤10分钟)能杀灭大部分细菌繁殖体(分枝杆菌除外)、某些真菌和亲脂病毒。

高、中、低水平消毒剂能够达到的消毒水平并不是固定不变的。例如一些化学消毒剂在延长作用时间后(3～12小时)可将芽孢杀灭,被称为化学灭菌剂。但这并不意味着这类消毒剂一定能够达到灭菌水平,在同样的浓度下,如果缩短暴露时间(如2%戊二醛作用20分钟),则仅能达到高水平消毒。我们常用的高水平消毒剂次氯酸钠,当有效氯>100 mg/L,作用时间≥1分钟时,为低水平消毒;当有效氯≥1 000 mg/L,作用时间≥1分钟时,可达到中水平消毒。

因此,高、中、低水平消毒剂虽然已经有明确的分类,但是否能够达到相应的高、中、低水平消毒效果仍需按照使用浓度和有效的作用时间来判断。

(王玉兰 卢 珊)

- -

154. 含氯消毒剂常用浓度是多少? 如何配置?

在《医疗机构消毒技术规范》中,针对不同的情况,推荐的含氯消毒剂有效氯浓度有

400～700 mg/L、1 000 mg/L、2 000～5 000 mg/L、10 000 mg/L等。而在临床工作中,为方便配制和记忆,使用500 mg/L和2 000 mg/L两种浓度已经基本能够满足环境物表消毒的需求。含有效氯500 mg/L消毒液适用于日常环境表面、中低危险性物品及被少量血液污染表面的消毒。含有效氯2 000 mg/L消毒液可达到高水平消毒,适用于被芽孢及特殊病原体污染的消毒,如气体坏疽病原体污染的诊疗器械,被患者大量血液、体液、排泄物、分泌物(＞10 ml)污染的环境表面覆盖消毒。

配制方法以原液浓度为5%的含氯消毒液为例,配制成1 000 ml的含氯消毒溶液(表4-6)。

表4-6 不同浓度含氯消毒液配制比例

配制浓度(mg/L)	取原液(ml)	加水量(ml)	含氯消毒液:水
250	5	995	1:200
500	10	990	1:100
1 000	20	980	1:50
2 000	40	960	1:25

将高浓度的消毒液配成低浓度的消毒液,配制公式为:

$$\frac{欲配制消毒液浓度 \times 欲配制消毒液数量}{原消毒液浓度} = 所需原液数量 \qquad (公式4-1)$$

例如:欲配制含有效氯500 mg/L(0.05%)消毒液1 000 ml,需要5%含氯消毒液多少ml？$\frac{0.05\% \times 1\ 000\ ml}{5\%}$=10 ml,10 ml原液加990 ml水即可配制所需溶液。

泡腾消毒片的配制方法:每片含有效氯500 mg,配制500 mg/L,需要配制几升水,就加几片消毒片。如取1片放入装有1 L水的容器内,即成有效氯500 mg/L的消毒液。

(王玉兰 卢 珊)

----

155. 配制含氯消毒剂时可以用自来水稀释吗?

《医疗机构消毒技术规范》要求配置消毒液时使用蒸馏水稀释,该标准涵盖了环境、设备等物体表面和诊疗器械、器具的消毒;《普通物体表面消毒剂的卫生要求》稀释液是自来水,该标准适用于普通物体表面的消毒。由此可见,用于环境物表和不接触患者的用具消毒时,用自来水稀释是没有问题的。

但是用于呼吸机和麻醉机螺纹管及配件消毒、麻醉面罩、氧气湿化瓶等中度危险性物品浸泡消毒,宜选择蒸馏水稀释。主要是出于两方面的考虑:一是自来水中含有高浓度无机杂质,包括钙镁离子、硫酸根离子、硅酸盐离子等对消毒效果的影响;二是自来水的微生物污染状况未知,不管是管道直供还是经水箱储存后二次供水,均有可能在管路系统或储水箱内形成生物膜导致水质变差。因此,基层医院由于条件限制,用自来水配制时,需要充分考虑使用风险。

(王玉兰　卢　珊)

156. 含氯消毒剂的使用方法有哪些?

含氯消毒剂常用的方法有:浸泡法、擦拭法、喷洒法、干粉消毒法。

(1)浸泡法:将待消毒物品浸没于装有含氯消毒剂的容器中,加盖,浸泡时间根据不同的情况通常为10～30分钟。浸泡消毒物品达到消毒时间后取出,将消毒液残留冲洗干净。

(2)擦拭法:适用于大件物品或其他不能浸泡消毒的物品,如环境表面(患者床单位、病床、床头柜、桌椅、马桶、扶手、门把手、水龙头、呼叫按铃、电源开关等)的擦拭消毒,时间同浸泡法。达到作用时间后,用清水抹巾再次擦拭。

(3)喷洒法:将消毒剂用水稀释为使用浓度,使用常规喷雾器或超低容量喷雾器进行喷洒。作用时间根据不同的情况通常为10～60分钟。因喷洒后有强烈的刺激性气味,人员应离开现场。

(4)干粉消毒法:用于分泌物、排泄物消毒,加入含氯消毒剂干粉,使有效氯含量达到10 000 mg/L,搅拌后作用2小时;对医院污水的消毒,用干粉按有效氯50 mg/L用量加入污水中,并搅拌均匀,作用2小时后排放。

(王玉兰　卢　珊)

157. 含氯消毒剂每天配制使用,有必要进行浓度监测吗?

含氯消毒剂在临床使用中常见的问题有:① 储存过程中不能保证原液浓度在产品标示范围内,如放置在光照强烈的窗台上,光照作用易导致含氯消毒剂分解。② 打开后不经常使用,致开启很长时间仍未用完。③ 配制时不能按照要求配制,如配制人员不用计量容器,而是随意取用。④ 使用过程中不能保证在要求的浓度范围内,如待消毒物品清洗后仍有较多水分时放入消毒液中,导致消毒液浓度稀释。⑤ 或未做到24小时更换。

含氯消毒剂水溶液不稳定,挥发性强,易分解,遇热、光照、有机物存在等因素时分解加速,其浓度随时间递减,因此要求现配现用。一般来说,如果通过管理手段能保证含氯消毒剂使用前、中、后的浓度,用于低度危险性物品消毒时可不必常规进行浓度监测;用于医疗器械消毒时,建议进行浓度监测。

(王玉兰　卢　珊)

158. 戊二醛消毒剂的技术要求是什么？适用范围有哪些？

戊二醛消毒剂为无色的透明液体、无沉淀物,有刺激性气味;含量范围为2.0%～2.5%;加pH调节剂前,戊二醛消毒剂的pH为3.5～4.5;加pH调节剂后,戊二醛消毒剂的pH为7.5～8.0。

在室温、避光、密封保存条件下,有效期不低于2年,在标识有效期内戊二醛有效成分含量应≥2.0%;室温条件下,加入防锈剂和pH调节剂后,用于医疗器械浸泡消毒或灭菌,可连续使用14天,使用期间戊二醛含量应≥1.8%。

戊二醛适用于不耐热诊疗器械、器具与物品的浸泡消毒与灭菌。不应采用戊二醛熏蒸方法消毒、灭菌管腔类医疗器材;不能用于注射针头、手术缝合线及棉线类物品的消毒或灭菌;不能用于室内物体表面的擦拭或喷雾消毒、室内空气消毒、手、皮肤黏膜消毒。

(孙　武　韩玲样)

159. 用戊二醛消毒剂进行消毒或灭菌的使用方法是什么？

浸泡消毒/灭菌时,应将清洗、干燥的诊疗器械、器具或物品放入2.0%的碱性戊二醛溶液中完全淹没,并应除去器械表面的气泡和管腔内气体,容器加盖,温度20～25℃,达到消毒/灭菌作用时间后(达到消毒效果时,作用时间为60分钟或产品使用说明书规定的时间,达到灭菌水平时,作用时间为10小时),无菌方式取出器械或物品,并用无菌水反复冲洗干净,再用无菌纱布擦干后备用。

需要说明的是,在消毒/灭菌前,器械需要干燥。如果器械没有彻底干燥,那么水被器械携带进入消毒液中,尤其是使用内镜清洗消毒机时,这样会稀释其消毒剂的有效浓度。因此,为了节约戊二醛的使用量和确保消毒/灭菌效果,消毒/灭菌前器械的干燥是必要的。

(孙　武　韩玲样)

160. 戊二醛消毒剂存储及使用中需要注意哪些问题？

戊二醛消毒剂应密封,避光,置于阴凉、干燥、通风处保存。不得露天存放,不得与其他有毒物品混贮。

　　戊二醛对皮肤和黏膜有刺激性,对人有毒性,戊二醛使用液对眼睛有严重的伤害。因此,应在通风良好处配制、使用,必要时使用场所可配备排风设备。配制与使用时应注意个人防护,戴防护口罩、防护手套(建议使用腈或丁基橡胶手套,但不能用天然乳胶手套)和防护眼镜。如不慎接触,应立即用清水连续冲洗,如伤及眼睛应及早就医。为了确保消毒/灭菌效果,用于浸泡器械的容器必须洁净、加盖,使用前需先经消毒处理。

　　戊二醛的水溶液是酸性的,通常在酸性状态下是不能杀灭细菌芽孢的。只有当溶液通过碱性"活化",使其pH为7.5～8.5时,这时的溶液才可以杀灭细菌芽孢。在碱性pH水平下,戊二醛分子容易聚合。戊二醛的聚合,使得其负责杀灭细菌芽孢的戊二醛分子活性位点醛基得到闭合,从而杀菌效果会降低。因此,在连续使用过程中,应加强浓度监测,浓度低于1.8%应立即停止使用,连续使用应≤14天。

　　美国有报道称,来自内镜管腔中残留的戊二醛消毒液会引起结肠炎,同时,报道也证实了可以通过规范的内镜清洗流程来防止结肠炎的发生。戊二醛消毒液浸泡后的眼科器械,如果没有得到充分的漂洗,会引起眼科疾病。因此,使用戊二醛消毒/灭菌后,对器械的彻底冲洗是非常必要的。

（孙　武　韩玲样）

161. 使用中的戊二醛必须14天进行更换吗？

　　通常来说,室温条件下,加入防锈剂和pH调节剂后,用于医疗器械浸泡消毒或灭菌的戊二醛最多可连续使用14天。但是仍然需要参照产品说明书和使用中的浓度监测结果来决定更换时间。

　　因为有些消毒液(未特指戊二醛)产品说明书中不仅规定了使用天数,还同时规定了使用次数(即可消毒内镜的条数)。举例来说,某产品说明书规定消毒剂配置好以后可以连续使用14天,并且同时规定最多消毒不超过25条,这就是说消毒剂连续使用14天即使没有消毒25条内镜也要丢弃,或者已经消毒25条内镜但使用时间没有达到14天同样要丢弃。

（王玉兰　卢　珊）

162. 使用中的戊二醛多长时间监测一次浓度？

　　使用中的戊二醛浓度监测频次需要参照产品说明书并根据实际使用情况而定。

　　一般情况下,每天都会新放入使用后的医疗器械时,则每天放入器械前监测,掌握其浓度变化,低于要求浓度时停止使用;不是每天均有器械新放入时,只需在放入器械前进行监测。

关于使用中消毒剂监测频率的问题,有一些特殊情况需要区别对待。我国《软式内镜清洗消毒技术规范》中要求:"重复使用的消毒剂或灭菌剂配制后应测定一次浓度,每次使用前进行监测;消毒内镜数量达到规定数量的一半后,应在每条内镜消毒前进行测定。"因为有些消毒剂(未特指戊二醛)产品说明书中不仅规定了使用天数,还同时规定了使用次数(即可消毒内镜的条数)。举例来说,某产品说明书规定消毒剂配置好以后可以连续使用14天,并且同时规定最多消毒不超过25条内镜。由于消毒前的干燥处理不可能达到完全去除残留水分,每条内镜残存的水分会不断稀释消毒剂,消毒到规定的25条内镜数量的一半时,消毒剂出现浓度不合格的概率大大增加,因此要求"消毒内镜数量达到说明书规定数量的一半后,应在每条内镜消毒前进行浓度测定"。

美国疾病预防与控制中心(CDC)《医疗机构消毒灭菌指南》中则要求,监测的频次取决于使用的频繁程度。每天使用的,每天使用前监测;不是每天使用的,在使用前监测。每天使用30次时,每使用10次监测一次。

另外需要注意的是,戊二醛浓度监测指示卡必须要在有效期内使用。指示卡上的化学药物随着时间的推移会变质。指示卡启用时需要注明开启时间和打开后的有效使用时间(如120天)。

(王玉兰 卢 珊)

---

163. 使用戊二醛浓度测试条的注意事项有哪些?

戊二醛浓度测试条仅仅用来测试戊二醛是否满足最低有效浓度,而它并不测试戊二醛是否经过了活化。

使用测试条时需要注意:① 将测试条的端部浸入活化后的戊二醛溶液中,并立即取出。不要将测试条长时间放在溶液中或用其在溶液中搅拌。② 将测试条轻轻滑过纸巾,除去多余的溶液,不要用纸巾吸干或甩动测试条。③ 将测试条平放,等待5分钟以进行显色。等待少于5分钟可能会导致颜色变化不完整,并且解释不正确,超过8分钟不要解读,因为颜色会逐渐褪掉,影响结果判断。

(孙 武 韩玲样)

---

164. 邻苯二甲醛开启后的有效期是多久?

邻苯二甲醛(OPA)是一种新型高水平消毒剂,与戊二醛相比具有杀菌效力广谱高效,使用时不需活化,配制简单,无吸入毒性和黏膜毒性,连续使用稳定性好的优点。可连续使用14天,原液有效期可达2年。目前多用于内镜消毒。

《医疗机构消毒技术规范》中要求邻苯二甲醛应密封、避光,置于阴凉、干燥、通风的环境中保存。开启后有效期究竟多长?目前没有相关规定,鉴于OPA在较宽的pH范围内(pH 3~9)具有极好的稳定性。因此开启后在产品标注的有效期内使用即可。也可以对OPA开启后有效期开展研究,探索出更为科学可信的结果。从管理角度来说,重视开启后的规范存放与使用对于保障消毒效果更为重要。

(王玉兰 卢 珊)

---

165. 如何解决邻苯二甲醛"灰染"的问题?

使用邻苯二甲醛(OPA)进行内镜消毒时,在水槽、操作台面、操作人员的皮肤和工作服等部位常常会出现深浅不一的淡灰色的斑点,这是邻苯二甲醛特有的"灰染"现象。由于OPA能使蛋白质染色成灰色,这种现象提示了内镜清洗不彻底,进行消毒时有机物随着OPA的注入发生了反应。

一项研究建议,冲洗用OPA消毒的器械时,每个管路至少需要250 ml水才能减少化学物质残留达到不危害患者或工作人员安全的水平,因此应彻底冲洗以防止造成患者的皮肤黏膜变色。

当皮肤和工作服出现灰染时,可用肥皂和清水彻底清洁。水槽、操作台面灰染时,可使用去污粉、复合双链季铵盐消毒液擦拭。对于陈旧性灰染,将复合双链季铵消毒液喷洒在灰染处,作用一段时间后再擦拭;也可以使用消毒湿巾、含氯消毒剂或去污粉浸泡后擦拭,根据染色情况可立即或1~2天后慢慢消失。

出现灰染时,需要关注器械清洗过程的每个环节操作是否规范,发现问题要及时调整清洗方案,以保证清洗质量。

(卢 珊)

---

166. 皮肤消毒剂涂在皮肤上就能消毒吗?

当然不是!皮肤消毒必须遵循规范流程,使用合适的消毒剂才能真正达到消毒作用。

无论是进行输液、外科手术还是其他有创操作,进行皮肤消毒是必需的程序,也是降低手术和有创操作相关感染风险的关键步骤。为了保证皮肤消毒效果,应该注意以下几点:

(1)彻底的清洁是保证消毒效果的前提:皮肤消毒前要视皮肤的污染情况对皮肤进

行不同的清洁。对于卫生情况较好,无明显肉眼可见污物的,直接消毒即可;对于卫生条件较差,有肉眼可见的污物时,应先对待消毒区域的皮肤进行彻底的清洁和去污,再进行皮肤消毒。否则会影响消毒效果。

（2）正确的消毒剂浓度:消毒剂的使用浓度是指消毒剂中主要有效成分的含量。切勿将消毒剂原液错误地当作100%的浓度进行稀释使用。每种消毒剂都有其效果最优、副作用最低的消毒浓度。比如乙醇在70%～75%的浓度时消毒效果最佳,过高浓度的乙醇会在细菌表面形成一层保护膜,阻止其进入细菌体内,难以将细菌彻底杀死。若乙醇浓度过低,则虽可进入细菌,但不能将其体内的蛋白质凝固,同样也不能将细菌彻底杀死。

（3）正确的消毒涂擦方式:肌内、皮下、静脉注射及针灸部位和各种诊疗性穿刺应以注射和穿刺部位为中心,由内向外缓慢旋转涂擦,涂擦范围直径≥5 cm。涂擦2～3遍,或遵循所用消毒剂的使用说明书。中央静脉导管穿刺部位涂擦范围应≥15 cm或者至少大于敷料面积,涂擦2～3遍,或遵循所用消毒剂的使用说明书。手术切口部位的皮肤消毒应在规范的手术前皮肤准备的基础上,用浸有相应消毒剂的无菌棉球、纱布或其他代替物,以手术野为中心,由内向外(污染手术如脓肿等由外向内涂擦消毒)涂擦2～3遍,涂擦范围应在手术野并向外扩展≥15 cm。

（4）消毒剂足够的作用时间:暴露时间是指消毒或灭菌物品接触消毒或灭菌因子的作用时间,即消毒剂对微生物的杀灭时间。不同消毒剂的暴露时间不同。皮肤消毒剂的暴露时间通常1～5分钟,或者以所用消毒剂彻底自然干燥为准。如果达不到暴露时间,皮肤微生物未被彻底杀灭就进行侵袭性操作,极有可能随操作器械一起进入人体无菌组织或腔隙,甚至造成医院感染。不应该用无菌棉签或纱布来擦拭尚未干燥的消毒剂。

（5）消毒剂应在有效期内使用:消毒剂的有效期应参照使用说明书。消毒剂一经打开,应注明开瓶日期,开瓶后的有效期应遵循厂家的使用说明,无明确规定使用期限的应根据使用方法及频次、环境温湿度等因素确定使用期限,确保微生物污染指标低于100CFU/ml。连续使用最长不应超过7天。

（张立国　史庆丰　王广芬）

167. 医院场所消毒剂的气味会对医务人员的健康带来危害吗?

化学消毒剂因本身具有一定的化学毒性,会给医务人员、患者和环境造成一定的安全隐患。医院常用的高效消毒剂,如含氯消毒剂、环氧乙烷、戊二醛、过氧乙酸、甲醛以及过氧化氢等,极易挥发且多数可用于空气的消毒。短时间接触这类高浓度消毒剂对医务人员的眼睛、皮肤和呼吸道黏膜具有强烈的刺激,并引起头昏、头疼、恶心、呕吐、虚弱、胸痛等临床表现；低浓度长期接触也会对医务人员的眼睛、皮肤和呼吸道造成一定损伤，同时对神经系统造成抑制。而敏感的人群暴露于挥发在空气中的任何化学消毒剂后均可能引发哮喘或反应性气道疾病。部分消毒剂还具有致畸、致癌、致细胞突变作用。因此医院场所应加强室内空气流通，定期开窗换气；病区环境表面消毒时不使用高水平消毒剂或灭菌剂；病区和诊疗区域不推荐喷洒消毒剂或常规喷雾消毒。

　　乙醇作为中效消毒剂，具有一定刺激性且极易挥发，对医务人员具有潜在的健康威胁；而其他中低效消毒剂，如碘伏、氯己定、苯扎溴铵酊、苯扎溴铵/溴化苄烷铵等，本身不易挥发且对人体黏膜刺激较小，未见对医务人员健康有损害的报道。

　　除医务人员外，使用消毒剂较多的保洁人员也应受到关注。有研究表明，保洁人员的职业病与多种消毒剂（如甲醛、戊二醛、含氯制剂等）的使用相关。因此，在配制和使用消毒剂过程中，应当采取防护措施（如手套、适当的通风设备），尽量减少暴露。

（史庆丰　卢　珊）

◇参◇考◇文◇献◇

［1］中华人民共和国卫生部.WS/T 367-2012医疗机构消毒技术规范［S］//国家卫生和计划生育委员会医院管理研究所医院感染质量管理与控制中心.医院感染管理文件汇编（1986—2015）.北京：人民卫生出版社，2015：262-293.
［2］中华人民共和国卫生部，中国国家标准化管理委员会.GB 27952-2011普通物体表面消毒剂的卫生要求［EB/OL］.（2012-05-01）［2017-04-05］http：//www.nhfpc.gov.cn/zwgkzt/s9488/201207/55362/files/fe2ca62630534c8a957a4cc500af6db8.pdf.
［3］中华人民共和国卫生部.中国国家标准化管理委员会.GB 26372-2010戊二醛消毒剂卫生标准［EB/OL］.（2011-07-21）［2017-04-10］http：//www.nhfpc.gov.cn/zwgkzt/s9488/201107/52441.shtml.
［4］William A. Rutala, David J. Weber, the Healthcare Infection Control Practices Advisory Committee（HICPAC）. Guideline for disinfection and sterilization in healthcare facilities［EB/OL］.（2008）［2017-04-10］https：//www.cdc.gov/hicpac/pdf/guidelines/Disinfection_Nov_2008.pdf.
［5］中华人民共和国卫生行业标准.WS 507-2016软式内镜清洗消毒技术规范［EB/OL］.（2016-12-27）［2017-04-07］.http：//www.nhfpc.gov.cn/ewebeditor/uploadfile/2017/01/20170105090816920.pdf.
［6］周晓亮，李雯.苯二甲醛与戊二醛消毒消化内镜的比较研究［J］.中国微生态学杂志，2013，25（4）：454-456.
［7］胡必杰，倪晓平，覃金爱.医院环境物体表面清洁与消毒最佳实践［M］.上海：上海科学技术出版社，2012.
［8］贾维斯.Bennett & Brachman医院感染［M］.6版.胡必杰，陈文森，高晓东，等译.上海：上海科学技术出版社，2016.

第6节　隔离技术与职业防护安全

168. 个人防护用品包括哪些？

　　个人防护用品（personal protective equipment, PPE）是指能单独使用或联合使用，用于保护个人黏膜、气道、皮肤以及衣物免受感染性病原接触的多种屏障用品，主要包括手套、面部防护设备、防水围裙、隔离衣、防护服等。

（1）手套：手套能明显降低病原体双向传播的风险，既能保护患者又能保护医务人员。

（2）面部防护设备：包括口罩、护目镜与面罩。口罩可用于保护医务人员面部（特别是口、鼻）避免接触到感染性的血液或体液；护目镜是一种用于封闭或保护眼睛周围的护眼装置，主要用于防止微粒、水、化学物质以及防止血液、体液等侵袭眼睛。与护目镜不同，面罩可以保护除了眼睛以外的面部其他部位，并更好地保护面部和眼睛免受血液、体液飞溅污染。

（3）隔离衣和防护服：隔离衣和防护服主要用于保护医务人员手臂、外露的身体以及衣物，避免血液、体液以及其他传染性未知物品的污染。在可能接触大面积血液、体液，或自身衣物可能被污染时，应穿戴防水的隔离衣。

（4）防护鞋：防护鞋主要用于保护个人足部免受血液飞溅的污染以及锐器掉落而引起的伤害。

（5）围裙：橡胶或塑料围裙可提供保护性防水屏障。美国疾病预防与控制中心（CDC）推荐，医务人员在助娩或清洗医疗器械可能发生血液、体液喷溅时，或者收集医疗废物时，应穿戴防渗漏的围裙。

（王世浩　史庆丰　韩玲样）

---

169. 个人防护用品的穿戴顺序，到底怎样才是正确的？

关于个人防护用品的穿戴顺序，一直存在较多争议，诸如是先戴帽子还是先戴口罩、先脱污染严重的还是先脱清洁的个人防护用品（PPE）等。到底哪种顺序是正确的呢？

在《甲型H1N1流感医院感染控制技术指南（2009年修订版）》中，关于PPE的穿脱顺序要求如下。

（1）穿戴防护用品应遵循的程序：① 清洁区进入潜在污染区：洗手→戴帽子→戴医用防护口罩→穿工作服→换工作鞋后→进入潜在污染区。手部皮肤破损的戴乳胶手套。② 潜在污染区进入污染区：穿隔离衣→戴护目镜/防护面罩→戴手套→穿鞋套→进入污染区。

（2）脱摘防护用品应遵循的程序：① 医务人员离开污染区进入潜在污染区前：摘手套、消毒双手→脱隔离衣→脱鞋套→摘护目镜/防护面罩→洗手和（或）手消毒→进入潜在污染区，洗手或手消毒。用后物品分别放置于专用污物容器内。② 从潜在污染区进入清洁区前：洗手和（或）手消毒→脱工作服→摘医用防护口罩→摘帽子→洗手和（或）手消毒后，进入清洁区。③ 沐浴、更衣→离开清洁区。

在WS/T 311–2009《医院隔离技术规范》中，穿戴防护用品的程序与上述原则基本相同，但脱摘防护用品的顺序则有差异，要求是在摘下护目镜/防护面罩后再脱隔离衣。

在《埃博拉出血热医院感染预防与控制技术指南（第一版）》中则提出，穿脱个人防护用品时，为减少和避免脱卸过程可能的污染，建议先戴口罩再戴帽子，确保在脱卸时能最后摘除口罩；护目镜和防护面罩应在穿防护服前完成，脱卸时要先脱防护服再脱卸脸面部防护用品。

综上所述，个人防护用品的穿戴顺序应视所采取的隔离措施以及PPE的功能而定，如果是空气隔离或者飞沫隔离，建议先戴口罩再戴帽子，确保在脱卸时能最后摘除口罩；如果是接触隔离，那手套应是最后佩戴、最早摘下的。

（王世浩　韩玲样）

170. 一次性医用口罩、医用外科口罩、医用防护口罩有什么区别？

一次性医用口罩、医用外科口罩及医用防护口罩的区别主要有以下几点：

（1）执行标准不同：目前这三类口罩的技术标准为《一次性使用医用口罩》（YY/T 0969–2013）、《医用外科口罩》（YY 0469–2011）和《医用防护口罩技术要求》（GB 19083–2010），可以通过查看产品外包装上标注的执行标准来判断产品属于哪类口罩。需要说明的是，许多产品外包装上标识的执行标准为YZB标准，YZB是指医疗器械企业注册标准，即企业自行制定的产品标准。遇到这种情况时，医疗机构应当向生产企业索取该产品标准，并与相应的国家标准或行业标准进行对照，以判断该产品是否符合有关标准。

（2）形状不同：一次性医用口罩和医用外科口罩的形状都是长方形的，而绝大多数的医用防护口罩都是鸭嘴形的，之所以要设计为鸭嘴形状，是因为医用防护口罩密合性要求更高，鸭嘴形能够更好地与面部贴合。

（3）性能不同：这三类口罩对于细菌过滤效率的要求是相同的，主要区别在于防水性和颗粒过滤效率两个方面。防水性能测量的是口罩在遇到血液、体液飞溅时的抗穿透能力。从下表可以看出，医用外科口罩与医用防护口罩均有防水性与颗粒过滤效率两方面性能的要求，而一次性医用口罩则没有要求；其次，医用外科口罩的防水性能要高于医用防护口罩；第三，医用防护口罩的颗粒过滤效率性能要高于医用外科口罩（表4–7）。

表4–7　不同类型口罩之间的区别

口罩类型	合成血液穿透	细菌过滤效率	颗粒过滤效率
一次性医用口罩	无要求	不小于95%	无要求
医用外科口罩	将2 ml合成血液以16 kPa（160 mmHg）压力喷向口罩，口罩内侧不应出现渗透	不小于95%	对非油性颗粒的过滤效率不小于30%
医用防护口罩	将2 ml合成血液以10.7 kPa（80 mmHg）压力喷向口罩，口罩内侧不应出现渗透	不小于95%	1、2、3级口罩对非油性颗粒的过滤效率分别不低于95%、99%、99.97%

（4）适用场合不同：医用防护口罩具有良好的颗粒过滤效率，适用于医务人员接触空气传播和飞沫传播疾病患者时的职业防护；医用外科口罩具有较好的防水性能以及颗粒过滤效率，适用于手术、激光治疗、隔离及牙科或其他医疗操作时的佩戴，以及空气或飞沫传播疾病患者佩戴；而一次性医用口罩由于没有防水性能和颗粒滤过效率的要求，仅适用于一般诊疗操作时阻隔操作者口腔和鼻腔呼出的污染物。

（王世浩　卢　珊　刘　滨）

171. N95口罩和医用防护口罩有区别吗？

通常所说的N95口罩并不等同于医用防护口罩。

N95口罩只说明使用了N95滤材，口罩对非油性粉尘颗粒的过滤效率达到N95要求，并不一定是医用防护口罩。美国国家职业安全卫生研究所（NIOSH）根据滤料将呼吸防护器分类为N、P、R型口罩3个系列，每一系列口罩根据过滤效率又划分出3个水平：95.0%、99.0%、99.97%（简称95、99、100），共9个小类滤料。N代表其材质仅适用于过滤非油性粉尘；95代表其过滤效能至少达到95.0%。

从美国疾病预防与控制中心（CDC）网站上我们可以看到，3M公司生产的符合N95标准的口罩有十余种，但其中只有1860和9132两种型号是医用防护口罩。SARS期间国内很多医疗卫生机构储备、使用的N95口罩其实都是白色的8210型号，这是用于职业粉尘防护的口罩，并非医用防护口罩。

医用防护口罩是指口罩的过滤效果要达到N95要求（对非油性0.3 μm颗粒的过滤效率不低于95%），同时还要具备表面抗湿性、合成血阻断性能等医用防护要求。目前我国医用防护口罩执行的标准是GB 19083–2010。标准对医用防护口罩的外观、尺寸、鼻夹、过滤效率、气流阻力、合成血液穿透阻隔性能、表面抗湿性、阻燃性能、皮肤刺激性、标识等性能做出明确规定，并根据非油性颗粒过滤效率将医用防护口罩分为3个等级。各等级对应分别为：1级：过滤效率≥95%，2级：过滤效率≥99%，3级：过滤效率≥99.97%。

综上所述，N95口罩只是指对非油性颗粒过滤效率≥95%的口罩，有不同的类型分别适用于粉尘防护和医用防护。而医用防护口罩除了达到对非油性颗粒过滤效率≥95%的要求，还要同时具有合成血液阻隔性能、表面抗湿性等要求，即能够预防血液、体液喷溅的功能，适用于医疗环境中医务人员的职业防护。

（王世浩　刘　滨　卢　珊）

172. 你会区分医用外科口罩的内、外面吗？

医用外科口罩由三层组成，外层阻隔体液、中间层吸附微粒、内层吸潮。可以综合以下几个方面来区分医用外科口罩的内、外面。

（1）根据颜色判断。不少医用外科口罩会使用颜色来标识口罩的内、外面，一般来说，深颜色的一面的为外面，而浅色一面的为内面。但这种方法不适用于口罩内外面颜色一样时。

（2）金属条（鼻夹）在上，褶皱向下的一面为外面。佩戴后按压鼻夹，使口罩能与鼻、面部紧密贴合。当口罩受到血液、体液喷溅时，喷溅物不会积存于口罩的褶皱内。

（3）还可以采用测试防水性来分辨。如果向口罩表面滴水的话，不吸水的那一面为外面，吸水的一面为内面。

（4）查阅使用说明书，或咨询生产厂商。

在未能明确区分口罩内、外面之前，不建议使用该种医用外科口罩，以免增加医务人员感染的风险。

（王世浩　卢　珊　刘　滨）

173. 医用防护口罩佩戴多长时间更换？

医用防护口罩的防护效率与佩戴时间一直是使用者所关注的问题，然而对于医用防护口罩的佩戴时间一直存在较多争议，有专家认为医用防护口罩只能一次性使用，也有作者认为医用防护口罩可以重复使用，有的文献则建议使用2天。

目前国外包括世界卫生组织（WHO）对医用防护口罩的最佳佩戴时间也没有明确结论，美国国家职业安全卫生研究所（NIOSH）要求在以下情形下更换医用防护口罩：① 受到患者血液、体液以及其他感染性因子污染时。② 口罩被损坏时。③ 明显的呼吸阻力增加时。④ 污染较重的工作环境会导致比较高的过滤负荷，所以N-系列口罩的使用时限仅可延长到8小时，包括持续或间断使用。

而国内现行的GB 19083–2010《医用防护口罩技术要求》中并未对医用防护口罩是否可以重复使用以及佩戴时间做出要求，WS/T 311–2009《医院隔离技术规范》提出"医用防护口罩的效能持续应用6～8小时，遇污染或潮湿，应及时更换"。

北京市结核病胸部肿瘤研究所中心杜建等进行的研究显示，医用防护口罩的过滤效率随使用时间延长而逐渐减低，在第3天时其平均过滤效率为94.7%；佩戴5个工作日后，过滤效率降至92.0%；14个工作日后过滤效率仍在80.0%以上（80.6%），因此指出医用防护口罩在佩戴3天时仍可以达到设计要求，而基于成本—效益考虑，该研究提出每周5个工作日使用2只医用防护口罩的更换频率。

基于以上文献及有关研究，笔者认为，在确定医用防护口罩未破损、未被污染以及呼吸阻力未增加的情况下，是可以重复使用的，佩戴时间可参考每周使用2只的更换频率，但需要注意的是这种确认通常是较难实现的；当使用环境污染较重时，医用防护口罩佩戴最长应不超过8小时更换。

（王世浩 刘 滨 卢 珊）

---

174. 佩戴双层口罩可以达到更好的防护效果吗?

国内有调查显示,在戴口罩的护士中有48.9%认为一层口罩效果不佳,需要佩戴双层口罩,这些护士主要集中在急诊室和儿科门诊。他们认为此类区域的患者多、密度大、疾病复杂、空气污染严重,是医院感染特别是呼吸道传染病发生的重点场所,而且部分患者虽无感染症状但可能处于潜伏期而具有传染性,因此出现防护过度。

对于纱布口罩,国内一项研究显示,24层纱布口罩的过滤效率为43.9%,略高12层纱布口罩(32.3%),但呼吸阻力却增加了几乎一倍。

佩戴双层一次性医用口罩或医用外科口罩会导致口罩与面部密合性上下错位,很难做到根据鼻梁形状塑造鼻夹;两层口罩易松动造成工作中不自觉用手频繁触摸面部;还会增加不舒适感,间接影响依从性和佩戴效果。因此,佩戴双层口罩并不能增加防护效果,还可因密闭性的破坏增加其自身感染的危险性。

口罩的过滤效果并非靠层数来决定,而是靠其佩戴时的密封性、过滤性和舒适性等多方面的因素决定。无论是佩戴双层纱布口罩还是医用口罩,均无助于防护性能的提高。根据防护需求选择使用相应的口罩类型才是发挥口罩防护作用的关键。

（王世浩 刘 滨 卢 珊）

---

175. 结构为两层的一次性医用口罩算是合格的口罩吗?

一次性医用口罩是指用于覆盖操作者口、鼻及下颌,用于普通医疗环境中佩戴以阻隔口腔和鼻腔呼出或喷出污染物。一次性医用口罩大多为三层结构,外层具有阻隔体液的功能,中间为过滤层,内层具有吸湿性能,细菌过滤效率不得低于95%,口罩两侧进行气体交换的通气阻力不应大于49 Pa/cm²。有研究证明,随着过滤材料厚度、面密度的增大,过滤效率随之增大。因此,三层结构的一次性医用口罩要比两层结构的过滤效率高,也更安全。

判断一次性医用口罩是否合格应根据其性能是否能达到YY/T 0969–2013的标准。由于目前一次性医用口罩产品多为YZB标准,提醒大家在购买时,应向生产者索取所执行标准的全文以及检测报告,以判断是否合格。

（王世浩 史庆丰）

176. 外科手术时可以佩戴耳挂式口罩吗?

口罩有耳挂式,也有系带式,外包装均注明了"符合 YY 0469–2004《医用外科口罩技术要求》标准",但它们是否都可以作为医用外科口罩使用呢?

目前还没有相关规定明确指出耳挂式口罩不能作为外科手术选择使用的产品,但从手术室基本技术或者从循证感染控制的专业立场来讲,系带式医用外科口罩比耳挂式医用外科口罩更符合外科手术要求。为什么这样说呢?

(1)中华人民共和国卫生行业标准 WS/T 311–2009《医院隔离技术规范》附录 A"外科口罩的佩戴方法"和"摘口罩方法"中多次提到:"系"和"系带",还有"上下系带",据此我们可以理解为医用外科口罩必须是系带的,否则,就不能规范佩戴。

(2)从美国手术室护士学会(AORN)2014 年 11 月 6 日更新的围手术期外科着装指南和 AORN 网站上我们搜寻到这样的答案:耳挂式口罩不能被设计和用于医用外科口罩使用,因为它不能提供一个安全的面部密合,以防止口罩两侧漏气。贴合手术者面部的口罩可以降低手术者向患者或无菌区域传播鼻咽部和呼吸道微生物的风险。医用外科口罩应覆盖口和鼻,并以防止口罩两侧漏气的方式进行安全保护。

(3)截至目前,美国、欧洲、中国香港和台湾地区均未允许耳挂式"医用外科口罩"在外科手术操作中使用。

(4)外科手术耗时较长,术中工作人员需要进行必要的言语交流,为减少手术部位感染,医用外科口罩必须选择系带式,并且不得在下颌部位打结(如果将结扣系在下颌,在穿手术衣过程中及术中容易污染领口部位),两根系带应分别交叉,在颈部和头后部打结,并且在口罩佩戴完毕以后,确保鼻夹塑形,口罩下部要紧密贴合下颌。

(5)在临床中我们还发现这样的问题:耳挂式口罩多为松紧带,只能保持一定时间的弹性,时间稍长就会出现松垮现象;耳挂式口罩会因医务人员脸形不同而出现连接并不紧密现象,手术时间过长、呼气、说话也会导致口罩下掉,密闭性能不如系带式;由于密闭性能较差,术中佩戴时间过长会导致耳朵难受;操作者谈话、咳嗽时引起的飞沫会沿着口罩边缘飘落而污染术野。

综上所述,外科手术时建议佩戴系带式医用外科口罩。

(王世浩 史庆丰)

177. 进行医疗护理操作时,可以佩戴纱布口罩吗?

纱布口罩为不少于 12 层的脱脂纱布缝制,与医用防护口罩及医用外科口罩相比,缺少可达一定颗粒过滤效率或细菌过滤效率的滤料过滤层结构,仅对较大的粉尘颗粒或气溶胶起到一定的机械阻挡作用,不能有效阻止细菌、病毒等病原微生物。因此仅适用于医院内一般清洁卫生工作中使用,并应每天更换、清洁与消毒,遇潮湿、污染时应及时更换。

国内一项研究显示,12层纱布口罩的过滤效率低于17%,完全不能阻挡人工血、微生物渗透。另一项研究指出,24层纱布口罩的过滤效率为43.9%,略高12层纱布口罩(32.3%),考虑到纱布口罩佩戴时与面部接触松散,密闭性差,因此实际过滤效率在理论值基础上会进一步降低。

医务人员使用口罩是基于标准预防的原则,防止病原微生物经呼吸道在医务人员与患者间的双向传播。因此,口罩应具有足够的过滤效率与血液体液阻隔性能,而纱布口罩这两方面的性能均不符合要求,因此不建议用于医疗护理操作时佩戴。

(王世浩 卢 珊 刘 滨)

----

178. 进行注射、换药操作时应选择何种口罩?

进行注射、换药操作时应视为了保护患者还是保护医务人员来选择是佩戴一次性医用口罩还是医用外科口罩。

依据YY/T 0969–2013《一次性使用医用口罩》与YY 0469–2011《医用外科口罩》标准,一次性医用口罩的适用范围为"适用于覆盖使用者的口、鼻及下颌,用于普通医疗环境中佩戴、阻隔口腔和鼻腔呼出或喷出污染物";而医用外科口罩则是"用于覆盖住使用者的口、鼻及下颌,为防止病原微生物、体液、颗粒物等直接透过所提供的物理屏障"。因此可以简单地理解为,一次性医用口罩是为了保护患者,而医用外科口罩则是为了保护医务人员。

所以,如果仅是一般的药物注射(皮下注射、肌内注射、静脉注射)或者不会产生血液、体液喷溅的伤口或手术部位换药操作时,佩戴一次性医用口罩即可;如果是烧伤创面更换敷料等容易发生血液、体液喷溅的操作时,则应佩戴医用外科口罩;若患者患有肺结核等空气传播疾病的话,则应佩戴医用防护口罩。

(王世浩 刘 滨 史庆丰)

----

179. 预检、分诊工作人员需要佩戴口罩吗? 如需佩戴,应选择哪种口罩?

医务人员在从事预检、分诊工作时,应佩戴医用外科口罩。

根据原卫生部2004年发布的《医疗机构传染病预检分诊管理办法》的要求:医疗机构在必要时设立独立的针对特定传染病的预检处,引导就诊病人首先到预检处检诊,经预检为传染病病人或者疑似传染病病人的,应当将病人分诊至感染性疾病科或者分诊点就诊。

　　预检、分诊点工作人员由于接触的患者患呼吸道传染病的风险高于普通患者,因此应佩戴具有微生物过滤与防湿性能的口罩,而一次性医用口罩仅适用于一般诊疗操作时阻隔操作者口腔和鼻腔呼出或喷出污染物,不具有颗粒过滤性能和防湿性能,所以不适用于预检、分诊点工作人员佩戴。而医用外科口罩具有细菌过滤以及防喷溅的功能,所以预检、分诊工作人员应佩戴医用外科口罩,以避免经空气传播、飞沫传播疾病。

　　这一点在国家卫生和计划生育委员会2016年颁布的WS/T 511-2016《经空气传播疾病医院感染预防与控制规范》中也已明确要求(表4-8)。

表4-8　医务人员的分级防护要求

防护级别	使用情况	防护用品									
		医用外科口罩	医用防护口罩	防护面屏或护目镜	手卫生	乳胶手套	工作服	隔离衣	防护服	工作帽	鞋套
一般防护	普通门(急)诊、普通病房医务人员	+	−	−	+	±	+	−	−	−	−
一级防护	发热门诊与感染疾病科医务人员	+	−	−	+	+	+	+	−	+	−
二级防护	进入疑似或确诊经空气传播疾病患者安置地或为患者提供一般诊疗操作	−	+	±	+	+	+	±★	±★	+	+
三级防护	为疑似或确诊患者进行产生气溶胶操作时	−	+	+	+	+	+	−	+	+	+

注:"+"应穿戴的防护用品;"−"不需穿戴的防护用品;"±"根据工作需要穿戴的防护用品;"±★"为二级防护级别中,根据医疗机构的实际条件,选择穿隔离衣或防护服。

（王世浩　刘　滨　史庆丰）

---

180. 是否进入新生儿室、治疗室、产房就必须佩戴一次性医用口罩?

　　在未罹患呼吸道感染性疾病的前提下,医务人员进入新生儿室、治疗室时,如果不进行无菌操作,或仅进行查体等一般诊疗操作时,不需要戴一次性医用口罩。

　　但依据《基层医疗机构医院感染管理基本要求》,医务人员进入产房(人流室)应佩戴一次性医用外科口罩。

　　医务人员应依据所实施诊疗操作的类型选择佩戴口罩:① 进行无菌操作时应根据操作类型选择佩戴一次性医用口罩或医用外科口罩。② 在进行手术、口腔治疗等可能发生体液或血液喷溅的操作时,应佩戴医用外科口罩。③ 接触患有呼吸道疾病的患者时,应佩戴医用外科口罩或医用防护口罩。④ 医务人员罹患呼吸道感染性疾病时应佩戴一次性医用口罩。

医务人员应合理使用口罩，在不需要佩戴口罩的环境时不必佩戴口罩。不规范佩戴口罩不仅会降低医务人员的依从性，而且还会增加污染的风险。有研究显示，佩戴细菌数超标的口罩进行无菌操作时，口罩上的细菌会随着操作者的呼吸和头部活动降落于无菌区域，同时口罩上的细菌也会随着呼吸运动进入操作者自身体内，影响其健康。

（王世浩　刘　滨　史庆丰）

181. 发热门诊医务人员如何做好个人防护？

根据原卫生部《医疗机构发热门（急）诊设置指导原则（试行）（卫发电［2003］62号）》要求，发热门诊设立的目的是为了应对经空气传播与经飞沫传播疾病在院内的传播。因此，发热门诊工作人员在对可能患有经空气传播、飞沫传播疾病的患者进行诊疗操作时，应采取相应的职业防护措施。

对于发热门诊医务人员的职业防护，近年来国家有关规范、指南的要求是比较一致的，如2009年原卫生部发布的《甲型H1N1流感医院感染控制技术指南（试行）》要求：发热门（急）诊工作人员执行一级防护，工作时应穿工作服、隔离衣、戴工作帽和医用外科口罩，必要时戴乳胶手套；WS/T 511-2016《经空气传播疾病医院感染预防与控制规范》要求：发热门诊工作人员应穿隔离衣，佩戴工作帽、乳胶手套及医用外科口罩。

综上所述，发热门诊工作人员在工作中应做好个人防护，穿隔离衣、佩戴工作帽和医用外科口罩，必要时佩戴乳胶手套。

（王世浩　史庆丰）

182. 发热门诊医护人员工作时必须要穿隔离衣吗？

关于发热门诊工作人员是否应该穿隔离衣的问题，一直以来存在争议，许多发热门诊工作人员认为没有必要穿隔离衣，但感染控制的规范与技术指南则一致要求发热门诊工作人员应穿隔离衣，如国家卫生和计划生育委员会在《甲型H1N1流感医院感染控制技术指南（试行）》中要求发热门（急）诊的医务人员"工作时应穿工作服、隔离衣、戴工作帽和外科口罩，必要时戴乳胶手套"。在WS/T 511-2016《经空气传播疾病医院感染预防与控制规范》中，也要求发热门诊与感染性疾病科工作人员应穿隔离衣。

隔离衣是为了保护医务人员手臂和外露的身体，避免衣物被血液、体液及其他感染性物质污染，在进行可能接触自身衣物的诊疗工作时，医务人员应穿隔离衣。

根据原卫生部《医疗机构发热门（急）诊设置指导原则（试行）》（卫发电［2003］62

号），发热门诊的设立目的是为了应对经飞沫传播疾病，因此发热门诊工作人员在对经飞沫传播疾病的患者及疑似患者进行诊疗操作时，应穿隔离衣以避免自身衣物以及身体的外露部分受到污染。

（王世浩　卢　珊　史庆丰）

---

183. 一次性手术衣可以替代隔离衣吗？

隔离衣是为了保护医务人员避免受到血液、体液和其他感染性物质的污染，或者是用于保护患者避免受到感染的防护用品。常用于有可能发生血液、体液喷溅的操作中；接触经接触传播的传染病患者、多重耐药菌患者时；以及对大面积烧伤、骨髓移植等患者实施保护性隔离时。

我国目前尚无隔离衣的技术标准，现临床使用的隔离衣多为布类材质，沿用历史悠久。由于布类隔离衣在使用过程中通常不能做到穿一次即丢弃，且在反复穿脱过程中需要严格按照规程，操作烦琐易污染，使用后需要清洗和消毒。而一次性手术衣易获得、穿脱方便，因此，有些医院使用一次性手术衣来替代隔离衣。

对于一次性手术衣的质量标准，美国职业安全及健康管理委员会（OSHA）要求手术衣需根据手术操作过程中所产生的血液、体液的体积或总量，以及手术持续时间制定不同的防护等级标准，主要包含以下3个方面：① 暴露于血液中的区域，包括面部、四肢等，以及暴露的方式，包括压力及流动液体、水滴等。② 血液及体液的暴露量。③ 手术操作的持续时间，从短时间的静脉注射至长时间的心胸外科手术。根据OSHA的防护规定要求，美国医疗器材促进协会（AAMI）将手术衣材料的防护性能由低到高分为4级。

目前我国尚未颁布一次性使用手术衣的国家或行业标准，可供参考的是国家食品药品监督管理局发布的《一次性使用手术衣产品注册技术审查指导原则》（食药监办械函〔2011〕187号）。依据该指导原则，一次性使用手术衣分为标准性能与高性能两种，高性能手术衣适用于患者血液中已知有传染性病毒或紧急抢救时未知血液中是否有传染性病毒的手术，而标准性能手术衣适用于已知患者血液中无传染性病毒的手术。

无纺布材质的一次性手术衣对液体具有良好的防渗透阻隔功能和阻菌性能，能够形成可靠的防护屏障。而棉质隔离衣虽然在干燥状态下能阻隔一定量的微生物，但在沾染了血液或潮湿的状态下，病原菌会通过液体渗透隔离衣，失去防护能力。从防护能力的对比来看，一次性手术衣优于隔离衣，因此可以替代隔离衣使用。

由于一次性手术衣存在成本高和作为医疗废物处理时产生的环保问题，因此，不推荐常规使用一次性手术衣替代隔离衣，可根据不同的操作选择性地替代使用。

（王世浩　卢　珊　史庆丰）

184. 隔离衣可以放置在更衣室内吗？

隔离衣不可以放置在更衣室。隔离衣具有双向防护的功能，既可以保护医务人员避免受到血液、体液和其他感染性物质污染，也可以用于保护患者避免感染。以下情况需要使用隔离衣：① 对于实施接触隔离的患者如多重耐药菌感染或定植患者，进入隔离病房时应穿隔离衣。② 可能受到患者的血液、体液、分泌物和排泄物污染时。③ 对实行保护性隔离的患者，如大面积烧伤、骨髓移植患者的诊疗护理时。④ 进入ICU、NICU、保护性病房等重点部门，应根据人员进入目的以及与患者接触状况决定是否需要穿戴隔离衣。

由此可见，隔离衣不能放置在更衣室的主要原因：一是仅用于需要进行隔离的环境，应放置在隔离病室的出、入口或病床旁，方便工作人员使用；二是隔离衣使用后可能被污染，而更衣室属于清洁区。

医务人员日常工作所穿工作服，即"白大褂"并不属于隔离衣，仅是普通的工作服，并不具备隔离血液、体液的功能，可用于非隔离患者的查体、注射等一般诊疗操作时的穿戴。因此，"白大褂"所致的感染风险较低，是可以放置在更衣室内的。

需要注意的是，由于在临床工作中"白大褂"的不恰当使用，如用于多重耐药菌患者的诊疗操作、气管切开操作等高风险诊疗操作，导致"白大褂"所致感染风险增高，这种"白大褂"放置在更衣室显然是不正确的。因此，在临床工作中应注意"白大褂"的使用限制，一旦"白大褂"受到血液、体液或其他感染性物质的污染，应立即清洗消毒。

（王世浩　卢　珊　刘　滨）

185. 标准预防中提到的体液，包含汗液吗？

标准预防中提到的体液，不包含汗液。标准预防是基于患者的血液、体液、分泌物、非完整皮肤和黏膜均可能含有感染性因子的原则，所采取的一整套预防控制血源性病原体［如乙型肝炎病毒（HBV）、丙型肝炎病毒（HCV）、艾滋病病毒（HIV）等］职业暴露的程序和措施。其中所指的体液包括精液、脑脊液、阴道分泌物、滑囊液、胎盘液、胸腔液、心包液、腹腔液、羊水、口腔科操作时的唾液、其他被污染的体液或不能与体液区分的液体等，但不包括汗液。

血源性病原体传播最强的是血液，其次是带血的体液。虽然精液、阴道分泌物在HBV、HCV和HIV的性传播中发挥作用，但却未发现其与职业暴露导致的从患者给医务人员的感染传播有关系。粪便、鼻腔分泌物、唾液、痰液、汗液、眼泪、尿液和呕吐物等不具备传染性，除非其中有肉眼可见的血液。

HBV在唾液、精液、阴道分泌物中的病毒滴度低于血清滴度$10^3 \sim 10^4$倍，除血性体液外,其他体液中的 HBV 水平较低。虽然已经证实尿液、粪便、胆汁、汗液、乳汁和鼻涕中有乙型肝炎表面抗原(HBsAg),并且这些液体中的浓度高于最低传染浓度的 $10^2 \sim 10^3$ 倍,但大多数体液不存在 HBV 有效的传播媒介。

丙型肝炎患者血液中有大量传染性颗粒,可达到 10^6/ml。HCV 还存在于唾液中,文献中已报道了可能通过咬伤传播的两个病例。到目前为止,职业暴露获得的 HCV 感染均与血液接触有关,尽管在其他体液中能分离出 HCV(浓度通常非常低)。

HIV 在机体的任何物质中都能检测到,包括水疱液。总的来说,在发生 HIV 感染的职业暴露报道中,大多数病例与沾染了获得性免疫缺乏综合征(AIDS)患者血的空心针头刺伤皮肤有关。

(吴洪巧　卢　珊　覃金爱)

---

186. 发生血液、体液暴露后如何进行紧急局部处理?

医疗机构为血源性疾病高度集中的场所,医务人员在临床诊疗活动中存在锐器伤以及血液、体液暴露并导致感染的风险。发生职业暴露后,暴露者应立即进行局部处理,主要的措施为:

(1)皮肤、黏膜暴露:用肥皂和流动水彻底清洗被污染的皮肤,用生理盐水或无菌水反复冲洗被污染的黏膜。发生暴露后,暴露者应立即就近采取最便利的措施进行彻底冲洗,这是一项清除污染源、阻断接触的基本措施。

(2)锐器伤:应当轻轻由近心端向远心端挤压,避免挤压伤口局部,尽可能挤出损伤处的血液,再用肥皂水和流动水反复进行冲洗。冲洗后,应当用消毒液(如75%乙醇或者0.5%碘伏)进行消毒,必要时包扎伤口。需要注意的是,禁止局部挤压和吸吮,因为吸吮相当于黏膜暴露。

紧急局部处理后,应按照本医院制订的职业暴露报告流程报告相关管理部门,进行暴露评估和暴露后干预。

(王广芬　韩玲样)

---

187. 被未污染的利器损伤属于职业暴露吗?

职业接触(又称职业暴露,通常指血源性病原体的接触)是指劳动者在从事职业活动中,通过眼、口、鼻及其他黏膜、破损皮肤或非胃肠道接触含血源性病原体[如乙型肝炎病毒(HBV)、丙型肝炎病毒(HCV)、艾滋病病毒(HIV)等]的血液或其他潜在性传染性物质的状态。

医疗卫生工作人员在职业活动中发生暴露的情况主要有：被含有血源性病原体的血液、体液污染的利器刺伤皮肤；被含有血源性病原体的血液、体液污染了皮肤或者黏膜；被携带血源性病原体的生物样本、废弃物污染了皮肤或者黏膜；其他因医疗活动发生或可能感染以上血源性病原体的情况。

被未被污染的利器（如干净的针头、安瓿、玻片等）损伤不属于职业暴露，因为未被污染的利器没有接触过患者的血液或体液，不会有血源性病原体感染的危险，但这种情况仍属于锐器伤，是否需要向管理部门报告备案，应视医疗机构具体的管理规定。

（吴洪巧　卢　珊　覃金爱）

188. 发生职业暴露后如何进行暴露风险评估？

正确的暴露风险评估，将为暴露后是否进行预防性用药指导提供一定的依据。发生职业暴露后风险评估主要从以下两个方面进行。

（1）评价源患者：① 暴露源的液体类型：例如血液、可见体液、其他潜在的传染性液体或组织和浓缩的病毒。② 职业暴露类型：经皮伤害、经黏膜或破损皮肤接触、叮咬等。③ 源患者的血源性病原体感染状态：查验已知源患者的乙型肝炎病毒（HBV）、丙型肝炎病毒（HCV）、人类免疫缺陷病毒（HIV）等病原体的血清学标志物包括核酸载量等；对于血源性病原体状况不明的源患者，要评估其是否存在感染 HBV、HCV、HIV 的高危因素，如多性伴、吸毒等。值得注意的是：不应检测被废弃的针具或注射器的病毒污染情况。

（2）评价接触者：通过 HBV 疫苗接种史、查验其血清学标志物来评估接触者 HBV 感染的免疫状况。

（吴洪巧　覃金爱　王广芬）

189. 遇到"暴露源不明"的职业暴露怎么办？

针对"暴露源不明"的职业暴露，如果源患者具有血源性病原体感染的风险因素，可能涉及乙型肝炎病毒（HBV）的，建议按照乙肝病毒表面抗原（HBsAg）阳性处理。是否使用针对 HIV 的抗病毒药物进行预防，需要审慎评估，包括对暴露源患者感染人类免疫缺陷病毒（HIV）的概率、暴露类型及其相关的 HIV 传播风险（如果事实上 HIV 可能已经存在的话），以及医务人员治疗相关的风险等进行综合判断。只有当风险评估表明暴露风险大于药物预防性治疗风险时才应该用药，但如果有其他数据显示风险比最初认为的低，则可以停止治疗。

（吴洪巧　覃金爱　王广芬）

190. 被血源性病原体检测阴性的患者使用后的针头刺伤，会有感染风险吗？

被血源性病原体检测阴性的患者使用后的针头刺伤，有2种可能：一种是患者的确没有被血源性病原体感染，那么暴露者也就没有感染血源性传播疾病的风险，是安全的；另一种可能是患者感染了血源性病原体[乙型肝炎病毒（HBV）、丙型肝炎病毒（HCV）、人类免疫缺陷病毒（HIV）等]，但因在病毒感染窗口期、病毒变异后不能被当前的实验方法所检测到或者免疫静默感染者献血及实验室人工操作错误等，虽然检测结果为阴性，暴露者仍有被感染的风险。

因此，如果被患者使用过的针头刺伤或皮肤、黏膜接触到患者血液或其他体液，即使患者血源性病原体检测阴性，也仍然有被感染的风险。

（吴洪巧　覃金爱　王广芬）

191. 发生锐器伤后，除了面临HIV、HBV、HCV及梅毒螺旋体的感染风险外，还有可能感染哪些病原体？

发生锐器伤后，除了面临HIV、HBV、HCV及梅毒螺旋体的感染风险外，还有可能感染其他的病原体。有医学文献证实，至少有30多种不同的病原体可经皮肤损伤被传播，这些病原体包括：① 细菌，如流产布鲁菌、白喉棒状杆菌、淋病奈瑟菌、海洋分枝杆菌、结核分枝杆菌、金黄色葡萄球菌、化脓链球菌。②病毒，如登革热病毒、埃博拉病毒、庚型肝炎病毒、猴疱疹病毒、单纯疱疹病毒、带状疱疹病毒、猴疱疹病毒、西尼罗河病毒、基孔肯雅热病毒、人类噬T淋巴细胞病毒。③真菌，如皮炎芽生菌、新型隐球菌、申克孢子丝菌。④原虫，如疟原虫、锥虫、鼠弓形虫、巴贝斯虫、利什曼原虫以及丝虫。⑤其他：如豚鼠支原体、螨立克次体、立克次体等。

医务人员面对的病原体数量和种类远比人们通常认为的要多，并且在未来会越来越严重。大多数病原体却很少引起职业传播，特别是在流行率低的地区。有些罕见病原体仅在实验室由于工作不慎造成传播，一些仅在血液中偶然存在，而且大多数病原体导致的疾病是能治愈的。对医务人员危害大，通过血源性传播最多的是HIV、HBV、HCV，与病死率也有一定关联，应引起特别重视。

（吴洪巧　覃金爱　王广芬）

192. HIV职业暴露后感染的风险有多大？

发生HIV职业暴露后被感染的风险与暴露途径和暴露程度有关。暴露途径：暴露源损伤皮肤（锐器伤）；暴露源粘染不完整皮肤或黏膜。暴露程度分级见表4-9。

表4-9　HIV职业暴露程度分级

暴露级别	暴露类型	暴露源
一级暴露	暴露源沾染了不完整的皮肤或黏膜,但暴露量小且暴露时间较短	体液或含有体液、血液的医疗器械、物品
二级暴露	① 暴露源沾染了不完整的皮肤或黏膜,暴露量大且暴露时间较长 ② 暴露源刺伤或割伤皮肤,但损伤程度较轻,为皮肤擦伤或针刺伤(非大型空心针或深部穿刺针)	
三级暴露	暴露源刺伤或割伤皮肤,但损伤程度较重,为深部伤口或割伤物有明显可视的血液	

从上表可以看出,三级暴露的风险相对来说会比一级暴露的风险大。取决职业暴露后感染HIV危险性的主要因素包括:① 皮肤黏膜接触血液、体液量的大小。② 接触时间的长短。③ 造成表皮损伤的锐器的粗细和类别。④ 刺伤的深度。⑤ 所接触的病毒的浓度。⑥ 暴露者的免疫功能等。

有研究表明,如暴露源为HIV感染者的血液,经皮肤损伤暴露感染HIV的危险性为0.67%,经黏膜暴露为0.10%,经不完整皮肤暴露的危险度尚不明确,一般认为比黏膜暴露低,平均为0.30%。高危险度暴露因素包括暴露量大、污染器械直接刺破血管以及组织损伤较深。

（吴洪巧　王广芬　韩玲样）

193. 戴手套可以预防锐器伤发生吗?

手套作为个人防护用品的一部分其作用是保护医务人员免受潜在传染病的感染。戴手套不能预防锐器伤的发生,但是能明显降低病原体双向传播的风险,既保护患者又保护医务人员。锐器伤时使用手套的医务人员避免血源性病原体如乙型肝炎病毒(HBV)、丙型肝炎病毒(HCV)、人类免疫缺陷病毒(HIV)等感染程度虽然尚不明了,但是使用手套可以减少锐器表面46%～86%的血液,因此在发生刀片割伤或实心针刺伤时可以明显降低血液暴露量。但是空心针针刺时针头管腔内的血量不会受到影响,因此使用手套避免空心针刺伤后感染血源性疾病传播的作用尚不明确。

总体上来说,医疗操作时佩戴手套可使皮肤的血液接触率从11.2%降低到1.3%。

（吴洪巧　覃金爱　王广芬）

194. 发生HBV职业暴露后如何进行进一步处理?

乙型肝炎病毒(HBV)暴露后的预防干预必须考虑暴露源乙型肝炎表面抗原

（HBsAg）的情况和暴露者HBV免疫状况。具体处理措施根据暴露者的乙肝疫苗接种史及免疫状态和暴露源HBsAg的情况来判断（表4-10）。

表4-10　HBV职业暴露的处理策略

暴露者的乙肝疫苗接种史及免疫状态	推荐的治疗策略[a]		
	暴露源HBsAg阳性[e]	暴露源HBsAg阴性[e]	暴露源暴露源HBsAg不详
从未接种疫苗	评估暴露者的HBV状态（检测抗-Hbs、抗-HBc[e]）[b]；如果是易感者，注射HBIG[c] 1～2剂[d]，开始乙肝疫苗全程接种	评估暴露者的HBV状态（检测抗-Hbs、抗-HBc[e]）[b]；如果是易感者，开始乙肝疫苗全程接种	评估暴露者的HBV状态（检测抗-Hbs、抗-HBc[e]）[b]；进行流行病学风险评估如果存在风险，而且是易感人群，考虑注射HBIG[c]，并开始乙肝疫苗全程接种
接种疫苗			
有应答[f]/滴度足够	不需要治疗	不需要治疗	不需要治疗
有应答[f]/滴度不详	查抗-HBs：如果滴度不足，考虑强化疫苗；如果滴度足够，则不需要治疗	查抗-HBs	查抗-HBs；评估流行病学风险；考虑强化疫苗
有应答[f]/滴度不足	查抗-HBs；注射强化疫苗	查抗-HBs	查抗-HBs；评估流行病学风险；考虑强化疫苗
无应答[f]/滴度不足	查抗-HBs；考虑重新全程疫苗接种；注射HBIG[d] 1～2剂	查抗-HBs	查抗-HBs；评估流行病学风险；考虑强化疫苗
接种过疫苗但是抗体状态不详	查抗-HBs；如果滴度足够，不治疗；如果滴度不足，注射HBIG 1剂；注射强化疫苗	查抗-HBs；考虑强化疫苗	查抗-HBs；评估流行病学风险；如果存在风险，按照暴露处理：注射HBIG 1剂，注射强化疫苗

注：a. 虽然此表为HBV暴露的管理参考，但是在临床上，当发生血液暴露时，临床医生应该考虑接触到多个血源性病原体的可能性。因此，当有人暴露于HBV时，至少应该对HCV和HIV的潜在风险进行评估。b. 自然感染转归（与产生抗-HBs和抗-HBc有关）产生终生免疫。c. HBIG，乙型肝炎免疫球蛋白；剂量为0.06 mg/kg，在第4周进行第2剂注射。d. 只有一项研究提示HBIG第2剂的价值。e. HBsAg，乙型肝炎表面抗原；抗-HBs，乙型肝炎表面抗体；抗-HBc，直接针对乙型肝炎核心抗原的抗体（表示之前感染，存在于已经转归的感染和慢性携带者）。f. 疫苗注射后有应答，抗-HBs > 10 mIU/ml；疫苗注射后无应答，抗-HBs从未达到10 mIU/ml。

（吴洪巧　覃金爱　王广芬）

195. 发生HBV职业暴露后，若短时间内无条件检测被暴露者的HBV免疫状态，能否预防性注射乙肝免疫球蛋白？

答案是肯定的。乙型肝炎病毒（HBV）暴露后预防用药对一般成人而言，包括孕妇和哺乳期妇女是安全的。

推荐的做法是：发生HBV职业暴露后，因若短时间内无条件检测被暴露者HBV免疫状态，应立即抽取被暴露者的血液样本，分离血清，冷冻保存作为被暴露者的免疫本底。

留取完血液样本后，注射乙肝免疫球蛋白和接种乙肝疫苗。乙肝免疫球蛋白（HBIG）应于暴露后尽快注射（最好是24小时内），如果在暴露超过7天后才实施注射，是否还具有保护效果则无法确知。乙肝疫苗也应于暴露后尽快注射（最好是24小时内），且可以同HBIG同时注射，但应在不同部位注射。

被暴露者留取的免疫本底应尽快委托有资质的、有检测条件的实验室进行检验。样本运输时应符合实验室生物安全要求，并使样本始终处于冷冻状态。被暴露者若抗-HBs ≥ 10 mIU/ml，则接下来不需要继续治疗；若抗-HBs < 10 mIU/ml，则追加接种疫苗，并于接种1～2个月后再测抗体；若抗体反应仍不足，则继续追加2剂接种，完成全程的3剂疫苗注射。

（吴洪巧　覃金爱　王广芬）

196. 发生HBV、HCV、HIV职业暴露如何进行追踪？

对于在乙型肝炎病毒（HBV）暴露后注射乙肝免疫球蛋白（HBIG）和乙肝疫苗的暴露者，建议在最后一次接种疫苗后的1～2个月后测定乙肝表面抗体。但如果在前3～4月内接受过乙肝免疫球蛋白，则不能用检测乙肝表面抗体的方法来确定对疫苗的应答。对于只注射乙肝疫苗，而没有注射HBIG的暴露者，应在注射乙肝疫苗后1个月、3个月、6个月分别抽血检测乙肝抗体是否产生，若在期间任何一次检测到抗-HBs ≥ 10 mIU/ml，即可终止下面的疫苗接种和追踪。

在发生丙型肝炎病毒（HCV）职业暴露后，医疗机构应给暴露源和被暴露者提供检测HCV的政策和程序，并确保所有人都熟悉这些程序。发生HCV职业暴露后，应采取以下措施：① 暴露源，检测HCV抗体，如果有条件，检测丙型肝炎病毒核糖核酸（HCV-RNA）。② 对暴露于HCV抗体阳性的医务人员，应进行HCV抗体和丙氨酸转氨酶（ALT）检测，其结果可用于评估暴露者的免疫本底状态，并在暴露后4～6个月追踪检测抗-HCV和ALT。如果希望进行丙型肝炎的早期诊断，须在4～6周时检测HCV-RNA。如果发生了血清转阳，则交给专科医生处理。

人类免疫缺陷病毒（HIV）暴露的医务人员应接受心理咨询、暴露后检测和药物评估的追踪，无论他们是否需要暴露后预防。应当于暴露后的24小时内及之后的第4、8、12周和第6个月做HIV抗体跟踪检测，对服用药物的毒性进行监测和处理，观察和记录艾滋病病毒感染的早期症状等。一般不推荐进行HIV P24抗原和HIV RNA检测。如果暴露者存在基础疾患或免疫功能低下，应延长HIV跟踪检测至12个月。任何暴露者出现与急性反转录病毒感染综合征相似的症状时都应做HIV检测试验。暴露者一旦被证实感染HIV，应在HIV治疗和咨询专家的指导下使用药物，并且应上报到国家疾病预防与控制中心（CDC）。

（吴洪巧　覃金爱　王广芬）

197. HBV、HCV暴露后是否一定需要预防用药？

乙型肝炎病毒（HBV）、丙型肝炎病毒（HCV）暴露后是否需要预防用药要根据暴露风险评估结果来定。

一般情况下，HBV暴露后是否采取预防措施取决于接触者的HBV免疫状态。如接触者对HBV具备免疫力[血清乙肝表面抗原（HBsAb）≥ 10 mIU/ml]，不需要进行药物预防。如接触者不具备HBV免疫力且无疫苗接种史，应注射乙肝免疫球蛋白并接种乙肝疫苗全程；如曾经完成一次全程疫苗接种但不具备足够免疫力的，建议注射乙肝免疫球蛋白并再次加强乙肝疫苗接种；如曾经完成两次全程疫苗接种均无反应者，应注射乙肝免疫球蛋白，不需再接种疫苗。

HCV暴露后没有推荐接触后预防措施。建议密切监测暴露者，如果出现黄疸、转氨酶升高等表现时及时进行治疗。

（吴洪巧　覃金爱　王广芬）

198. 怀孕或哺乳的医务人员发生职业暴露后是否可以接受暴露后治疗？

怀孕或哺乳的医务人员可接受乙型肝炎疫苗和（或）乙型肝炎免疫球蛋白（HBIG）以预防乙型肝炎病毒（HBV）感染。HBV暴露后预防用药对孕妇和哺乳期妇女是安全的。因为孕期感染能引起母亲的严重疾病及新生儿的慢性感染，而疫苗对胎儿无害。

人类免疫缺陷病毒（HIV）暴露后医务人员如果已经怀孕，也应进行暴露后的预防治疗。给予HIV职业暴露的孕妇抗反转录病毒药物预防性治疗的决定，也是基于HIV职业暴露的所有医务人员一样的考虑。但是一些药物会引起胎儿损害或者对妊娠的安全性尚未确定，这些药物只有在用药的预期益处超过可能发生的危险时才考虑服用。因此，怀孕的医务人员在预防用药前必须了解所使用的抗病毒药物的潜在益处和危险哪些是已知的、哪些是未知的，以便对治疗采取知情决策。但是，几乎所有在售的抗反转录病毒药物都有潜在的致癌性、致畸性和（或）致突变性，且一些药物在上市前的动物实验中被证明有致突变性。而且，关于使用抗反转录病毒药物处理未感染HIV孕妇的风险，目前只有极其有限的安全性和药理学数据。最终医务人员必须自己做出决定是否进行暴露后的抗反转录病毒治疗。临床医生的作用是给被暴露者传递准确、全面和免疫偏倚的咨询建议。

另外，包括齐多夫定/拉米夫定（双汰芝）在内的药物尚不清楚是否在人类乳汁中排泄，药物可能进入母乳，建议服用这类药物时用母乳替代品，而不要进行母乳喂养。

（吴洪巧　覃金爱　王广芬）

199. 医务人员因职业暴露造成HIV感染属于职业病吗?

医务人员因职业暴露造成的人类免疫缺陷病毒(HIV)感染属于职业病。

《职业病防治法》规定,职业病是指企业、事业单位和个体经济组织等用人单位的劳动者在职业活动中,因接触粉尘、放射性物质和其他有毒、有害因素而引起的疾病。2013年中华人民共和国卫生部卫生和计划生育委员会等4部门《关于印发〈职业病分类和目录〉的通知》(国卫疾控发〔2013〕48号)把医务人员和警察在工作中感染艾滋病列为职业病。

(吴洪巧 王广芬)

200. 医疗机构应常规对哪些部门的工作人员应进行健康体检?

医疗机构应定期对一些感染重点部门的人员进行体检,目前有规范依据的体检要求如下:①《血液净化标准操作规程(2010年版)》规定:对血液净化中心工作人员应定期进行乙肝和丙肝标志物监测。对于乙肝阴性的工作人员建议注射乙肝疫苗。②《医疗废物管理条例》第十条规定:医疗卫生机构和医疗废物集中处置单位,应当采取有效的职业卫生防护措施,为从事医疗废物收集、运送、贮存、处置等工作的人员和管理人员,配备必要的防护用品,定期进行健康检查;必要时,对有关人员进行免疫接种,防止其受到健康损害。③《病原微生物实验室生物安全管理条例》规定:从事高致病性病原微生物相关实验活动的实验室,应当对实验室工作人员进行健康监测,每年组织对其进行体检,并建立健康档案;必要时,应当对实验室工作人员进行预防接种。④《临床实验室生物安全指南》:临床实验室或其所在机构应维持每个员工的人员档案,可靠保存并保护隐私权。人员档案应包括(不限于):人员的免疫、健康检查、职业禁忌等资料。⑤江苏省《医疗机构输血科(血库)建设管理规范》建议:应建立(输血科)工作人员健康档案,每年对工作人员进行一次经血传播病原体感染情况的检测(包括HBsAg、抗-HCV、抗-HIV和梅毒),患有经血传播疾病的人员不得从事输血科(血库)相关工作。

(孔晓明 王广芬)

201. 医务人员有必要接种疫苗吗? 应该接种哪些疫苗?

医务人员因工作的特殊性,经常暴露于高致病、致死性传染性疾病的环境中,常因注射器针头刺入皮肤、吸入具有感染性的气溶胶或直接接触了传染性物质而暴露于某种传染源。因此应该注射疫苗更好地防护自己、患者以及家人。

根据美国疾病预防与控制中心（CDC）发布的关于医务人员预防接种的建议，预防性疫苗分为以下3类。① 强烈建议所有医务人员预防接种的疫苗：乙型肝炎、麻疹、风疹、腮腺炎、水痘、流感疫苗等。对在耐药结核发生区域工作的医务人员以及极有可能被感染的医务人员，强烈推荐注射卡介苗，尽管对于成人接种卡介苗进行预防的效果是有争议的。② 某些特殊条件或环境下要求进行的预防接种：如接触伤寒沙门菌的微生物实验室工作人员应接种伤寒疫苗、脑膜炎暴发时接种脑膜炎疫苗等。③ 建议对普通成年人群易患的一些疾病进行疫苗接种，如链球菌疫苗等。

虽然我国尚未发布相关的指南和建议，但国内一些学者已经提出医务人员的预防接种计划，医务人员的职业安全正在引起重视。

（吴洪巧　覃金爱　王广芬）

◇参◇考◇文◇献◇

[1] CDC. Safety and supportive care in the work enviroment [EB/OL]. (2015–07–16) [2017–04–07] https：//www.cdc.gov/globalaids/resources/pmtct-care/docs/pm/module_8pm.pdf.

[2] 中华人民共和国国家质量监督检验检疫总局, 中国国家标准化管理委员会.YY/T 0969–2013一次性使用医用口罩 [S].北京：中国标准出版社,2013.

[3] 中华人民共和国国家质量监督检验检疫总局, 中国国家标准化管理委员会.YY 0469–2011医用外科口罩 [S].北京：中国标准出版社,2011.

[4] 中华人民共和国国家质量监督检验检疫总局, 中国国家标准化管理委员会.GB 19083–2010医用防护口罩技术要求 [S].北京：中国标准出版社,2011.

[5] 王力红,赵霞,张京利,等.医用口罩的正确选择与使用 [J].中华医院感染学杂志,2011,21 (18)：3908–3909.

[6] 胡必杰,刘荣辉,刘滨,等.SIFIC医院感染预防与控制操作图解 [M].上海：上海科学技术出版社,2015.

[7] 唐神结.耐药结核病防治手册 [M].北京：人民卫生出版社,2009.

[8] 邹自英,朱冰,曾平,等.一次性医用防护口罩不同佩戴时间的细菌学评价 [J].西南国防医药,2007 (6)：826–827.

[9] World Health Organization.WHO policy on TB infection control in health-care facilities, congregate setting and households [S]. France, WHO: 2010.

[10] 杜建,岳淑敏,谢忠尧,等.医用防护口罩防护效率及佩戴时间的研究 [J].中国防痨杂志,2012,34 (10)：633–635.

[11] 贾建侠,贾会学,赵秀莉,等.医院工作人员佩戴口罩的调查分析 [J].中华医院感染学杂志,2010,20 (19)：2985–2986.

[12] 沈伟,何静芳,苏怡,等.医用防护服与防护口罩阻隔性能研究 [J].中国消毒学杂志,2005,22 (4)：386–390.

[13] 全琼瑛,应伟伟,祝成炎.非织造医用防护口罩过滤材料结构与过滤效率关系的研究 [J].上海纺织科技,2015,43 (7)：1–2.

[14] 王力红,赵霞,张京利,等.医用口罩的正确选择与使用 [J].中华医院感染学杂志,2011,21 (18)：3908–3909.

[15] 中华人民共和国卫生部.WS/T 367–2012医疗机构消毒技术规范 [S]//国家卫生和计划生育委员会医院管理研究所医院感染质量管理与控制中心.医院感染管理文件汇编(1986—2015).北京：人民卫生出版社,2015：214–237.

[16] 沈伟,何静芳,苏怡,等.医用防护服与防护口罩阻隔性能研究 [J].中国消毒学杂志,2005,22 (4)：386–390.

[17] 中华人民共和国卫生部令.医疗机构传染病预检分诊管理办法 [S]//国家卫生和计划生育委员会医院管理研究所医院感染质量管理与控制中心.医院感染管理文件汇编(1986—2015).北京：人民卫生出版社,2015：87.

[18] 中华人民共和国国家卫生和计划生育委员会.WS/T 511–2016经空气传播疾病医院感染预防与控制规范 [EB/OL].(2016–12–27) [2017–04–10] http：//www.nhfpc.gov.cn/ewebeditor/uploadfile/2017/01/20170105092220104.pdf.

［19］ 中华人民共和国卫生部.基层医疗机构医院感染管理基本要求［S］//国家卫生和计划生育委员会医院管理研究所医院感染质量管理与控制中心.医院感染管理文件汇编(1986—2015).北京：人民卫生出版社,2015：447.

［20］ 中华人民共和国卫生部.WS/T 311-2009医院隔离技术规范［S］//国家卫生和计划生育委员会医院管理研究所医院感染质量管理与控制中心.医院感染管理文件汇编(1986—2015).北京：人民卫生出版社,2015：214-237.

［21］ 邓敏,张萃逸,姚敏.国内外医用手术衣的使用现状、发展趋势及技术标准［J］.中国感染控制杂志,2015,14(7)：499-504.

［22］ 胡必杰,郭燕红,高光明.医院感染预防与控制标准操作规程［M］.上海：上海科学技术出版社,2010.

［23］ 胡必杰,刘荣辉,陈文森.SIFIC医院感染预防与控制临床实践指引［M］.上海：科学技术出版社,2013.

［24］ 中华人民共和国卫生部.GBZ/T 213-2008血源性病原体职业接触防护导则［S］//国家卫生和计划生育委员会医院管理研究所医院感染质量管理与控制中心.医院感染管理文件汇编(1986—2015).北京：人民卫生出版社,2015：138-162.

［25］ Beltrami E M, Lushniak B. Updated U.S. Public health service guidelines for the management of occupational exposures to HBV, HCV, and HIV and recommendations for postexposure prophylaxis［J］. MMWR. Recommendations and reports: Morbidity and mortality weekly report. Recommendations and reports/Centers for Disease Control, 2001, 50 (RR-11): 1.

［26］ Updated U.S. Public health service guidelines for the management of occupational exposures to HIV and recommendations for postexposure prophylaxis［J］. Infect Control Hosp Epidemiol, 2013, 34(9): 875-892.

［27］ 温泽尔.医院内感染的预防与控制［M］.4版.李德淳,汤乃军,李云,译.天津：天津科技翻译出版公司,2005.

［28］ 贾维斯.Bennett & Brachman医院感染［M］.6版.胡必杰,陈文森,高晓东,等译.上海：上海科学技术出版社,2016.

［29］ 中华人民共和国国家卫生计生委办公厅.职业暴露感染艾滋病病毒处理程序规定［EB/OL］.(2015-07-23)［2017-04-10］.http://www.nhfpc.gov.cn/jkj/s3585/201507/902caba665ac4d38ade13856d5b376f4.shtml.

［30］ Candotti D, Richetin A, Cant B, et al. Evaluation of a transcription mediated amplification based HCV and HIV RNA duplex assay for screening individual blood donations: a comparison with a minipool testing system［J］. Transfusion, 2003, 43(2): 215-225.

［31］ 郭永建,池泉,涂东晋,等.WHO血液筛查建议书主要内容介绍［J］.中国输血杂志,2010,23(1)：66-68.

［32］ 中华人民共和国卫生和计划生育委员会.埃博拉出血热防控方案(第2版)［EB/OL］.(2014-08-15)［2017-04-10］http://www.nhfpc.gov.cn/jkj/s3577/201408/4df4931fb9174219813f3fcd0f54f65e.shtml.

［33］ 中华人民共和国卫生部.医务人员艾滋病病毒职业暴露防护工作指导原则(试行)［EB/OL］.(2004-04-06)［2017-04-10］http://www.nhfpc.gov.cn/mohbgt/pw10405/200804/18623.shtml.

［34］ 中华医学会感染病学分会艾滋病学组.艾滋病诊疗指南(第三版)［J］.中国预防医学杂志,2014,10(10)：557-593.

［35］ Mast S T, Woolwine J D, Gerberding J L. Efficacy of gloves in reducing blood volumes transferred during simulated needlestick injury［J］. Journal of Infectious Diseases, 1993, 168(6): 1589-1592.

［36］ 中华人民共和国卫生和计划生育委员会.职业暴露感染艾滋病病毒处理程序规定［EB/OL］.(2015-07-23)［2017-04-10］http://www.nhfpc.gov.cn/jkj/s3585/201507/902caba665ac4d38ade13856d5b376f4.shtml.

［37］ Bolyard EA, Tablan O C, Williams W W, et al. Guideline for infection control in health care personnel［J］. American Journal Of Infection Control, 1998, 26: 289-354.

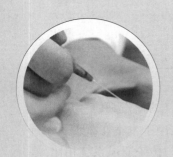

第 5 章
重点部门与重点部位

第1节 手 术 部 位

202. 如何定义手术部位感染？手术部位感染的干预组合策略是什么？

世界卫生组织（WHO）对手术部位感染（SSI）的定义如下：指围手术期发生手术切口或手术深部器官或腔隙的感染。SSI分为：浅表切口SSI（感染仅限于皮肤和皮下组织内）；深部SSI（感染延伸到筋膜和肌肉等深部组织）；器官/腔隙感染（累及除切口外的任何术中打开或进行操作的解剖部位感染）。

干预组合（bundle）是一系列措施的组合，并不是所有措施的集中。设定干预组合时，要结合医院的实际情况和最需要解决的问题，选择几个关键措施。预防SSI的措施包括术前、术中及术后的各项措施，如按照指南规定给予抗菌药物、术前血糖控制、术前皮肤清洁及正确备皮、严格无菌操作、术中保温等。现今推行较普遍的集束化措施是"CATS"集束化策略。其中"CATS"集束主要包括：① clippers：规范毛发去除。② antibiotics：规范预防性使用抗生素。③ temperature：维持围手术期正常体温。④ sugar：血糖控制。

（陈亚男　张　静　王广芬）

203. 洁净手术室对SSI的预防有显著作用吗？

洁净手术室是采用空气净化技术把环境空气中的微生物粒子及微粒总量降到允许水平的手术室，根据空态或静态条件下的细菌浓度，洁净手术部洁净用房可分为四级。目前有的医院在洁净手术室的投入巨大，认为使用洁净技术后可以提高空气质量，减少空气中的细菌负荷，保障手术安全。然而除了少数手术如假体植入、某些大型器官移植、深部组织及生命主要器官的大型手术、手术部位感染可直接危及生命及生活质量等手术需要不同洁净环境要求外,尚无证据证明洁净手术室对大多数手术有益。

有调查显示,引起手术部位感染(SSI)的细菌中,来源于空气的仅占5%。德国医院感染监测系统的回顾性分析显示,使用洁净手术室与没有使用洁净手术室在减少手术部位感染方面没有差别。世界卫生组织(WHO)研究报告也指出,与传统通风系统相比,在全髋/膝关节成形术中使用洁净通风系统不会降低SSI发生率,基于目前循证证据和经济考虑,不建议以降低SSI为目标而在全关节成形术时使用洁净通风系统。但另一项纳入8 000例全髋关节及膝关节置换术的随机试验显示,层流通风系统可显著降低SSI。

洁净手术室在减少切口感染方面的有效性仍需进一步的研究。另外,由于洁净手术室的维护费用巨大,后期投入成本高,如果忽视后期维护,使得洁净手术室的环境质量大打折扣,反而会增加感染风险。

(丁　韧　王世浩　韩玲样)

204. 耗材和设备的外包装可以带入手术间和半限制区域吗?

耗材和设备的外部运输容器和网边纸箱在运输过程中可能积存灰尘、碎片和昆虫,从而将污染物带入手术区域。美国AORN指南 *Guideline for sterilization* 指出:在转送至无菌储物区之前,应将耗材和设备从外部运输容器中取出,并取出网边或硬纸箱。这里的无菌储存区域包括所有半限制(如无菌处置区、手术间储物区域)和限制区域,也包括手术间。需要注意的是,一些产品的包装是单层纸箱,在运输时装入更大的箱子进行运输,这种情况下的单层纸箱可以带入手术室或半限制区域,并作为产品储存容器。如在半限制或限制区域使用单层纸箱储存产品,应将纸箱及其内容物保存于不会接触到任何潜在传染物质(包括血液或其他体液)的区域。这些纸箱被清空或被污染后,应予丢弃,因为纸箱无法耐受清洗过程,继续留在无菌区域也是污染的隐患。

(米宏霏　史庆丰)

205. 浅部切口感染与脂肪液化如何鉴别?

手术切口感染可表现为切口局部红、肿、热、疼痛和触痛,有脓性分泌物,伴有或不伴有发热和白细胞升高,分泌物或者组织中多能培养出病原体。而脂肪液化多见于肥胖患者,其发生机制可能是由于使用电刀而产生的高温导致皮下脂肪组织的烧伤及脂肪细胞变性,同时脂肪组织内毛细血管由于凝固作用而栓塞,导致脂肪组织血供障碍,脂肪组织发生无菌性坏死,形成较多渗液。

目前对于脂肪液化尚无统一诊断标准，一般认为具有以下表现者应诊断为切口脂肪液化：① 多发生在术后 5～7 天，大部分患者除诉切口有较多渗液外，无其他自觉症状。② 切口愈合不良，皮下组织游离，渗液中可见飘浮的脂肪滴。③ 切口无红肿及压痛，切口边缘及皮下组织无坏死征象。④ 渗出液涂片镜检可见大量脂肪滴，分泌物连续 3 次培养无细菌生长。

（丁　韧　王世浩）

206. 术前备皮需要去除毛发吗？备皮时间是否有要求？

按照去毛与否，常用术前备皮方式可分为去毛备皮法和不去毛备皮法两大类。其中去毛备皮方法有剃毛、脱毛和剪毛三种。有大量研究表明，术前剃毛备皮破坏皮肤完整性，造成肉眼看不见但实际存在的表皮组织损伤，这些损伤成为细菌进入人体的门户，或在局部形成微小感染病灶，易导致手术部位感染（SSI）。脱毛备皮是指用化学脱毛剂脱掉手术区域毛发，简便易行，能有效减少皮肤表面细菌数，但对于过敏体质患者要谨慎使用。剪毛备皮是指用剪或推剪的方式去除手术区域的毛发，保持了皮肤完整性，减少手术创面潜在性污染，避免化学脱毛剂的反应，有效预防 SSI。原卫生部 2010 年下发的《外科手术部位感染预防与控制技术指南（试行）》中要求：正确准备手术部位皮肤，的确需去除手术部位毛发时，应当使用不损伤皮肤的方法，避免使用刀片刮除毛发。与去毛方法相比，手术部位不去除毛发能减少 SSI 风险。世界卫生组织（WHO）综合 15 项随机对照研究显示，与剃刀相比较，未清除毛发和使用剪刀能够显著降低 SSI 发生率。因此 WHO 强烈反对使用剃刀去除毛发。如果必须要去毛，外科医生最好用剪毛或使用脱毛剂。

对于术前备皮时间，有多篇报道均指出，术前越早备皮，手术部位感染率越高，所以术前不但要彻底清洁皮肤，还要控制距离手术的时间，以减少细菌生长的机会，即皮肤准备时间距离手术时间越近越好。《外科手术部位感染预防与控制技术指南（试行）》中也要求术前备皮应当在手术当日进行。

（丁　韧　韩玲样　卢　珊）

207. 手术野去除毛发时，有哪些注意事项？

国内外多个组织建议：不要剃除手术部位的毛发，除非毛发干扰到手术操作。

如果必须要剃除毛发，则应注意：① 去除毛发应在手术当日进行，而非术前一日。② 使用剪刀或脱毛剂，而非剃刀（剃刀可能会造成皮肤划痕，为细菌寄生创造条件）。③ 在手术室外的区域去除毛发，以免毛发污染无菌区域。④ 原则上不推荐在手术室去除毛发，如必须进行,应采取预防毛发飘散的方法,如湿式剪发、吸引器等。⑤ 使用一次性削发器刀头应依照制造商说明,每位患者使用后按照损伤性医疗废物处置;可重复使用的手柄应"一人一用一消毒"。⑥ 在患者病历上记录毛发去除方法、毛发去除区域以及时间。

(米宏霖　史庆丰　韩玲样)

208. 术前使用氯己定沐浴对降低手术部位感染真的有效吗?

正常皮肤表面有大量常驻菌和暂居菌。常驻菌是定植于皮肤表面的菌群,大部分无致病性;暂居菌主要通过接触而附着于皮肤表面,容易用肥皂和水清除,暂居菌如革兰阴性菌、金黄色葡萄球菌、铜绿假单胞菌等,均具有致病性。因此在手术前清洁皮肤,可以有效地降低皮肤上定植的细菌。

与碘伏或肥皂相比,使用氯己定术前洗浴能明显减少体表的细菌负荷。尽管已有数据反复表明氯己定沐浴可降低手术部位皮肤的细菌量,但最近的研究结果表明氯己定沐浴对手术部位感染(SSI)发生率的降低效果并不十分显著。世界卫生组织(WHO)综合9项临床研究(包括7项RCT)的荟萃分析显示,与普通肥皂相比,使用氯己定抗菌皂液擦浴不能显著降低SSI的发生率。因此,患者术前沐浴时,无论使用抗菌皂或普通肥皂都可以减少手术部位感染的发生。另有两项观察性研究提供的证据表明,术前采用氯己定擦拭巾与未沐浴相比,能够降低SSI的发生率,但基于该两项研究证据质量非常低,专家小组不推荐以降低SSI为目的使用氯己定擦拭巾。因此,从目前证据来看,并没有明确的证据证明在手术前使用氯己定擦拭巾比使用普通清洁产品更能降低SSI发生率。

综上所述并结合我国国情,建议术前一晚使用普通清洁产品(肥皂、皂液)沐浴、更衣,即可达到清洁皮肤、有效预防手术部位感染的目的。有条件的医疗机构可选用氯己定(洗必泰)沐浴液进行术前沐浴。

(丁　韧　王世浩　韩玲样)

209. 手术野皮肤消毒剂的选择与消毒方法有哪些?

术前皮肤消毒的目标是降低手术野皮肤的菌落数,保持术中有效的消毒效果,预防手术部位感染。理想的皮肤消毒剂应具备广谱抗菌、安全、刺激性小、起效快、持续时间长等优点。可用于手术野皮肤消毒的消毒剂种类较多,目前临床上最常用为氯己定–乙醇和碘伏制品,两者在减少微生物方面有明确的有效性。另外一项随机对照研究发现,与碘伏相比,含乙醇的氯己定皮肤消毒剂能明显减少手术部位感染(SSI)。

消毒方法:① 使用浸有碘伏消毒液原液的无菌棉球(纱布)局部擦拭2遍,在手术野及其外展≥15 cm部位由内向外螺旋擦拭,作用≥2分钟。如为肛门或感染伤口,消毒方法应由外向里涂擦,已经接触污染部位的棉球(纱布),不能再返擦清洁处。② 使用碘酊原液消毒,稍干后再用5%乙醇脱碘。③ 使用氯己定-乙醇溶液消毒,其氯己定有效含量应≥2%,乙醇含量为63%～77%,局部擦拭2～3遍,作用时间遵循产品使用说明。④ 皮肤消毒常用两把卵圆钳,第一遍使用一把,然后改用第二把卵圆钳做第二、三遍的皮肤消毒。

对于不同手术部位皮肤消毒剂的选择,建议可参考其专科循证研究,以达到最佳消毒效果。而对于面部、肛门、外生殖器和婴儿皮肤宜选用刺激性小、作用较持久的消毒液。

(丁 韧 王世浩 韩玲样)

210. 患者血糖控制和手术部位感染有什么关系?

大量研究表明,与血糖控制良好的手术患者相比,血糖控制不佳的手术患者发生手术部位感染(SSI)的概率会增加。美国疾病预防与控制中心(CDC)推荐应将围手术期血糖水平控制在<11.2 mmol/L。我国《外科手术部位感染预防与控制技术指南(试行)》指出:手术前,应有效控制糖尿病患者的血糖水平。

但是需注意低血糖对手术患者的危害较高血糖更大,血糖水平相对于患者日常控制水平过低,麻醉过程易出意外。英国国家卫生与临床优化研究所(NICE)《手术部位感染预防与治疗指南》也提出,不应为预防SSI而常规给予所有患者胰岛素。目前没有足够证据支持严格血糖控制(维持血糖水平4.5～6.0 mmol/L)比传统血糖控制(血糖值<11.2 mmol/L)在预防SSI时更为有效。

因此,围手术期应采取安全、有效的血糖控制办法,降低SSI风险,但避免过于"严格"的血糖控制而造成的低血糖进而造成其他危害。

(丁 韧 王世浩 韩玲样)

211. 术中如何保持患者体温?基层医疗机构如何落实术中保温措施?

围手术期低体温是指患者的中心温度低于36℃。几乎所有使用全身麻醉的患者都会发生低体温。低体温会影响免疫系统的各个方面,导致机体防御能力降低,增加手术部位感染风险。术中应采取多种措施维持患者中心体温>36℃。① 研究发现,室内温度增加到26℃,可以减少患者中心温度下降。② 使用保温材料,单层保温材料如棉毯、手术铺巾等可以减少30%的热量散失,多层保温材料最多可减少50%热量散失。③ 使用循环温水床垫。④ 电阻加热(加热毯)与强力空气加热同样有效。⑤ 将冲洗液加热到37℃。⑥ 在麻醉诱导前可事先主动加热患者,更有利于维持围手术期正常体温。

基层医疗机构由于受硬件设备以及费用问题等限制，可根据实际条件，采取行之有效的保温措施。参考如下：① 术前1小时将室温调至26～28℃（手术人员进入后再降室温），尽量缩短皮肤消毒时间。② 如有恒温水毯，可在手术开始开启，温度调节30～41℃，直到患者离开再关闭。③ 术中所需输注液体置于恒温箱保温37℃。④ 术野使用经温盐水浸泡过的0.9%氯化钠溶液纱布。⑤ 手术结束前半小时通知病房调好病室环境温度和床单位的保暖。

（丁 韧 王世浩）

---

212. 全麻患者术后持续吸氧多长时间有利于预防手术部位感染发生？

影响组织中氧供应的因素包括毛细血管循环状态、血浆氧溶解水平、血红蛋白氧饱和度等一个关键的因素。保持创面组织中的高氧分压对于组织抗感染，减少手术部位感染（SSI）的发生及手术切口的愈合至关重要，而且组织中氧分压达到一定程度时吞噬细胞才能启动其内部的氧化杀菌功能，消化吞噬的细菌。

建议手术中和麻醉复苏阶段保持最佳供氧状态，保证血氧饱和度不小于95%。高浓度的吸氧应持续到切口关闭后2小时，保证血氧饱和度在95%以上。

（丁 韧 王世浩）

---

213. 预防手术部位感染，抗菌药物能代替精细的手术操作吗？

不能代替。

医生的手术技术和技巧、手术操作时间是预防手术部位感染（SSI）干预措施中的重要影响因素，抗菌药物的预防性应用并不能代替严格的消毒、灭菌技术和精细的无菌操作，也不能代替术中保温和血糖控制等其他预防措施。过度延长抗菌药物用药时间并不能进一步提高预防效果，且预防用药超过48小时会增加耐药菌感染机会。世界卫生组织（WHO）综合69项随机对照研究通过比较不同术式下延长预防性应用抗菌药物使用时间，结果显示延长抗菌药物使用时间并不会降低SSI发生率。

（丁 韧 王世浩）

---

214. 手术中使用切口保护套可以降低手术部位感染吗？

切口保护套可以拓展手术视野，保护切口免受污染。世界卫生组织（WHO）有11项研究表明,与传统的手术铺单保护切口相比,无论是单环还是双环切口保护套均可显著降低手术部位感染(SSI)发生率。但是在不同级别切口间的亚组分析显示,切口保护套在降低清洁–污染切口、污染切口、污秽切口的SSI发生率差异无统计学意义。因此WHO《预防手术部位感染(SSI)全球指南》建议在清洁–污染和污秽切口的腹部手术,可考虑使用切口保护套以降低SSI发生率,此建议属于条件推荐,其循证质量属于极低等级。但须指出,使用切口保护套也可能造成损伤,尤其对有腹腔粘连的患者,在放置切口保护套上可能存在困难而需扩大切口,易发生小肠损伤并延长手术过程。

(丁　韧　王世浩)

215. 关闭手术切口前使用抗菌药物溶液冲洗可以预防手术部位感染发生吗?

理论上来说,使用生理盐水、含有消毒剂或抗菌药物的生理盐水在手术结束、切口闭合前对切口进行冲洗可以降低手术部位感染(SSI),因此该操作广泛应用于多种手术,尤其是污染切口手术。有研究显示,在急性阑尾炎切除术切口闭合前使用氨苄西林冲洗,SSI发生率较生理盐水冲洗明显降低。但也有双盲临床试验表明,阑尾切除术后替硝唑冲洗不能降低SSI的发生。

因此,抗菌药物冲洗对SSI发生的影响尚不确定,需要进一步研究证实。世界卫生组织(WHO)推荐在关闭切口前使用聚维酮碘水溶液冲洗,不推荐以预防SSI为目的使用抗菌药物溶液冲洗。

(丁　韧　王世浩)

216. 为什么手术器械应在使用后立即进行清洗和去污?

手术器械在使用后及时清洗能有效防止生物膜的形成。因为干涸的血液和其他有机物会对器械表面造成腐蚀(如清洗器械后肉眼可见的着色、污渍等即为腐蚀),使得血液或其他生物负荷残留在器械上。干涸会使得污染物的去除更加困难,影响后续的消毒和灭菌。同样,器械管腔需要定期灌流以去除大颗粒污染物,降低生物膜形成的风险。

AORN《手术器械清洗和维护指南》对手术器械使用后立即清洁有以下建议:① 器械去污应在使用地点开始准备。② 操作期间应随时去除器械上肉眼可见的污染物。③ 无论是否使用,应对所有开放置于手术室或操作室无菌区域的器械进行清洗和去污。④ 清洁之前,应保持器械湿润,可将一块用水(不可使用盐水)浸湿的手术巾覆盖于器械上。

(米宏霏　史庆丰)

217. 清洗眼科器械时应注意什么？

不充分的眼科器械清洗和漂洗已经被证实会造成眼前节毒性综合征（TASS），其成因包括：器械上清洗剂的残留；器械不充分的漂洗；干涸的眼内黏弹性物质残留在器械上；管腔没有得到充分干燥。因此，在眼科器械清洗过程中需要注意以下细节：① 使用后，应依照器械说明书，立即用无菌水和无棉绒将眼科手术器械上沾染的碎屑和污迹擦拭干净，并用无菌水冲洗或浸泡。② 应予指定清洁区域清洗眼科手术器械。眼科手术器械的清洗区应与普通手术器械分开，建议在专用的清洗消毒机内进行处理，精细器械也可手工清洗，不得与其他器械混合装载，避免交叉污染。若无单独的清洗消毒机，在使用前应让清洗消毒机空载运行，确保已经去除来自前次清洗工序的颗粒物等的污染。③ 应依照器械生产商的说明书，选择合适的清洁剂，易于漂洗、去残留，确保清洁剂与器械有很好的兼容性。④ 清洗后，应用大量水漂洗眼科手术器械。漂洗管腔时，将管腔中的液体排出以防止管腔中的污染物造成漂洗水的二次污染。⑤ 应使用无菌蒸馏水或无菌去离子水进行最终漂洗，未经处理的水可能含有内毒素，并存在导致器械表面的着色、污渍或腐蚀的风险。⑥ 清洁和去污处理后，应用放大镜检查曾接触眼科黏弹性材料的器械是否残留有眼科黏弹性材料。

（米宏霏　史庆丰　韩玲样）

218. 同一套无菌器械能用于同一患者的两个不同手术区域吗？

从无菌技术的角度来看，同一无菌用品和器械可以从同一患者的一个无菌区域移到另一个无菌区域，但仅能从清洁区转移到另一清洁区、清洁-污染区、污染区或污秽区，如从清洁的颈前侧到颈后侧。但不能从清洁-污染区、污染区或污秽区转移到清洁区，如从会阴区到清洁的颈前侧。

尽管在无菌技术的原则下，一套无菌设施可以从同一患者的清洁区直接转移到另一清洁区，但为避免潜在的其他污染及风险，工作人员应准备两套无菌器械和用品。例如，同时取双侧乳腺活检时，即使两个活检区域都属于清洁类，为避免癌细胞种植，仍建议单独使用两套无菌器械。

（米宏霏　史庆丰）

219. 可疑或确证朊毒体污染的手术器械如何清洗消毒？

朊毒体是会导致神经性疾病，即传染性海绵状脑病（例如克雅氏病）的小型传染性蛋白质,对于传统的物理和化学灭菌方法都具有抗性。因此对于接触感染者高风险组织的器械需要进行充分的去污和严格的灭菌,以降低下一位使用此器械患者的感染风险。特别需要关注神经科器械,因为在脑部和脊髓区域具有高浓度的朊毒体。

根据AORN《手术器械清洗和维护指南》和WS/T 367–2012《医疗机构消毒技术规范》对朊毒体污染的器械、用品的清洁消毒要求,笔者建议:① 应尽可能使用一次性手术巾、手术衣和用品,使用后应进行双层密闭封装焚烧处理。② 用于朊毒体高危患者的高风险组织(大脑、硬脑膜、垂体、眼、脊髓等)的器械,应指定为一次性用品。如无法获取一次性使用器械,则应仅使用易于清洁的可重复使用器械,并将使用的器械数量控制至最低。③ 不应使用无法清洁或需要使用低温技术灭菌的器械,如无法避免应于使用后无害化处理。④ 器械使用后,应尽快在机械清洗机内对器械进行去污处理,应使用显示有杀朊毒体活性证据并与待清洁器械相容的清洁剂;手工去污清洗应遵循WS/T 367–2012的要求。⑤ 去污后,按照WS/T 367–2012第11章要求进行进一步的消毒灭菌。美国健康护理流行病学会推荐的对暴露于高风险组织的器械进行压力蒸汽灭菌处理的三种方法是:134℃预真空灭菌18分钟;132℃重力置换灭菌60分钟;1 mol/L氢氧化钠(NaOH)浸泡60分钟后取出,用水漂洗后,再使用前2种方法之一进行灭菌。⑥ 应使用器械追踪流程,提供对用于高风险组织(如脊柱或脑外科手术)的手术器械的追踪记录。⑦ 对已知或可疑患朊毒体病患者的高风险组织污染的非关键物体表面,应于清洁后使用1:5或1:10的次氯酸盐稀释溶液(或1 mol/L NaOH)局部去污15分钟。

(米宏霈　史庆丰　韩玲样)

220. 如何做好结肠、直肠手术前的肠道准备?

结肠、直肠存在大量且种类繁多的微生物,术前肠道准备的目的就是为了彻底清除滞留在肠道中的粪便,保证肠道清洁度,便于术中操作,并有效降低术后感染、吻合口瘘等并发症。做好肠道准备的主要措施有:① 术前饮食:建议术前3天普通饮食,术前1天进易消化饮食,术前12小时禁食,术前8小时禁水。② 机械性肠道准备:包括口服导泻、清洁灌肠。优先选择口服导泻,常见的导泻药物有硫酸镁、番泻叶等。③ 口服肠道抗生素:术前一天分次、足量口服非吸收性抗菌药物即可,不需要提前数日给药。

研究证明,单独的机械性肠道准备不能减少择期结肠手术手术部位感染(SSI),但是口服抗生素肠道准备与全身抗生素联合应用对预防SSI有效。世界卫生组织(WHO)推荐术前联合使用口服抗生素和机械性肠道准备(MBP)以降低接受择期结肠、直肠手术的成年患者SSI风险。择期直肠手术的成年患者不宜只单独使用机械性肠道准备。

(丁　韧　王世浩　韩玲样)

221. 术后换药应关注哪些重点环节？是否一定要戴手套？使用新型敷料优于传统纱布敷料吗？

伤口愈合是组织对创伤的反应，是复杂而有序的生物学过程。在整个愈合过程中受多种因素影响。其中术后切口局部清洁是愈合的基本条件。术后换药包括更换敷料、清洁、消毒切口等。① 物品准备及换药时应戴口罩、帽子，必要时戴护目镜（防止液体喷溅），换药前后应进行手卫生。② 更换敷料时应按照无菌不接触原则，即在对切口初步消毒后，使用无菌器械进行操作，以保证操作人员手上或器械上的微生物不会进入伤口。这种无菌技术的不接触原则为处理伤口的"金标准"。③ 一期闭合的清洁切口应使用无菌敷料覆盖24～48小时。切口有过度渗出时敷料应及时更换。换药时应仔细观察手术部位切口情况，怀疑手术部位感染（SSI）时及时采集标本送微生物培养。

目前，还没有规范明确规定术后换药一定要戴无菌手套。但从保护患者的角度出发，如特殊感染患者或危重患者，一旦发生感染后果严重；或者从保护医务人员角度出发，如换药医师手上有伤口等情形，建议佩戴手套以做好双向防护。

随着医疗用品的不断进步与发展，有很多新型敷料问世，主要为亲水胶体、凝胶、纤维胶体、聚氨酯矩阵敷料等。世界卫生组织（WHO）专家小组综合10项随机对照研究进行统计分析，结果显示，对比标准敷料（传统纱布），新型敷料并不能显著降低SSI发生率。因此，就预防SSI而言，在一期缝合的切口上，没有一种新型高级敷料优于现在的标准敷料，加之新型敷料费用较高，建议仍应选择标准敷料。

（丁　韧　王世浩　韩玲样）

222. 术后切口引流移除的最适宜时机是什么时候？

手术部位的引流如管理不当可能会造成切口污染而导致手术部位感染（SSI）。引流时间过长会导致细菌定植增加，SSI发生率增高，因此应尽早停止引流。不同手术术后放置的引流管（条）移除时机没有统一标准，应根据具体病情而定。一项针对胰腺头部切除术预防性引流放置时间对SSI影响的研究显示，术后4天拔除引流患者的感染率明显低于术后8日拔除引流者，而有研究显示全髋关节及全膝关节置换术后引流拔除的最佳时机为术后24小时。

因此应视病情变化尽早为患者拔除引流管。一般来说，没有引流物引出或引流量小于每日25 ml时应拔除引流，可每日逐渐向外拔出引流管2 cm以利于引流部位逐渐愈合。

（丁　韧　王世浩）

223. 手术中反复开门会增加手术部位感染风险吗?

　　《外科手术部位感染预防与控制技术指南(试行)》指出:手术中保持手术室门关闭,尽量保持手术室正压通气,最大限度减少人员数量和流动。目前没有规范要求具体开门次数的限制,也没有反复开门会增加手术部位感染(SSI)的研究报道。但是考虑到手术中反复开门会让手术室的气流与压力发生变化,气流会扬起空气中的微粒落入手术野,增加手术部位微生物污染机会。所以,原则上要求手术物品准备齐全,术中尽可能减少开门次数。

(丁　韧　王世浩)

224. 手术室地板上的杂物应在湿式拖擦之前先干式清扫吗? 清扫杂物有哪些注意事项?

　　手术室地板湿式拖擦之前不应进行干式清扫。

　　有研究显示,虽然喷雾、湿润和湿拖均会增加空气的细菌污染,但干式清洁产生的气溶胶比上述清扫方法更多。在湿拖地板之前干拖可能会造成地板上的污染物被雾化,在干拖地板后进行湿拖时,在拖地过程中停留在空气中的污染物会重新落在干净的地板上。

　　此外,必须注意的是,由于手术室地面的杂物很可能被血液、体液或其他潜在传染性物质(如残留缝线)污染,干拖地板的清洁工具和设备(如扫帚等)每次使用后难以做到彻底消毒,重复使用存在交叉污染的可能。因此,手术室选择清洁工具和设备时,应充分考虑其特性,不能被彻底消毒的清洁工具和设备不宜在手术室使用。

　　为了防止地面杂物影响到消毒工作,工作人员应戴手套,在拖地前用手清除杂物(例如:残留缝线或其他缝合材料),捡起不锋利或不危险的物品,也可以用湿布、湿纸巾或其他专用物品进行清理。对于尖锐的物品(例如:缝合针、刀片),应使用专用设备将其从地板移走,避免发生锐器伤。在将杂物放入合适的废物容器(如利器盒、垃圾桶)后,工作人员应脱掉被污染的手套并进行手卫生,再重新进行清洁活动。

(米宏霖　史庆丰　韩玲样)

◇参◇考◇文◇献◇

[1]　Benedetta A, Peter B, Stijn de J, et al. New WHO recommendations on preoperative measures for surgical site infection prevention: an evidence-based global perspective[J]. Lancet Infect Dis, 2016, 16: e276-e287.

[2]　中华人民共和国卫生部. 外科手术部位预防与控制技术指南(试行)[EB/OL].(2010-11-29)[2017-04-10] http://www.moh.gov.cn/mohyzs/s3594/201012/50039.shtml.

[3]　胡必杰,葛茂军,关素敏.手术部位感染预防与控制最佳实践[M].上海:上海科学技术出版社,2012.

[4]　中华人民共和国住房和城乡建设部,中华人民共和国国家质量监督检验检疫总局.医院洁净手术部建筑技术规

范（GB 50333-2013）［EB/OL］.（2014-06-01）［2017-04-08］http：//www.risn.org.cn/News/ShowInfo.aspx.

［5］ 中华人民共和国卫生部.外科手术部位感染预防与控制技术指南（试行）［S］//国家卫生和计划生育委员会医院管理研究所医院感染质量管理与控制中心.医院感染管理文件汇编（1986—2015）.北京：人民卫生出版社，2015：437-439.

［6］ 贾维斯.Bennett & Brachman医院感染［M］.6版.胡必杰，陈文森，高晓东，等译.上海：上海科学技术出版社，2016.

［7］ 世界卫生组织（WHO）.预防手术部位感染（SSI）全球指南［EB/OL］.（2016-11-05）［2017-04-08］http：//www.360doc.com/content/16/1105/13/31775152_604113465.shtml.

［8］ Guideline at a glance: skin antisepsis［J］. AORN Journal, 2016, 104（3）: 273-276.

［9］ Guideline summary: preoperative patient skin antisepsis［J］. AORN Journal, 2015, 101（1）, 81-84.

［10］ 中华人民共和国卫生部.WS/T 367-2012医疗机构消毒技术规范［S］//国家卫生和计划生育委员会医院管理研究所医院感染质量管理与控制中心.医院感染管理文件汇编（1986—2015）.北京：人民卫生出版社，2015：262-293.

［11］ 夏海燕.术中综合保温护理对手术患者术中低体温和术后感染的影响［J］.当代护士，2014，8：123-124.

［12］ 中华人民共和国卫生部.抗菌药物临床应用指导原则［S］//国家卫生和计划生育委员会医院管理研究所医院感染质量管理与控制中心.医院感染管理文件汇编（1986—2015）.北京：人民卫生出版社，2015：373-422.

［13］ 中华人民共和国国家卫生和计划生育委员会.WS 310.1-2016 医院消毒供应中心第1部分：管理规范［EB/OL］.（2017-01-05）［2017-04-07］http://www.nhfpc.gov.cn/ewebeditor/uploadfile/2017/01/20170105090443523.pdf.

［14］ 中华人民共和国国家卫生和计划生育委员会.WS 310.2-2016 医院消毒供应中心第2部分：清洗消毒及灭菌技术操作规范［EB/OL］.（2017-01-05）［2017-04-07］http://www.nhfpc.gov.cn/ewebeditor/uploadfile/2017/01/20170105090606684.pdf.

［15］ 中国医师协会眼科医师分会.我国眼科手术管理、感染控制、消毒灭菌指南［J］.中华眼科杂志，2016，52（3）：167-172.

［16］ 胡必杰，刘荣辉，陈文森.SIFIC医院感染预防与控制临床实践指引（2013年）［M］.上海：上海科学技术出版社，2013.

［17］ Recommended practices for environmental cleaning in the perioperative setting: In: Perioperative Standards and Recommended Practices［M］. Denver, CO: AORN, Inc; 2013: 243-254.

［18］ Andersen B M, Rasch M, Kvist J, et al. Floor cleaning: effect on bacteria and organic materials in hospital rooms［J］. J Hosp Infect, 2009, 71(1): 57-65.

第2节　重症监护病房与器械相关感染

225. 如何做好重症监护病房环境表面的日常清洁消毒？

做好重症监护病房（ICU）环境表面的日常清洁消毒是医院感染控制措施的重要组成部分。应注意以下几点：

（1）遵循先清洁再消毒的原则，采取湿式清洁消毒方式。

（2）对病房和床单元实施清洁工作时应有序进行，一般由上而下，由里到外，由轻度污染到重度污染。

（3）物体表面、地面每天清洁消毒1～2次，达到中、低水平消毒效果。

（4）不同患者床单元清洁消毒时应更换清洁工具，不得交叉使用。用后统一清洗、消毒、干燥备用。清洁工具应根据区域不同而分为不同颜色。

（5）物体表面保持清洁,受到明显的污染时,应该立即进行清洁消毒。被少量血液或体液污染时,可先清洁再消毒,或用消毒湿巾采用"清洁—消毒"一步完成,必要时重复进行;被大量血液、体液污染时,应先用吸湿材料去除可见的污染物,再进行常规的清洁和消毒。

（6）吸痰等高度危险诊疗活动结束后,应立即对环境实施清洁与消毒。

（7）床栏、床旁桌、床头柜等应每天清洁消毒1～2次,用含有效氯500 mg/L的消毒液擦拭或者使用消毒湿巾擦拭。有条件时推荐使用消毒湿巾。

（8）床单、被罩、枕套、隔帘应保持清洁,定期更换,如有血液、体液或排泄物等污染,应随时更换。

（9）环境表面检出多重耐药菌,如耐甲氧西林金黄色葡萄球菌（MRSA）、耐碳青霉烯类鲍曼不动杆菌（CRAB）以及耐碳青霉烯类肠杆菌科细菌（CRE）等耐药菌时应增加清洁消毒频次,并根据病原体的不同选择合适的消毒剂。

（10）对于不易清洗的高频部位可使用隔离膜等物品进行覆盖,一用一更换。

（11）不应将使用后或污染的擦拭布巾或地巾重复浸泡至清洁用水、使用中清洁剂和消毒剂内。

（12）实施清洁消毒时应做好个人防护,避免医护人员发生职业伤害。

（秦海燕　张立国　韩玲样）

226. 如何做好重症监护病房（ICU）仪器设备的日常清洁消毒?

重症监护病房（ICU）内诊疗设备、仪器较多,使用频率较高,如清洁消毒工作不到位,容易成为医院感染的传播链。做好诊疗设备、仪器的清洗消毒,应注意以下几点:

（1）仪器设备的清洁消毒首先遵循产品说明书。如产品说明书未提及的,在选择消毒剂时一定要考虑消毒剂成分与设备材料的兼容性。

（2）遵循先清洁再消毒的原则。

（3）一般性诊疗器械（如听诊器、叩诊锤、手电筒、软尺等）宜专床专用,如交叉使用应"一用一消毒";消毒可选择75%乙醇擦拭或用含有效氯500 mg/L消毒液擦拭/浸泡。

（4）普通患者持续使用的医疗设备（如监护仪、输液泵、氧气流量表等）,应每天清洁消毒1～2次。

（5）普通患者共用的医疗设备（如超声诊断仪、除颤仪、心电图机等）表面,直接接触患者的部分应每位患者使用后立即清洁消毒,不直接接触患者的部分应每周清洁消毒1～2次。

（6）多重耐药菌感染或定植患者使用的医疗器械、设备应专人专用,或"一用一消毒"。可选择含有效氯500 mg/L的消毒液进行擦拭消毒或使用消毒湿巾擦拭消毒。

（7）呼吸机外壳及面板应每天清洁消毒1～2次,建议使用消毒湿巾擦拭消毒。外部管路及配件应"一人一用一消毒或灭菌",长期使用者应每周更换。一次性使用呼吸机螺纹管不得重复使用。

（8）空气净化系统出、回风口应每周清洁消毒1～2次；空气消毒机的过滤网应定期清洗更换。

（韩玲样　王广芬）

227. 重症监护病房（ICU）地面需要每日消毒吗？

需要，重症监护病房（ICU）地面应每日清洁消毒1～2次。

ICU是医院感染高风险部门，感染高风险部门的地面应保持清洁、干燥，每天进行消毒，遇明显污染随时去污与消毒，地面消毒采用含有效氯500 mg/L消毒液擦拭，作用30分钟。地巾分区使用，宜用颜色标记。如有条件，宜使用微细纤维材料的地巾，拖布、拖头可拆卸，每次使用后用清洗消毒机进行集中清洗消毒。无条件实行拖把头集中清洗消毒的单位，可用含有效氯500 mg/L消毒液浸泡消毒30分钟后，洗净干燥待用。

除此之外，ICU的地面应选用实用经济的材料，易清洗、耐腐蚀、防潮、防霉，对消毒剂有很好的兼容性；墙体转角宜为圆角，便于日常清洁消毒。

（王广芬　韩玲样）

228. 新建重症监护病房时，如何选择空气净化方式？

新建重症监护病房时，空气消毒可采用以下方法之一，并符合相应的技术要求：① 医疗区域定时开窗通风。② 安装具备空气净化消毒装置的集中空调通风系统。③ 空气洁净技术：应做好空气洁净设备的维护与监测，保持洁净设备的有效性。④ 空气消毒器：产品应符合《消毒管理办法》要求。使用者应按照产品说明书正确使用并定期维护，保证空气消毒器的消毒效果。⑤ 紫外线灯照射消毒：应遵循WS/T 367的规定。⑥ 能够使空气质量达到卫生标准要求的合法有效的其他空气净化消毒产品。

在选择时应综合考虑医院实际情况，合理选择空气净化方式。如建筑布局达不到自然通风，宜使用机械通风。机械通风时宜采用顶送风，下侧回风的气流组织；如使用各类空气消毒器、紫外线消毒灯作为空气净化设备时，安装的数量、型号应与房间的体积相匹配。空气洁净技术维护成本及要求相对较高，若不能很好地维护，可能会带来感染隐患，选择洁净技术时应综合各方面因素进行整体评估。一般推荐基层医疗机构采用在通风系统安装空气消毒装置的空气净化方式。

（王广芬　韩玲样）

229. 重症监护病房两床之间一定要配备洗手槽吗?

《重症医学科建设与管理指南(试行)》和《重症监护病房医院感染预防与控制规范》指出:应配备足够的非手触式洗手设施和速干手消毒剂,洗手设施与床位数比例应不低于 1∶2,单间病房应每床 1 套。如何正确理解规范中的洗手设施至少每 2 床 1 套呢?

规范要求有足够的手卫生设施是为了医护人员在每个手卫生时机内能方便快捷地进行手卫生,提高手卫生依从性,减少医院感染发生。使用流动水洗手与使用速干手消毒剂相比所需时间长,依从性相对会低。《医务人员手卫生规范》明确提出,当手部无明显肉眼可见的污物时可用速干手消毒剂代替洗手。《WHO 医疗保健手卫生指南》也明确指出,速干手消毒剂可以作为医疗机构中标准手卫生实践,可作为医疗服务常规手卫生的首选方式。重症监护病房应该保障在触手可及的地方有手卫生设施,每床配备速干手消毒剂可提高医护人员的手卫生依从性。另外,水槽是一个湿性环境的储菌库,很容易被鲍曼不动杆菌、铜绿假单胞菌及军团菌等污染,两床间有一洗手池,将可能成为污染源。

综上所述,重症监护病房应配备足够的"手卫生设施",这里的手卫生设施包括速干手消毒剂和洗手槽,而不是"两床之间一定要配备洗手槽"。

(秦海燕　王广芬　韩玲样)

----

230. 新建重症监护病房应选择单间还是大间?

WS/T 509–2016《重症监护病房医院感染预防与控制规范》要求:重症监护病房(ICU)床单元使用面积应不少于 15 m²,床间距应大于 1 m,ICU 内应至少配备 1 个单间病室(房),使用面积应不少于 18 m²。

单间病房能有效地进行患者的隔离治疗,并能很好地保护患者个人隐私,但需要增加护士的人力成本。大间病房,同一类型的患者集中管理能更好地节约护士人力成本,却不利于保护患者个人隐私,在预防医院感染方面也存在潜在的威胁。

ICU 患者的安置与隔离应遵循以下原则:将感染、疑似感染与非感染患者分区安置;在标准预防的基础上,应根据疾病的传播途径(接触传播、飞沫传播、空气传播)采取相应的隔离与预防措施。另外,当收治多重耐药菌感染或定植患者,宜单间隔离,如隔离房间不足,可将同类耐药菌感染或者定植患者集中安置,并设醒目的标识。

因此,如条件许可,建议应尽量的配置单间。当然无论是大间还是单间,认真落实消毒隔离措施、严格执行手卫生规范才是减少交叉感染的重要举措。

(秦海燕　张立国　王广芬)

231. 重症监护病房探视者如何管理？

重症监护病房应明示探视时间，限制探视者人数。每位探视家属都必须接受重症监护病房探视管理规则的教育和指导。进入重症监护病房时可不换鞋，必要时穿鞋套或者更换专用鞋；宜穿专用探视服，探视服专床专用，探视日结束后清洗消毒。在进入和离开重症监护病房时必须进行卫生手消毒或洗手。患有呼吸道感染性疾病的探视者不可进入，若探视呼吸道感染患者时，做好手卫生，戴医用外科口罩。

（秦海燕　张立国　王广芬）

232. 什么是中央导管？什么是中央导管相关血流感染？

中央导管是指末端位于或接近于心脏或下列大血管之一的，用于输液、输血、采血、血液动力学监测的血管导管。这些大血管包括：主动脉、肺动脉、上腔静脉、下腔静脉、头臂静脉、颈内静脉、锁骨下静脉、髂外静脉、股静脉。

中央导管相关血流感染是指患者在留置中央导管期间或拔除中央导管48小时内发生的原发性的、与其他部位存在的感染无关的血流感染。

（陈亚男　张　静　王广芬）

233. CRBSI与CLABSI有什么不同？

导管相关血流感染作为重要的医院获得性感染，目前国外有两种定义：导管相关血流感染（catheter-related bloodstream infection，CRBSI）和中央导管相关血流感染（central line-associated bloodstream infection，CLABSI），那么两者所指是否同一概念？又有何区别？

CLABSI仅用于监测使用中央导管的患者出现的原发性血流感染，CRBSI则是一种更为严格的导管相关血流感染的临床定义，用于临床诊断和治疗。两者的区分见表5-1。

表5-1　CRBSI与CLABSI的区分

项　　目	CRBSI	CLABSI
定义的目的	用于临床诊断	仅用于监测
侧重点	侧重于中央导管与血流感染之间的因果关系	侧重于中央导管与原发性血流感染之间的联系
血培养	定量培养CVC与外周血的比率≥5∶1；或CVC比外周血提前报阳2小时	是否培养不是诊断的必需条件
导管末端培养	推荐导管尖端培养	无导管尖端培养要求

（续 表）

项 目	CRBSI	CLABSI
缺点	诊断方法严格，更为复杂，对实验室证据要求高，所需要的资源更多	有时很难确定与中心导管相关的感染并非是其他部位无法辨识的感染（如尿路感染、肺炎、腹腔内脓肿），可能对CVC相关感染的真实率估计过高

（米宏霏 卢 珊）

234. CVC、PICC、PORT、PVC有什么不同？

CVC即中心静脉导管（central venous catheter），指经锁骨下静脉、颈内静脉、股静脉置管，尖端位于上腔静脉或下腔静脉的导管。

PICC即经外周静脉置入中心静脉导管（peripherally inserted central catheter），经上肢贵要静脉、肘正中静脉、头静脉、肱静脉，颈外静脉（新生儿还可通过下肢大隐静脉、头部颞静脉、耳后静脉等）穿刺置管，尖端位于上腔静脉或下腔静脉的导管。

PORT即输液港（implantable venous access port），指完全置入人体内的闭合输液装置，包括尖端位于上腔静脉的导管部分及埋植于皮下的注射座。

PVC即外周静脉导管，包括一次性静脉输液钢针穿刺和外周静脉留置针穿刺的导管。

（张 静 王广芬）

235. 如何预防中央导管相关血流感染？

中央导管相关血流感染（CLABSI）的发生可导致患者住院时间延长，死亡率增高，增加抗菌药物使用负担等。预防CLABSI应执行以下几点措施：① 应严格掌握中央导管留置指征，每日评估留置导管的必要性，尽早拔除导管。② 操作时应严格遵守无菌技术操作规程，采取最大无菌屏障。③ 宜使用有效含量≥2 g/L氯己定-乙醇（70%体积分数）溶液局部擦拭2～3遍进行皮肤消毒，作用时间遵循产品使用说明。④ 应根据患者病情尽可能使用腔数较少的导管。⑤ 置管部位不宜选择股静脉。⑥ 应保持穿刺点干燥，密切观察穿刺部位有无感染征象。⑦ 如无感染征象时，不宜常规更换导管。⑧ 不宜定期对穿刺点采样送微生物学检测。⑨ 当怀疑中央导管相关性血流感染时，如无禁忌，应立即拔管，采集导管尖端和外周静脉血进行微生物检测。

除此之外，置管前、维护导管时严格执行手卫生，也是预防CLABSI的重要措施。针对CLABSI高发的重症监护病房（ICU），医疗机构应开展目标性监测，根据监测结果采取针对性的干预措施。同时,加强置管和导管维护人员的教育培训,使其掌握并认真落实以上预防要点,才能使CLABSI发生率真正下降。

(王广芬　韩玲样)

236. 如何诊断中央导管相关血流感染(CLABSI)?

中央导管呈留置状态或当天拔除中央导管或前一日已拔除中央导管的患者,首次满足以下标准之一时,诊断为CLABSI。

(1)标准1:至少1套或1套以上血培养中分离到公认的病原菌,且与其他部位的感染无关。

公认的病原菌:如金黄色葡萄球菌、肠球菌属、大肠埃希菌、假单胞菌属、克雷伯菌属、假丝酵母菌属等。

(2)标准2:以下条件必须均满足:① 不同时段抽血的2套或多套血培养,所分离出的微生物为常见皮肤共生菌。② 患者至少有以下一种症状或体征:发热(体温>38℃)、寒战。③ 症状和体征及阳性实验室结果与其他部位的感染无关。

(3)标准3:以下条件必须均满足:① 不同时段抽血的2套或多套血培养,所分离出的微生物为常见皮肤共生菌。② ≤1岁的婴儿至少具有下列症状或体征之一:发热(肛温>38℃),低体温(肛温<36℃),呼吸暂停,或者心动过缓。③ 症状和体征及阳性实验室结果与其他部位的感染无关。

注意事项:① 导管尖端培养不能用来决定患者是否存在CLABSI,阳性结果不排除为定植菌或采集血标本时污染。② 化脓性静脉炎导管尖端细菌半定量培养阳性,但血液培养阴性或者未做血液培养,即报告为心血管系统感染——动静脉感染,而不是血流感染,也不是皮肤软组织感染。③ 血培养阳性且导管穿刺部位存在局部感染的临床症状或体征,但没有发现其他部位感染,可以报告CLABSI。④ 常见皮肤共生菌包括:类白喉杆菌(棒状杆菌属,白喉杆菌除外)、芽孢杆菌属(炭疽杆菌除外)、丙酸杆菌属、凝固酶阴性葡萄球菌属(包括表皮葡萄球菌)、草绿色链球菌、气球菌属、微球菌属。

(张　静　王广芬　张辉文)

237. 为预防CLABSI,成人中心静脉置管应优先选择什么部位?

锁骨下静脉、颈静脉及股静脉是常被选择作为留置中心静脉导管的三个部位,然而无论在哪个部位置入导管都有发生主要并发症的潜在风险。中心静脉置管穿刺部位的选择与其并发症密切相关。选择最优的穿刺部位可降低并发症发生率。一些研究表明颈内静脉置管造成的机械并发症的风险低于锁骨下静脉置管。锁骨下静脉置管导管相关血流感染发病率低于颈内静脉或股静脉置管。股静脉置管部位腹股沟微生物的定植率可能更高,引起的感染风险最大。

所以,选择置管部位前,须权衡降低感染并发症和增加机械损伤并发症(如气胸、刺入锁骨下动脉、锁骨下静脉裂伤、锁骨下静脉狭窄、血胸、血栓形成、空气栓塞、置管错位等)的风险。一般建议成人中心静脉置管优先选择锁骨下静脉穿刺,尽量避免股静脉穿刺,但在选择的过程中要综合考虑其他因素,如机械性损伤(如气胸、锁骨下动静脉破裂等)和插管失败等。

(张 静 王广芬)

238. 怀疑导管相关血流感染时该如何操作?

对于留置导管的患者若疑似存在感染,需采集标本,并对结果进行分析。

(1)拔除导管,从独立外周静脉采两套血,同时在无菌状态下取出导管,剪下导管尖端5 cm或近心端,送微生物室培养。导管相关血流感染(CRBSI)结果判断可参考表5-2。

表5-2 导管相关血流感染(CRBSI)结果判断

导管尖端	外周静脉1	外周静脉2	结 果 判 断
+	+	+/-	CRBSI
-	+	+/-	培养为金葡菌或念珠菌属,并缺乏其他感染的证据则提示可能为CRBSI
+	-	-	导管定植菌或污染菌
-	-	-	非CRBSI

(2)对于置管困难,不能拔除导管的,推荐采用导管内血液与外周血同时送检。一般情况下取两份血,一套来自导管内,另一套来自外周静脉,两份血样的采血时间应接近且同时送检。导管相关血流感染(CRBSI)结果判断可参考表5-3。

表5-3 导管相关血流感染(CRBSI)结果判断

导管尖端	外周静脉	条 件	结 果 判 断
+	+		CRBSI
+	+	导管较外周报阳时间快120分钟或者导管细菌浓度较外周高5倍	CRBSI
-	+		培养为金葡菌或念珠菌属,并缺乏其他的感染证据则提示可能为CRBSI
+	-		导管定植菌或污染菌
-	-		非CRBSI

(张 静 王广芬)

239. 如何正确理解最大无菌屏障?

2010年原卫生部下发的《导管相关血流感染预防与控制技术指南(试行)》指出,置管时应严格执行无菌技术操作规程,遵守最大限度的无菌屏障要求。置管部位应当铺大无菌单(巾);操作人员应当戴帽子、口罩、无菌手套,穿无菌手术衣。2011年美国疾病预防与控制中心(CDC)下发的《导管相关血流感染预防与控制技术指南》和2014年美国感染控制专业人员协会(APIC)下发的《中心静脉导管相关血流感染预防策略》明确指出:在中央导管置入时应使用覆盖患者全身的大无菌单。

所以最大无菌屏障指在置管时操作人员应当戴帽子、口罩、无菌手套,穿无菌手术衣,应铺覆盖患者全身的无菌单。

(张 静 王广芬)

240. 如何选择穿刺点的覆盖敷料?

2010年原卫生部下发的《导管相关血流感染预防与控制技术指南(试行)》要求:应当尽量使用无菌透明/半透明、透气性好的敷料覆盖穿刺点,对于高热、出汗、穿刺点出血、渗出的患者应当使用无菌纱布覆盖。

由于透明敷料固定中心静脉导管与纱布敷料相比有诸多优点,如透明可增加可视性,便于观察局部及早发现并发症;粘贴牢靠减少导管移动;减少更换敷料的次数等。因此,临床上比较广泛使用的是透明敷料。但对于如果穿刺部位存在渗液、渗血,应使用无菌纱布敷料代替透明敷料直到渗液结束,并注意及时更换。

(张 静 王广芬)

241. 什么情况下需要更换静脉穿刺部位敷料?

静脉穿刺部位敷料的更换时机应综合穿刺部位皮肤情况来决定。

一般应每日观察穿刺点及周围皮肤的完整性,若穿刺部位发生渗液或渗血时应及时更换;敷料发生潮湿、松动、污染、卷边或透明敷料下面有液体积聚时应立即更换;无菌透明敷料应至少每7天更换一次,无菌纱布敷料应至少每2天更换一次。值得注意的是,在特定的新生儿重症监护治疗病房,应该减少更换敷料的频率,以减少导管移位的风险。

(张 静 王广芬)

242. 输液附加装置包括哪些？使用时应注意哪些？

输液附加装置一般包括三通、延长管、肝素帽、无针接头、过滤器等。为减少感染应尽可能减少输液附加装置的使用。

输液附加装置宜选用螺旋接口或一体化设计，以保证安全连接，减少操作，使连接脱开的风险降至最低。输液接头（或接口）进行输液及推注药液前，应使用70乙醇-氯己定、5%乙醇多方位擦拭各种接头（或接口）的横截面及外围15秒以上。

输液附加装置的更换要求如下：输液器应每24小时更换1次，如怀疑被污染或完整性受到破坏时，应立即更换；用于输注全血、成分血或生物制剂的输血器宜每4小时更换一次；输液附加装置和输液装置一并更换，在不使用时应保持密闭状态，其中任何一部分的完整性受损都应及时更换；外周静脉留置针附加的肝素帽或无针接头宜随外周静脉留置针一起更换；PICC（经外周静脉置入中心静脉导管）、CVC（中心静脉导管）、PORT（输液港）附加的肝素帽或无针接头应至少每7天更换1次；肝素帽或无针接头内有血液残留、完整性受损或取下后，应立即更换。

（张　静　王广芬）

- -

243. 什么情况下拔除静脉导管？

（1）应监测静脉导管穿刺部位，并根据患者病情、导管类型、留置时间、并发症等因素进行每日评估，尽早拔除。

（2）外周静脉留置针应72～96小时更换一次。

（3）PICC（经外周静脉置入中心静脉导管）留置时间不宜超过1年或遵照产品使用说明书。

（4）确认导管堵塞时，PVC（外周静脉导管）应立即拔除，PICC、CVC（中心静脉导管）、PORT（输液港）应分析堵塞原因，遵医嘱及时处理。

（5）可疑导管相关性血流感染时，应立即拔除PVC，暂时保留PICC、CVC、PORT，遵医嘱给予进行血培养等处理。

（6）静脉导管拔除后应检查导管的完整性，PICC、CVC、PORT还应保持穿刺点24小时密闭。

（7）在不能保证遵守无菌技术的情况下（如紧急插管），应在48小时内尽快拔除或更换中央导管。

（张　静　王广芬）

244. 中心静脉导管穿刺点使用创可贴会增加感染机会吗？

穿刺点敷料应根据患者年龄、全身和局部情况、置管的种类选择。除了要考虑其引发中央导管相关血流感染（CLABSI）的危险和局部皮肤毒性反应外，还要考虑敷料对导管固定的安全性。创可贴属于非处方外用药品，成分复杂，且覆盖面积小，与皮肤吻合性较差，不能有效覆盖穿刺点，无菌性与透气性也难以保障。对于无菌要求较高的中心静脉导管穿刺点来说，使用创可贴覆盖不仅易造成污染引起感染机会增加，还起不到固定导管的作用。因此，不能使用创可贴覆盖中心静脉导管的穿刺点。

（王春虾 卢 珊）

245. 中心静脉导管接头如何擦拭消毒？

经由中央导管输注药物、液体、血液制品时，导管接头污染是导管相关血流感染最可能的微生物来源。有研究表明，液体通路污染与有针或无针接头无关，与穿刺前隔膜消毒是否充分有关。因此，对中心静脉导管接头正确消毒是预防导管血流感染的重要措施。

医务人员在消毒导管接头前应进行手卫生，并戴上清洁或无菌手套。在连接导管接口、无针连接系统和输液港之前，使用乙醇–氯己定溶液或75%乙醇对上述部位进行有力的机械擦拭消毒，确保至少15秒（与乙醇相比，乙醇–氯己定有较长的残留活性）。使用乙醇棉片较棉签进行擦拭消毒时摩擦力度更大，机械清除微生物效果更好。

除了常规的对导管接头的擦拭消毒工作外，也可考虑选择能够彻底消除污染隐患的输液接头，以及在测压装置的入口处使用密闭式隔膜取代三通装置。最近有一项新的研究表明，Dualcap导管消毒连接器可以消毒并保护导管接头，无须擦拭消毒，使用消毒连接器后，医院感染率下降了62%。

（王春虾 米宏霏 卢 珊）

246. 不同种类的静脉穿刺皮肤消毒范围一样吗？

静脉穿刺的皮肤消毒范围应由静脉穿刺的种类决定。一次性静脉输液钢针穿刺处的皮肤消毒范围直径应≥5 cm，外周静脉留置针穿刺处的皮肤消毒范围直径应≥8 cm，CVC（中心静脉导管）、PICC（经外周静脉置入中心静脉导管）、置入式血管通路穿刺处的皮肤消毒范围直径≥15 cm，至少应大于敷料面积（10 cm×12 cm）。消毒方法主要为涂擦，以穿刺部位为中心，由内向外缓慢旋转，逐步涂擦，共2次，建立最大化无菌屏障。待消毒液自然干燥后再进行穿刺。

（张 静 王广芬）

247. 什么是呼吸机相关性肺炎？呼吸机相关性肺炎的预防策略是什么？

呼吸机相关性肺炎（ventilator associated pneumonia，VAP）指建立人工气道（气管插管或气管切开）并接受机械通气时所发生的肺炎，包括发生肺炎48小时内曾经使用人工气道进行机械通气者。

VAP的预防策略主要有以下几点：① 对相关工作人员开展呼吸机维护及护理等知识的培训。② 应每天评估呼吸机及气管插管的必要性，尽早脱机或拔管。③ 若无禁忌证应将患者头胸部抬高30°～45°，并应协助患者翻身拍背及震动排痰。④ 应使用有消毒作用的口腔含漱液进行口腔护理，每6～8小时一次。⑤ 在进行与气道相关的操作时应严格遵守无菌技术操作规程。⑥ 宜选择经口气管插管。⑦ 应保持气管切开部位的清洁、干燥。⑧ 宜使用气囊上方带侧腔的气管插管，及时清除声门下分泌物。⑨ 气囊放气或拔出气管插管前应确认气囊上方的分泌物已被清除。⑩ 呼吸机管路湿化液应使用无菌水。呼吸机内外管路应做好清洁消毒。⑪ 应每天评估镇静药使用的必要性，尽早停用。

（陈亚男 张 静 王广芬）

248. 应多长时间对机械通气患者继续机械通气的必要性进行评估？

机械通气患者通气时间的长短会直接影响到呼吸机相关性肺炎（VAP）的发生，缩短机械通气时间是降低VAP发生率的重要措施。患者一旦符合拔管撤机指征，应立即进行试验性撤机，如患者病情平稳，各种氧合指标达标，应立即撤机。

对继续机械通气必要性进行评估，既能有效缩短机械通气时间，降低VAP发生率，又能避免反复插管为患者带来的伤害。因此，使用呼吸机的患者应每日评估呼吸机及气管插管的必要性，尽早脱机或拔管。

（王 静 张立国）

249. 对于使用呼吸机的患者，若无禁忌证应将床头抬高多少度为宜？

美国胸科学会、加拿大重症监护试验中心及疾病控制与预防中心均推荐抬高床头（30°～45°）可有效预防呼吸机相关性肺炎（VAP），尤其利于行肠内营养的患者，可减少胃内容物反流导致的误吸。WS/T 509–2016《重症监护病房医院感染预防与控制规范》指出：若无禁忌证应将患者头胸部抬高30°～45°，并应协助患者翻身拍背及震动排痰。

所以对于使用呼吸机患者，在无禁忌证的情况下应抬高床头30°～45°。半坐卧位可提高氧合，减少面部水肿，减少肠内营养患者出现反流和误吸，降低VAP发生率。由于床头抬高在一定程度上会增加护理工作量，虽然国内外都在广泛推行该措施，但在实际工作中持续保持床头抬高的依从性还有待提高。

（王　静　张立国　王广芬）

250. 在进行与气道相关的操作时应严格注意哪些事项？

在进行与气道相关的操作时应注意以下事项：① 严格遵守无菌技术操作规程。吸痰、口腔护理或更换管路等操作时应严格遵守无菌操作技术。② 严格执行手卫生。③ 严格执行标准预防措施。如有可能接触到的体液、分泌物以及气溶胶，应选用手套、医用外科口罩、护目镜或防护面屏等个人防护用品，必要时穿隔离衣或防护服。④ 应及时清除气道内的分泌物，防止分泌物坠积、干结、脱落而阻塞气道。

（王　静　张立国）

251. 早期气管切开可以降低呼吸机相关性肺炎的发生率吗？

目前对气管切开的时机可分为早期和晚期，早期气管切开为机械通气8天以内，晚期气管切开为机械通气13天以上。研究显示，与晚期切开气管相比，早期行气管切开并不能降低已建立人工气道患者呼吸机相关性肺炎（VAP）的发病率，且两者对早期病死率的影响无明显差别。早期气管切开可以改善撤机和重症监护病房（ICU）转出的时机，但与气管切开部位的并发症增加相关，且对1年病死率无改善。

综上所述，机械通气患者早期气管切开不影响VAP的发病率。

（王　静　张立国）

252. 气管切开插管金属内套管如何消毒处理？

按照斯波尔丁分类法，气管切开插管内套管属于中度危险性物品，应达到中等以上消毒水平。如果条件许可，患者使用后使用科室进行初步预处理，再由消毒供应中心按照WS 310.2–2016《医院消毒供应中心第2部分：清洗消毒及灭菌技术操作规范》要求进行集中清洗消毒或灭菌,无菌包装或清洁干燥保存,供临床科室使用。

对不具备由消毒供应中心集中处置条件的医疗机构,使用科室清洗后可选择煮沸消毒或使用消毒剂如2%戊二醛浸泡消毒。消毒前用清洗剂(如多酶洗液)进行彻底刷洗,去除有机物。煮沸消毒时应将金属内套管完全浸没水中,加热水煮沸后维持≥15分钟,计时从水沸腾时开始。如条件允许,煮沸消毒用水宜使用软化水。消毒剂浸泡后要用无菌用水彻底冲洗残留,方可给患者使用。消毒剂的使用方法、浓度、作用时间应遵循产品说明书及WS/T 367–2012《医疗机构消毒技术规范》。

(秦海燕　张立国　王广芬)

253. 呼吸机内外管路应该如何清洁消毒?

呼吸机的消毒主要是指对呼吸机整个气路系统如呼吸机外部管路、传感器、内部管路及机器表面的消毒,若未按照呼吸机说明书的正规程序执行,或将应一次性使用的物品重复使用,会影响其安全性和有效性。

WS/T 509–2016《重症监护病房医院感染预防与控制规范》在呼吸机内外管路的清洁、消毒部分指出:① 外壳及面板应每天清洁消毒1～2次。② 呼吸机外部管路及配件应"一人一用一消毒或灭菌",长期使用者应每周更换。③ 呼吸机内部管路的消毒按照厂家说明书进行。

临床工作中,可以参照《医疗机构消毒技术规范》要求,每天1～2次用含有效氯500 mg/L的消毒剂或其他符合要求的消毒剂、医用消毒湿巾等对设备表面清洁消毒。进行清洁消毒时,应防止液体渗入机器内部,发生电路短路或机器损坏。重复使用的呼吸机管路,应送消毒供应室进行集中清洁、消毒或灭菌,选择灭菌方式时应考虑管路的材质。

(王　静　张立国　韩玲样)

254. 新生儿呼吸机管路是否需要频繁更换?

由于新生儿免疫系统发育不成熟,中性粒细胞吞噬能力较弱,补体活性低,皮肤黏膜娇嫩,加之建立人工气道破坏了正常的呼吸道屏障,细菌易从呼吸机管道蔓延进入下呼吸道引发感染。

机械通气数小时后呼吸机管道即被污染。7天更换1次呼吸机管道可以降低呼吸机相关性肺炎(VAP)的发生率。但更换呼吸机管道过程中不得不中断机械通气,而以复苏气囊进行人工通气,可能对心脑肺的血液动力学造成影响,更可能会带来新的感染。而频繁更换呼吸机管道(1～2天即更换)可能使上述问题更加明显。

国内对儿童VAP防治循证指南中建议：每个新患者均应使用新的回路，如果回路污染就需更换，不必定期进行管道回路更换。

由此可以看出，新生儿呼吸机管路不需要频繁更换。

（王　静　张立国）

255. 如何管理呼吸机管道的冷凝水？

冷凝水是机械辅助通气患者呼出气流中所含的水分遇冷凝结而成，是呼吸机管道中容易发生细菌繁殖的场所。如果集水瓶的冷凝水不及时倾倒，积存过多，当患者变换体位或断开呼吸机管道时，冷凝水容易反流到患者下呼吸道，可导致呼吸机相关性肺炎（VAP）发生率增加。因此，日常应及时倾倒冷凝水，在患者改变体位前应先倾倒冷凝水。同时要注意，集水瓶的位置应处于呼吸机管道最低处。

除了及时倾倒冷凝水，日常还应用带盖水桶收集冷凝水，水桶中加入适量含有效氯500 mg/L的消毒液对冷凝水进行消毒，避免冷凝水遗撒在地面污染环境。每日对水桶进行清洁消毒。

（王　静　张立国）

256. 机械通气患者进行气管插管时，应优先选择经口腔插管，还是经鼻腔插管？

有创机械通气患者气管插管的目的是进行机械通气、清理呼吸道分泌物以及保持患者气道通畅。气管插管可通过经口腔途径和经鼻腔途径建立。两种途径建立的人工气道各有不同的优缺点，包括建立的难易、管径的不同、可放置时间的差异、患者的舒适程度、对口腔及口腔护理的影响、气道阻力及气道管理特点等不同，临床可根据具体情况选择应用。

WS/T 509–2016《重症监护病房医院感染预防与控制规范》指出：宜选择经口腔气管插管。经口腔气管插管操作相对简单，患者感觉舒适是其优点。但经口腔气管插管，不方便进行口腔清洁，容易发生口咽分泌物误吸而增加发生呼吸机相关性肺炎（VAP）的风险。而经鼻腔气管插管操作的难度相对较高，患者舒适度下降。由于导管压迫和阻塞鼻窦开口，导致患者容易发生鼻窦炎等并发症，而鼻窦炎是发生VAP的高危因素。

在临床实践中，应该综合考虑经口腔插管和经鼻腔插管的利和弊，结合患者的实际情况选择插管的方式。如无特殊原因，建议选择经口腔气管插管。

（王　静　张立国）

257. 持续和间断声门下方吸引能降低呼吸机相关性肺炎的发生率吗？

经气管插管进行机械辅助通气患者,为了固定导管、封闭气道,保证通气效能,气管导管气囊内需要充入一定量的气体,并维持一定的压力。气囊在封闭气道的同时,也使上气道分泌物可聚集于气管导管球囊上方,当气囊压力下降,闭合压降低时,分泌物可顺气道进入下呼吸道,导致呼吸机相关性肺炎(VAP)。采用声门下分泌物引流可以避免气囊上方分泌物积聚,防止分泌物进入下气道,有效预防VAP的发生。

持续声门下吸引是采用负压吸引装置对气管导管球囊上方分泌物进行持续性引流,且引流充分,但可出现局部黏膜干燥、出血、影响局部血供等并发症。间断声门下吸引则间断进行分泌物的引流,如患者分泌物较多时则不能保证充分引流。持续吸引和间断吸引声门下分泌物均可明显降低VAP的发病率。但目前暂无研究比较持续和间断声门下吸引对VAP发病率的影响。

综上所述,持续吸引和间断吸引声门下分泌物均可降低VAP的发病率。

（王　静　张立国）

258. 气管内导管气囊的压力与呼吸机相关性肺炎的发生率有什么关系？

气囊是气管内导管的重要装置,气管内导管气囊保持一定的压力,可封闭气道、保证通气效能,防止口咽部分泌物流入及胃内容物反流而导致的误吸。理想的气囊压力既能阻断气管导管与气管壁间的漏气,又不影响气管黏膜血液循环。监测气囊压力,使之保持在$20 \sim 30$ cmH$_2$O(1 cmH$_2$O$=0.098$ kPa),既可以防止气囊压力过高,造成黏膜缺血坏死,又可以避免压力过低,导致气囊上方积累的分泌物流入下呼吸道增加相关肺炎发生的风险。

对机械通气患者每4小时进行气囊压力监测,压力降低时及时进行调整。研究发现:与不监测气囊压力相比,监测气囊压力患者呼吸机相关性肺炎(VAP)发病率有所降低;与间断监测气管气囊压力相比,持续监测气囊压力并使压力控制在25 cmH$_2$O可有效降低VAP的发病率。

综上所述,机械通气患者应定期监测气管内导管的气囊压力,及时调整气管内导管的气囊压力可降低VAP的发病率。

（王　静　张立国　王广芬）

259. 呼吸机湿化器类型对呼吸机相关性肺炎的发生有影响吗？

机械通气中加热湿化器(heated humidifiers, HHs)是以物理加热的方法为干燥气体提供适当的温度和充分的湿度，为主动湿化方式；热湿交换器（heat and moisture exchangers, HMEs）是模拟人体解剖湿化系统而制造的替代性装置，它收集并利用呼出气中的热量和水分以温热和湿化吸入的气体，为被动湿化方式。对需要高流量（60～100 L/min）送气的患者或存在气道分泌物异常黏稠、黏液栓或有痰痂形成时通常选用HHs，而HMEs常在运输、麻醉等短时间通气时应用。

目前研究表明，机械通气患者无论采用HMEs还是含加热导丝的HHS作为湿化装置，对VAP发生率的影响无显著性差异。

（王　静　张立国）

----

260. 气管插管患者的口腔护理如何做？

有效的口腔护理是预防呼吸机相关性肺炎（VAP）的重要措施之一。口腔护理方法包括刷牙、擦拭、冲洗等，我国最常用的是擦拭法。① 擦拭法是使用止血钳夹取浸有口腔护理液的棉球按一定顺序擦拭口腔。对于经口气管插管的患者来说，由于气管插管的阻碍，使用擦拭法进行口腔护理时并不是很容易完成，且有脱管和插管移位的危险。② 冲洗法目前在临床上得到了推广应用。操作前先吸尽呼吸道和口腔分泌物，一人用注射器抽取漱口液，去除针头后由一侧口角缓慢注入患者口腔，另一人同时在对侧口角做同步负压吸引将口腔内液体吸净，反复冲洗直至吸出液清澈为止。然后换对侧口角同法冲洗，最后再给予常规口腔护理。冲洗法能不断循环流动、振荡、冲击，使附着于咽部、口腔黏膜、舌、齿缝中的微生物脱落并随着冲洗液被吸出。③ 刷牙是一种非常值得推荐的保持口腔卫生的方式，有时候甚至比口腔护理液的选择还重要。刷牙能有效去除牙菌斑，减少口腔内细菌定植。但是患者有经口气管插管时，存在执行难度。

关于口腔护理的最佳频率目前没有一致的观点。2009年美国感染控制和流行病学专业协会（APIC）《呼吸机相关肺炎消除指南》推荐使用消毒剂每2～4小时进行一次口腔卫生，每6小时刷牙一次。我国《重症监护病房医院感染预防与控制规范》则指出，应使用有消毒作用的口腔含漱液进行口腔护理，每6～8小时一次。基于既往的研究，笔者建议，口腔护理的频次可依据所选择的口腔护理液抑菌时间的长短来确定。当使用具有长效抑菌作用的口腔护理液如氯已定时，口腔护理频次可适当延长，如每日1～4次；使用聚维酮碘时，可适当增加频次。在当前我国护理人员配置普遍不足的情况下，还需要考虑口腔护理频次的可操作性，可结合工作实际确定能够落实的频次，并逐步推进，最终达到理想的频次。

另外值得注意的是，不管采取哪种口腔护理方法，均需要在操作前协助患者采取对患者和操作者都舒适的体位，通常是半卧位或坐位（＞30°），该卧位还可减少口腔护理操作中误吸的风险。

（王春虾　卢　珊）

261. 口腔护理液如何选择？

临床上进行口腔护理操作时所用的溶液不尽相同，较常用的包括生理盐水、氯己定、碳酸氢钠、过氧化氢、呋喃西林、醋酸、硼酸、甲硝唑等。生理盐水不改变口腔pH，是临床最常用的口腔护理液；氯己定刺激性小，具有广谱抑菌作用，且有持续抑菌效果；碳酸氢钠溶液可提高口腔内pH，保持碱性环境，可有效抑制真菌的生长；呋喃西林液无味，抗菌谱较广，对黏膜无刺激；过氧化氢溶液适用于口腔感染有溃烂、坏死组织者；醋酸溶液适用于铜绿假单胞菌感染；硼酸溶液有抑菌和除臭的作用；甲硝唑溶液适用于厌氧菌感染。

当前，应用氯己定进行口腔护理的研究较多，也有少数研究使用聚维酮碘或碳酸氢钠漱口液进行护理，其他类型的口腔护理液在临床可见，但发表的相关文献较少。氯己定口腔护理作为呼吸机相关性肺炎（VAP）预防的集束化措施中的一项，在美国重症监护病房（ICU）内应用广泛。最早的一项氯己定随机试验中，证实能够明显减少冠状动脉旁路移植术患者医疗保健相关感染（HAI）发病率。对于氯己定口腔护理液的浓度，既往的研究有0.02%、0.12%、0.2%、2%等不同浓度，而适宜的浓度是多少在目前的研究中尚显欠缺。

限于现有的研究结果，口腔护理液种类、浓度的选择仍需要进一步的探索，建议在临床实际操作中宜综合考虑作用效果、患者舒适度以及具体病情做出选择。

（米宏霏 卢 珊）

262. 什么是导尿管相关尿路感染？导尿管相关尿路感染的基本预防措施有哪些？

导尿管相关尿路感染（catheter-associated urinary tract infection，CAUTI）定义为：患者留置导尿管期间，或者拔除导尿管48小时内发生的泌尿系统感染。导尿管相关尿路感染的基本预防措施有：① 人员接受导管插入和护理的正确技术培训，并定期开展再培训。② 严格掌握留置导尿指征，每日评估留置导尿管的必要性，尽早拔除导尿管。③ 加强手卫生。④ 操作时应严格遵守无菌技术操作规程。⑤ 选择合适的导管，正确安全地使用导管。⑥ 保持尿流通畅。置管时间大于3天者，宜持续夹闭，定时开放。⑦ 应保持尿液引流系统的密闭性，不应当常规使用含消毒剂或抗菌药物的溶液进行膀胱冲洗或灌注以预防尿路感染。⑧ 应做好导尿管的日常维护，防止滑脱，保持尿道口及会阴部清洁。⑨ 应保持集尿袋低于膀胱水平，防止反流。⑩ 长期留置导尿管宜定期更换，普通导尿管7～10天更换，特殊类型导尿管按说明书更换。更换导尿管时应将集尿袋同时更换。⑪ 采集尿标本做微生物检测时应在导尿管侧面以无菌操作方法针刺抽取尿液，其他目的采集尿标本时应从集尿袋开口采集。⑫ 不推荐常规全身应用抗菌药物以预防尿路感染。

（陈亚男　张　静　王广芬）

263. 导尿管相关尿路感染（CAUTI）发生的危险因素有哪些？

导管相关尿路感染最主要且一贯的危险因素是导尿管使用时间。当置管天数达2～10日时，有26%的患者可能罹患菌尿症；几乎所有置管时间超过1个月的患者都会罹患菌尿症。延长导尿管留置时间可在导管和引流系统表面形成生物膜并固着在尿管上，随着时间的推移，微生物便借助这层生物膜附着于管壁内外表面。生物膜不易被抗菌药物杀灭并对人体防御产生抗性，如果不拔除导管几乎不可能被根除。

患者方面的危险因素主要包括：性别（女性）、糖尿病、年龄（50岁以上）、严重基础疾病、非手术性疾病等。

导尿管置入与维护方面的危险因素主要包括：留置尿管时未执行无菌操作、不遵守导尿管护理规范、未接受全身性抗菌药物治疗、尿道口或集尿袋细菌定植等。

（张　静　米宏霏　卢　珊）

264. 留置导尿患者如何预防尿路感染？

留置导尿患者发生尿路感染是一个多因素共同作用的结果，因此，导尿管相关尿路感染（CAUTI）的预防策略也包含了诸多的措施，通常分为两类：一类是适合于所有医院的基本策略；另一类是采用基本策略后，CATUI发生率或标准化感染比仍非常高时，对医院内的某些场所和（或）人群采纳的特殊策略。

预防CAUTI的基本策略中，以下几个方面需要临床医务人员特别重视：

（1）教育和培训：① 对参与导尿管插入、护理和维持的医护人员进行有关CAUTI预防的教育，包括除留置导尿以外的方法以及导尿管的插入、管理和拔出的过程。② 评估医护人员使用、护理和维持导尿管的能力。

（2）采用适当的导尿管插入技术：① 仅当患者治疗必需时才插入导尿管，留置导尿管持续至不再有适应证时。② 考虑其他的膀胱处理方法，如适当的时候采取间歇性导尿。③ 在插管前及执行任何插管部位或器械相关操作前后进行手卫生。④ 插管须采用无菌方法，并使用无菌器械。⑤ 使用无菌手套、铺巾和棉球；用无菌或灭菌溶液清洗尿道口；使用单剂包装的无菌润滑剂。⑥ 使用尽可能小的导尿管，并与引流袋相匹配，从而最大限度减少尿道损伤。

（3）确保对留置导尿管的适当管理：① 插管后须正确固定留置的导尿管，以防移位和尿道牵拉。② 维持无菌的、持续封闭的引流系统。③ 一旦发生无菌状态被打破、接头处断开或尿液漏出，应使用无菌方法更换导尿管和引流装置。④ 为了检查新鲜尿液，用无菌注射器/套管从经过消毒的取样口吸取尿液，从而获得少量样本。⑤ 为了进行特殊的尿液分析，采用无菌方法从引流袋获取更多的尿液样本。⑥ 维持尿液引流畅通：维持引流袋始终低于膀胱的水平，不要将引流袋放置在地上；确保导尿管和引流管无缠绕；定期放空引流袋，每位患者有独立的收集容器。避免引流口接触收集容器。⑦ 采取常规卫生措施，无须用抗菌溶液清洗尿道口区域。

（4）每日评估导尿管留置的必要性，尽早拔除导尿管。

（米宏霏　卢　珊）

265. 留置导尿患者每日擦拭尿道口必须要使用消毒剂吗？

留置导尿是医院内泌尿系感染的主要危险因素，长期留置尿管在注意密切保持集尿系统密闭的情况下，导尿管外面与尿道黏膜之间的潜在空隙就成为逆行感染的重要途径。为留置尿管的患者做好尿道口护理，对减少泌尿系感染的发生至关重要。

《导尿管相关尿路感染预防与控制技术指南》中指出留置导尿管期间，需要每日清洁或冲洗尿道口，大便失禁的患者清洁后应当进行消毒。国内有研究表明，用生理盐水或消毒剂擦洗尿道口都会起到降低泌尿系感染的作用，但是差异不显著；同时消毒剂对尿道口皮肤及黏膜还存在刺激作用且会影响会阴部 pH。2014 年美国卫生保健流行病学学会（SHEA）发布的《导尿管相关泌尿道感染预防策略》则建议：采取常规卫生措施，无须用抗菌溶液清洗尿道口区域。

（王春虾　米宏霏　卢　珊）

266. 导尿管相关尿路感染的病原学特点有哪些？

目前被普遍公认的引起导尿管相关尿路感染（CAUTI）的机制有 3 种：① 插入导尿管时，细菌进入膀胱。② 尿道口或肛周细菌沿着导尿管外表面由外腔迁移进入膀胱。③ 导管护理违规操作后细菌从集尿袋沿导管内壁向上移行进入膀胱。

引起 CAUTI 的病原体来源可分内源性和外源性。内源性感染病原体主要来自直肠和阴道定植菌，外源性感染主要来源于污染的医务人员手和器械。大多数的 CAUTI 由内源性肠道菌群引起，据美国 2006～2007 年国家医疗安全网（NHSN）监测数据显示，CAUTI 最常见的病原菌为大肠埃希菌（21.4%）、念珠菌属（21.0%），其次为肠球菌属

（14.9%）、铜绿假单胞菌（10.0%）、肺炎克雷伯菌（7.7%）和肠杆菌属（4.1%）。外源性因素引起感染的病原体包括葡萄球菌属、假单胞菌属、黏质沙雷菌和嗜麦芽单胞菌。导尿管插入期间也对引起菌尿病原体的病原学有影响，长期留置导尿管的患者通常为多种菌的菌尿，包括大肠埃希菌、铜绿假单胞菌、奇异变形杆菌、斯氏普罗威登斯菌、摩氏摩根菌、不动杆菌属。尿路感染病原菌耐药亦是日渐突出的问题。

（张　静　米宏霏　卢　珊）

267. 长期留置导尿患者需要进行膀胱冲洗吗？

以往的观点认为留置尿管患者进行膀胱冲洗可预防泌尿系感染。但近年来已有多项研究证实，用膀胱冲洗的方法控制泌尿系统感染有弊无利，反而增加感染机会。膀胱冲洗会对膀胱黏膜造成机械性损伤；同时，进行冲洗时需要打开导尿管与集尿袋之间的连接部位，导致引流系统的密闭性受到破坏，若执行导尿管护理的人员手卫生执行不佳，再辅以多次冲洗，感染风险会提高；对于留置导尿管患者进行膀胱冲洗或向引流袋内灌注消毒剂，并没有发现降低有症状的尿路感染和菌尿的不同结果。因此，国内外指南提出，留置导尿管的患者，不应常规使用含抗菌药物或消毒剂的溶液进行膀胱冲洗作为感染预防措施。可通过鼓励患者多饮水，进行生理性膀胱冲洗来预防导尿管相关尿路感染（CAUTI）的发生。

但是，对于膀胱肿瘤、前列腺切除等术后，为防止术后出血导致尿管堵塞而进行的膀胱冲洗则是必要的。

（张　静　米宏霏　卢　珊）

268. 如何做到合理使用泌尿道插管？

据美国《导管相关尿路感染的预防指南》（2009年版）中的数据显示，15%～25%的住院患者可能短期留置尿管，很多情况下为无指征置管，而且有些医务人员并不知道他们的患者正在使用尿管，从而导致过度不必要的使用。为降低导尿管相关尿路感染（CATUI）发生的风险，合理使用泌尿道插管通常包括以下几点：① 只有合适指征时才进行泌尿道插管（表5-4），并且仅在必需的情况下保持插管状态。② 对所有患者尽量减少尿管的使用和缩短留置时间，特别是发生CAUTI或因泌尿道插管死亡的高危患者，如妇女、老人和免疫功能受损的患者。③ 对于存在尿失禁的患者和疗养院人员，避免常规使用导尿管。④ 仅仅在需要时对手术患者使用导尿管，而不是常规使用。⑤ 对有留置导尿管适应证的手术患者，应在手术后尽快移除导尿管，最好在24小时内拔除，除非有继续使用的必要。

表5-4　留置导尿管与非留置导尿管适应证举例

A.留置导尿管适应证举例
患者有急性尿潴留或者膀胱出口梗阻
对危重患者尿量的精确测量的需要
围手术期使用尿管的外科操作：
接受泌尿系统手术或其他泌尿生殖道毗邻结构手术的患者
预期手术时间很长（因此原因进行的导管插管必须在麻醉后复苏室中拔除）
患者在手术过程中预计将进行大容量灌注或使用利尿剂
手术过程中需要进行尿量监测
辅助治疗有开放骶骨或会阴伤口的尿失禁患者
患者需要长期固定卧床（例如，潜在的不稳定胸椎或腰椎，骨盆骨折等多重外伤）
临终关怀需要提高患者生活质量
B.非留置导尿管适应证举例
尿失禁患者或居民护理的替代方法
患者能够自主排尿时使用导尿管收集尿液用来培养或者诊断性检测
无合适的适应证而延长手术后导尿管插管持续时间（如尿道或邻近结构的结构性修补，硬膜外麻醉延时效果等）

（张　静　米宏霏　卢　珊）

269. 哪些情况下，可以使用一些替代方法来代替长期使用导尿管？

预防导尿管相关尿路感染（CAUTI）的基本策略包括"可以在合适的情况下，选择性地对一些患者使用一些替代方法来代替长期使用导尿管"。常见的替代方法有：① 男性患者有留置导尿管的指征且膀胱残余尿量极小，无尿潴留或膀胱出口梗阻时可考虑使用"避孕套"导尿管（一种软质的套在阴茎上的护套）代替短期和长期导尿管。② 对于长期使用内置导尿管的脊髓损伤患者、因膀胱排空功能障碍而使用内置导尿管或耻骨上导尿管的患者，可考虑间歇性导尿的方法，即间隔一定时间将导管通过尿道插入膀胱引流尿液，替代长期导尿或短期导尿。

耻骨上方导尿是通过外科手术在耻骨上缘切口将导管插入膀胱，对于需要进行短期或长期使用导尿管的患者，使用耻骨上方导尿替代内置导尿管的利弊需要进一步研究。

（米宏霏　卢　珊）

270. 对于长期导尿患者是否需要常规更换导尿管预防尿路感染？

关于长期导尿患者是否需要常规更换导尿管，国内外亦有不同的做法。尽管都认可更换导尿管或集尿袋都会破坏导尿系统的密闭性，增加感染机会，但国内医院普遍采取每2～4周常规更换一次导尿管。WS/T 509-2016《重症监护病房医院感染预防与控制规范》中要求长期留置导尿管宜定期更换，普通导尿管7～10天更换，特殊类型导尿管按说明书更换。而国外指南则不建议在常规固定的时间间隔更换导尿管和引流袋，应根据临床情况判断，如感染、阻塞、无菌性或密闭系统破坏时更换。

（张　静　米宏霏　卢　珊）

271. 如何选择合适的导尿管？

目前导尿管种类繁多，如何选择合适的导尿管需要综合考虑。

英国预防留置导尿管相关感染的指南建议：① 导尿前需评估患者的需求：是否乳胶过敏；导管长度的选择需结合个体情况进行选择（标准、女性、儿童）；无菌引流袋的类型和采样孔导管阀；舒适度和尊严等。② 同时应选择能减少尿道损伤、刺激和患者不适感并适合预期留置时间的导尿管。③ 选择允许尿液流出的最小导管，成人选择10 ml保留球囊导尿管。泌尿外科患者需要更大尺寸的导尿管及球囊。针对需要间歇导尿的患者，亲水导管可能是最好的标准导管。对于需要长期留置导管并且经常发生阻塞的患者，为了防止生垢阻塞，相比于其他材料，硅胶可能是较好的选择。

不同材料的导尿管对尿道黏膜刺激性、生物膜的形成情况和速度不同，尿道黏膜对不同材料导尿管的组织相容性也不同。近年来，除了普通的乳胶导管，也出现了各种用物理或者化学方法将抗菌物质（抗菌药物、银合金）结合在导尿管表面制成的特殊导尿管，意在抑制生物膜形成初期的细菌黏附，降低导尿管相关尿路感染的发生。但实际上，此类导管对细菌黏附的抑制时限较短，对长期留置导尿管患者感染的预防作用甚微。在各种国际指南中均提出，短期导尿的患者，可考虑应用抗菌药涂层（银合金或抗菌药）导尿管以降低或延缓导尿管相关尿路感染（CAUTI），但不推荐常规应用。

（张　静　米宏霏　卢　珊）

272. 如何维持尿液引流畅通、预防或减少阻塞？

维持尿液引流畅通、预防或减少阻塞应做到如下几点：① 维持引流袋始终处于低于膀胱的水平；不要将引流袋放置在地板上。② 确保导尿管和引流管无缠绕。③ 及时放空引流袋。④ 低质量证据提示应用酸性溶液冲洗导管或者让患者口服醋羟胺酸对于长期置管的患者来说，可预防或减少导管生垢或阻塞。但每天用生理盐水冲洗导管是没有意义的。⑤ 低质量证据提示对长期置管的患者尤其是容易发生阻塞者，使用硅树脂导管比乳胶导管好，或使用具有聚四氟乙烯涂层的导管可预防或减少导管生垢。但对于不易发生阻塞的患者来说,使用不同的材料并无意义。

(张　静　米宏霏　卢　珊)

---

273. 什么是无症状菌尿症？需要治疗吗？

有些患者虽然没有发热、尿频、尿急、排尿困难或耻骨上压痛等症状或体征,但在1周内有泌尿系统内镜检查或导尿管置入,尿液培养革兰阳性球菌菌落数 $\geq 10^4 CFU/ml$,革兰阴性杆菌落数 $\geq 10^5 CFU/ml$,应当诊断为无症状性菌尿症。

在留置导尿管期间,每日发生菌尿症的风险为3%～7%,留置导尿患者的局部症状和体征可能会因为患者同时合并其他疾病,或因疾病、年龄等原因无法表达而缺失或无法识别。由于留置导尿管的菌尿症患者通常是无症状的,美国卫生保健流行病学学会(SHEA)2014年《导尿管相关尿路感染防控指南》中指出,不要在留置导尿管的患者中筛查无症状性菌尿作为导尿管相关尿路感染(CAUTI)常规预防策略。

导管相关无症状性菌尿的不适当治疗可促使发生抗生素耐药和艰难梭菌感染,因此,除非在进行泌尿道侵入性操作前,否则无须治疗留置导尿患者的无症状性菌尿。

(张　静　米宏霏　卢　珊)

---

274. 对长期住院的老年患者,如何预防医院获得性肺炎？

老年患者由于肺脏形态及生理功能呈退行性变,加上免疫功能低下、自身调节能力下降、合并基础疾病众多,是医院获得性肺炎(HAP)的高危人群,长期住院更易发生医院获得性肺炎,而且预后较差。防止长期住院老年患者发生HAP,应做好以下几点：① 防止误吸。老年患者长期住院卧床,失去了食物因重力运动的正常规律,如遇食物反流,很容易进入气道,导致吸入性肺炎。如病情允许应适当抬高床头,特别是吃饭的时候宜坐起,减少胃内容物反流和误吸。② 合理使用抗菌药物。如患者有感染性疾病,应按照细菌培养及药敏试验结果选用抗菌药物;如患者无感染性疾病,预防性使用抗菌药物应有适应证,并合理控制疗程,避免耐药性的产生和二重感染。③ 加强陪护人员的宣传教育。如条件允许,可选择专业的照料者。陪护人员应了解手卫生、清洁消毒、排痰等基础知识。④ 进行各种医疗护理操作和擦浴时避免着凉,以免诱发上呼吸道感染。⑤ 手卫生。无论是医护人员还是陪护家属,都应认真执行手卫生,手卫生被认为是感染控制的重要方法。⑥ 适度活动。患者病情允许的情况下鼓励患者适度活动,深呼吸。⑦ 重视床单元的清洁消毒,切断患者之间致病菌的传播链。⑧ 对于意识障碍或昏迷患者,应加强呼吸道管理和口腔护理,减少口咽分泌物误吸,降低医院获得性肺炎的风险。⑨ 加强病室通风换气,保持空气清新。

（王　静　张立国　韩玲样）

275. 对鼻饲患者,如何预防吸入性肺炎?

胃内容物反流误吸是鼻饲患者发生医院获得性肺炎（HAP）的主要原因。医务人员应采取以下措施预防吸入性肺炎的发生。① 增加置管长度。常规长度基础上增加7～10 cm,使胃管所有的侧孔都进入胃内。即胃管前端在胃体部或幽门处,则注入的食物不易反流。② 鼻饲时采取合适的体位。患者的体位是预防误吸的关键,卧床患者如病情允许,可在鼻饲时及鼻饲后2小时抬高床头30°～45°,有效减少胃内容物反流和误吸。③ 采取正确的鼻饲方式方法。根据胃容量确定鼻饲量,适当减少鼻饲量、减慢注入速度并增加鼻饲次数。④ 加强口腔护理。根据患者情况,选择适合的溶液进行口腔护理,清水清洁鼻腔,防止分泌物误吸引起吸入性肺炎。⑤ 做好患者及家属的心理护理和健康教育,使其配合医护人员工作。

（王　静　张立国）

276. 如何预防术后肺炎的发生?

术后肺炎是患者术后常见的并发症,属于医院感染,是延迟住院时间、增加医疗费用、影响患者预后的重要因素。预防术后肺炎可从以下几方面做起:① 术前禁烟4～6周甚至更长时间。有研究显示,不吸烟组的术后肺部感染率明显低于吸烟组。② 围术期呼吸训练,包括咳嗽、深吸气、用力呼气术等,可锻炼呼吸肌,增强膈肌运动,扩张肺泡,增加肺活量。③ 术后口腔护理,每天2次。④ 术后尽早拔除气管插管和胃管;存在吞咽障碍者应减少或暂停进食,以免引起误吸;如病情允许,吃饭时床头抬高30°或者坐着吃。⑤ 医务人员应严格执行手卫生规范,加强环境表面清洁与消毒,防止病原菌的传播与交叉感染。⑥ 所有操作环节应严格遵守无菌操作规程。⑦ 控制和减轻疼痛,鼓励患者咳嗽和深呼吸。⑧ 合理应用抗菌药物,尽量避免围术期广谱抗菌药物的全身应用。⑨ 术后病情允许,鼓励患者尽早床上活动,逐渐下床活动;痰多且黏稠不易排出者,给予雾化吸入并进行拍背促进排痰。

（王　静　张立国　韩玲样）

277. 留置胃管多长时间更换一次?

截至目前,留置胃管多长时间更换一次没有明确规定。临床应用过程中,应根据胃管材质以及患者病情而定。对于传统的橡胶胃管，《护理学基础》(第五版)提出7天更换一次，改插另一侧鼻孔，以预防鼻黏膜刺激性损伤。

随着医疗器械材料的更新，目前临床多采用硅胶胃管。与橡胶胃管相比，具有质量轻、弹性好、无异味、生物相容性好等优点，但对其留置时间的界定差异较大，从7天到5周不等，倾向于留置4周左右更换的研究较多。有研究对硅胶胃管的更换时间进行了讨论，有如下结论：① 每4周更换胃管与每周更换胃管相比，患者痛苦率、黏膜损伤率、肺部感染率均更低。② 每4周更换的胃管除前端颜色变化随留置时间延长而加深外，胃管材质(弹性、硬度)无明显改变，侧孔无阻塞。③ 每4周更换胃管组相比2周或3周更换组，其胃管前端反折痕明显，发生鼻黏膜充血、水肿等不良反应较多，但3周更换组与2周更换组未见此差异。不同研究结果之间的差异可能与硅胶胃管厂家、类型不同以及实际开展研究的现场条件有关，需要辩证看待相关结论。而国内引进的复尔凯胃管，具有无味、无刺激、柔软、细、耐腐、有导丝引导及管口塞等优点，可留置42天。

根据现有研究结果，建议胃管的更换频次参照说明书要求，结合材质和使用情况制订。同时需要加强留置胃管患者的护理，保持管腔通畅。若发现胃管堵塞，应即时更换。此问题也有待临床一线工作者在实践当中进行进一步研究，提出新观点。选择质地柔软，理化性质稳定的产品，可以为延长胃管更换频率提供更好的基础。

（米宏霏　卢　珊）

◇ 参 ◇ 考 ◇ 文 ◇ 献 ◇

[1] 中华人民共和国国家卫生和计划生育委员会.WS/T 509–2016重症监护病房医院感染预防与控制规范［EB/OL］.(2017–01–05)［2017–04–10］http://www.nhfpc.gov.cn/zhuz/s9496/201701/1f9de66563304061a4fcd7f54a9399fb.shtml.

[2] 中华人民共和国国家卫生和计划生育委员会. WS/T 512–2016医疗机构环境表面清洁与消毒管理［EB/OL］.(2017–01–05)［2017–04–10］http://www.nhfpc.gov.cn/zhuz/s9496/201701/1f9de66563304061a4fcd7f54a9399fb.shtml.

[3] 中华人民共和国国家卫生和计划生育委员会. WS/T 433–2013静脉治疗护理技术操作规范［EB/OL］.(2014–12–12)［2017–04–10］http://www.nhfpc.gov.cn/zwgkzt/pjl/201412/806fe9a7171e4cf584c0d40ed093dfa7.shtml.

[4] Horan T C, Andrus M, Dudeck M A. CDC/NHSN surveillance definition of health care-associated infection and criteria for specific types of infections in the acute care setting［J］.Am J Infect Control, 2008, 36(5): 309–332.

[5] O'grady N P, Alexander M, Burns L A, et al. Guidelines for the prevention of intravascular catheter-related infections［J］. Clinical infectious diseases, 2011, 52(9): 162–193.

[6] Bodenham A, Babu S, Bennett J, et al. Association of Anaesthetists of Great Britain and Ireland. Safe vascular access 2016［J］. Anaesthesia, 2016, 71(5): 573–585.

[7] Mermel LA, Allon M, Bonza E, et al. Clinical practice guidelines for the diagnosis and management of intravascular catheter-related infection：2009 update by the Infectious Diseases Society of America［J］. Clin Infect Dis, 2009, 49(1): 1–45.

[8] Manian F A. IDSA guidelines for the diagnosis and management of intravascular catheter-related bloodstream infection［J］. Clinical Infectious Diseases, 2009, 49(11): 1770.

［9］ 中华人民共和国卫生部.导管相关血流感染预防与控制技术指南(试行)［EB/OL］.(2010-11-29)［2017-04-10］http：//www.moh.gov.cn/mohyzs/s3594/201012/50039.shtml.

［10］ La M. Strategies to prevent central line-associated bloodstream infections in acute care hospitals［J］. Infection Control & Hospital Epidemiology, 2014, 35(7): 753-771.

［11］ Marschall J, Mermel L A, Classen D. Strategies to prevent central line-associated bloodstream infections in acute care hospitals (vol 29, Suppl 1, pg S22, 2008)［J］. Infection Control & Hospital Epidemiology, 2009, 30(8): 815-815.

［12］ 胡必杰,刘荣辉,陈玉平.中央导管相关血流感染预防与控制最佳实践［M］.上海：上海科学技术出版社,2012.

［13］ 李聪明.亚太感染管制学会(APSIC)中心导管相关血流感染(CLABSI)预防指引-2015年(上)［J］.感染控制杂志,2016,26(2): 65-81.

［14］ 贾维斯.Bennett & Brachman医院感染［M］.6版.胡必杰,陈文森,高晓东,等译.上海：上海科学技术出版社,2016: 354.

［15］ 中华医学会重症医学分会.呼吸机相关性肺炎诊断、预防和治疗指南(2013)［J］.中华内科杂志,2013,52(6): 524-543.

［16］ 刘亚平,韩江娜,马遂.呼吸机管道系统更换与呼吸机相关性肺炎［J］.中华结核和呼吸杂志,2001,24(8): 508-509.

［17］ 章渭方,陈爱君,方雪玲,等.呼吸机管道更换周期对呼吸机相关性肺炎发生的影响［J］.中华结核和呼吸杂志,2004,27(2): 131-132.

［18］ 梅小丽,喻文亮.呼吸机相关性肺炎防治循证医学指南［J］.实用儿科临床杂志,2008,23(6): 479-480.

［19］ 汪瑾,巨容.新生儿呼吸机相关性肺炎的预防措施［J］.临床儿科杂志,2014,32(5): 494-497.

［20］ 张晓慧,宁波,张洁.呼吸机相关性肺炎的原因分析及综合护理对策［J］.中华危重病急救医学,2014,26(11): 841-842.

［21］ 周玉华,宋义英,刘奕彬,等.循证护理在治疗重型颅脑损伤患者呼吸机相关性肺炎中应用的效果评价［J］.中国实用护理杂志,2012,28(13): 34-36.

［22］ 杨秀芬,阎锡新.气囊上滞留物与呼吸机相关肺炎的相关性研究［J］.中国呼吸与危重监护杂志,2005,4(4): 271-274.

［23］ 胡必杰,刘荣辉,谢多双.呼吸机相关肺炎预防与控制最佳实践［M］.上海：上海科学技术出版社,2012: 85-149.

［24］ 李小寒,尚少梅.基础护理学［M］.5版.北京：人民卫生出版社,2012: 147-148.

［25］ Lo E, Nicolle L E, Coffin S E, et al. Strategies to prevent catheter-associated urinary tract infections in acute care hospitals: 2014 update［J］. Infection Control & Hospital Epidemiology, 2008, 35(5): 464-479.

［26］ 温泽尔.医院内感染的预防与控制［M］.4版.李德淳,汤乃军,李云,译.天津：天津科技翻译出版公司,2005: 293-294.

［27］ 胡必杰,刘荣辉,陈文森,等.SIFIC医院感染预防与控制临床实践指引(2013年)［M］.上海：上海科学技术出版社,2013: 241.

［28］ 中华人民共和国卫生部.导尿管相关尿路感染预防与控制技术指南(试行)［S］//国家卫生和计划生育委员会医院管理研究所医院感染质量管理与控制中心.医院感染管理文件汇编(1986—2015).北京：人民卫生出版社,2015: 440-442.

［29］ 徐华,李卫光.导管相关尿路感染防控［J］.中国临床医生杂志,2016,44(4): 18-21.

［30］ 于慧玲,陈彤,贾建军,等.减少长期住院老年患者院内获得性肺感染之对策［J］.中华医院感染学杂志,2011,11(5): 318-319.

［31］ 侯学荣.脑卒中患者误吸的原因分析及干预措施［J］.中国中医急症,2006,15(7): 800-801.

［32］ 穆玉娟.卧床患者鼻饲并发吸入性肺炎的护理干预［J］.菏泽医学专科学校学报,2011,23(3): 65-66.

［33］ 张崇龙,周妹.术后医院感染性肺炎的预防和治疗［J］.中国实用医药,2012,7(22): 165-166.

［34］ 崔德健.术后肺炎及其防治［J］.中华结核和呼吸杂志,2002,25(1): 42-44.

［35］ 张杰,王辰.肺部感染细菌耐药现状［J］.中华医学感染学杂志,2002,12(1): 79-80.

［36］ 张渊,祝墡珠.术后肺炎的研究进展［J］.中华医学感染学杂志,2007,(17)10: 1318-1320.

［37］ 王少霞.长期机械通气鼻饲患者胃管更换时间探讨［J］.军医进修学院学报,2008,29(4): 340-341.

［38］ 朱玉芹,王英.鼻饲硅胶胃管更换时间的探讨［J］.护理学志,2001,(12): 712-713.

［39］ 俞冬丽,叶建虹,胡芝萍.长期鼻饲老年患者硅胶胃管在胃内留置的安全时间［J］.世界华人消化杂志,2014,(16): 2290-2293.

第3节 口 腔 门 诊

278. 口腔门诊的建筑布局怎样设计才合理？

根据《医疗机构口腔诊疗器械消毒技术操作规范》和《口腔器械消毒灭菌技术操作规范》，口腔门诊应按照开展的诊疗项目范围和工作量对建筑布局进行合理设计，至少要设有诊疗区、候诊区、器械处理区（包括回收清洗区、保养包装及灭菌区、物品存放区，由医院消毒供应中心集中处置的无须设立）、医务人员休息区。

区域内通风、采光良好，保证采光尽量为自然光，但又不能让日光直接照入诊室，以免增加视觉疲劳。不同区域用隔断隔开。两个牙科综合治疗台间宜设物理隔断。用于口腔种植外科治疗的诊室应设置独立的诊室。考虑到口腔操作的特殊性，诊室中每一口腔综合治疗台净使用面积不少于 9 m²。

（江云兰　梁睿贞　韩玲样）

279. 如何对口腔诊室的环境与物体表面清洁与消毒？

（1）对于临床接触面，即医护人员在诊疗操作过程中手频繁触的一些物体表面，如综合治疗台的灯开关、调灯把手、操作台面、治疗仪器控制键等应"一人一消毒"，消毒时宜选择腐蚀性较小的能达到中水平消毒效果以上消毒液擦拭，如双链复合季铵盐消毒液，也可使用消毒湿巾擦拭。如有条件，推荐每位患者在诊疗前使用并更换可复用的或一次性隔离屏障覆盖，一用一换。

（2）对于非临床接触面，即治疗时医务人员的手可能会接触到的治疗区域以外的物体表面如诊疗边柜抽屉拉手、水龙头开关、洗手池台面等应每天至少清洁消毒1次，用达到中水平消毒效果以上消毒液或消毒湿巾擦拭。

（3）诊疗区环境清洁消毒：诊室内的墙壁、天花板等物体表面，医务人员手很少会触及，日常使用清水或清洁剂湿式擦拭，一般每周一次；地板等因易受治疗时产生的气溶胶污染，湿式擦拭后至少每天应用含有效氯500 mg/L消毒液擦拭一次，有血液污染时，需立即清洁并消毒。

（4）诊室空气的净化消毒：①术前漱口：患者治疗前，宜常规使用杀菌漱口液漱口，可快速杀灭口腔中的微生物，可从源头上有效减少微生物气溶胶的产生。②负压吸引：诊疗过程中使用负压吸引器，可减少唾液、血液的喷溅，降低空气中微生物的含量，减少污染物对工作人员和环境的影响。③空气消毒：包括使用空气消毒器消毒和紫外线消毒。④自然通风：适时进行通风，保持空气清新，每天应开窗换气2～3次，每次不少于30分钟。

（纪迎迎　韩玲样　梁睿贞）

280. 口腔器械清洗时需要注意哪些？

由于口腔科器械复杂精密，且污染严重，因此，清洗时应注意以下几点：

（1）可采用手工清洗和机械清洗（含超声波清洗）。非电源口腔器械可选择机械清洗方法。带电源口腔器械、精密复杂口腔器械、电动牙洁治器手柄宜选择手工清洗。牙科小器械及其他结构复杂的器械宜首选超声清洗。

（2）可拆的器械应拆开后分别清洗，如电动牙洁治器。

（3）手工清洗时，应先将器械、器具和物品置于流动水下冲洗，初步去除污染物；冲洗后，应用酶清洁剂或其他清洁剂浸泡后刷洗、擦洗；最后用流动水清洗。水温宜为15～30℃。刷洗操作应在水面下进行，防止产生气溶胶。管腔器械应用压力水枪冲洗，可拆卸部分应拆开后清洗。

（4）超声清洗应遵循生产厂家的使用说明或指导手册；先将器械在流动水下冲洗，初步去除污染物，再向清洗器内注入清洗用水，并添加清洁剂；水温应＜45℃；盛放器械的篮筐应浸没于水面下；清洗时应盖好超声清洗机盖子，防止产生气溶胶；根据器械的不同材质选择相匹配的超声频率和时间；牙科小器械使用超声清洗时宜配备专用网篮。

（5）机械清洗方法应遵循生产厂家的使用说明或指导手册。可拆卸器械清洗时应拆开清洗，器械轴节应充分打开。

（鲍文丽　韩玲样　梁睿贞）

281. 牙科手机使用后如何清洗？

牙科手机是口腔疾病治疗的必备器械，结构复杂、制造精密，治疗过程中会被患者的唾液、血液污染。涡轮手机在停止运转时产生的负压还会将血液、唾液和碎屑随空气和水回吸至手机内部，分布到轴承和滚珠等处，成为交叉感染的重要媒介；另一方面，进入手机内部的血液、唾液、碎屑在灭菌前如未清除干净，就会在高温下变硬碳化，进而损坏手机的机械部件。因而对牙科手机进行正确有效的清洗尤为重要。

牙科手机清洗包括手工清洗和机械清洗。牙科手机使用后首先要在带车针情况下使用牙科综合治疗台水、气系统冲洗牙科手机内部水路、气路30秒，再将牙科手机从连接线或快接口上取下，卸去车针，去除表面污染物。带光纤牙科手机可用气枪吹净光纤表面的颗粒和灰尘，擦净光纤表面污渍。带螺纹的牙科手机表面可用软毛刷在流动水下清洗。最后，使用压力罐装清洁润滑油清洁牙科手机进气孔管路，或使用压力水枪冲洗进气孔内部管路,然后使用压力气枪进行干燥。

如条件允许,建议选用热清洗消毒机机械清洗牙科手机。机械清洗可提高手机的清洗质量、降低手机损坏率,但应注意机械清洗设备应配有带有牙科手机清洗专用接口的手机清洗车架,且其清洗水流、气流符合牙科手机的内部结构。

(鲍文丽　江云兰　梁睿贞)

282. 口腔科手机是否可以使用超声清洗机清洗?

根据WS 506–2016《口腔器械消毒灭菌技术操作规范》附录D中关于牙科手机清洗、保养方法的阐述,牙科手机不宜选用超声波清洗。

超声清洗的工作原理是利用超声波发生器所在的高频振荡讯号,通过换能器转换成高频机械振荡而传播到清洗溶液中。超声波在清洗液中疏密相间地向前辐射,在密集状态区,液体承受正压力,在系数状态区则承受拉力,使液体流动而产生数以万计的微小气泡,这些气泡在负压区形成、生长,而在正压区迅速闭合,被称为"空化"现象。在空化现象过程中气泡闭合可形成超过1 000个气压的瞬间高压,连续不断冲击物件表面,使得物件表面及沟纹中的污垢迅速剥落。

但据文献报道,高频的超声振荡会导致牙科手机轴承中滚珠与轴承的撞击,易造成牙科手机机械性损坏,降低其使用寿命。实践中发现,超声清洗容易影响牙科手机转速,使转速达不到标准,车针加持力受到不同程度影响。此外,虽然超声清洗机适用于清洗复杂的器械,但对于内部结构复杂的管腔系统却难以奏效,对牙科手机内部管路的清洗效果并不理想。因而不宜使用超声波清洗机清洗牙科手机。

那么该选择什么方法来清洗牙科手机呢?

WS 506–2016《口腔器械消毒灭菌技术操作规范》附录D中已对牙科手机的手工清洗方法进行了详细介绍。国内张蕾等的研究结果显示,热清洗消毒机机械清洗法对牙科手机内部附件有较强的清洁作用,并可较好地维护牙科手机的使用性能。但应注意机械清洗设备应配有牙科手机专用接口,其清洗水流、气流符合牙科手机的内部结构,牙科手机清洗后内部管路应进行充分干燥。此外,牙科手机在选择清洗灭菌方法时还应根据手机的性能、结构和厂商的使用说明来选择正确的清洗程序。

(鲍文丽　梁睿贞)

283. N类灭菌周期可用于牙科手机灭菌吗? 为什么?

小型灭菌器根据负载范围分为不同的灭菌周期。常见有B类灭菌周期、N类灭菌周期及S类灭菌周期。不同类型灭菌周期的灭菌负载范围见表5-5。

表5-5　小型灭菌器灭菌周期

灭菌器周期	灭菌负载范围
B类灭菌周期	用于所有包装的和无包装的实心负载、A类空腔负载和多孔渗透负载的灭菌
N类灭菌周期	用于无包装的实心负载的灭菌
S类灭菌周期	用于制造商规定的特殊灭菌物品,包括无包装实心负载和至少以下一种情况:多孔渗透性物品、小量多孔渗透性条状物、A类空腔负载、B类空腔负载、单层包装物品和多层包装物品*

注意:*,应有生产厂家或供应商提供可灭菌口腔器械的类型、灭菌验证方法。

从表5-5可以看出,N类灭菌周期不能用于空腔器械和有包装的器械,而牙科手机属于A类空腔负载器械。因此,N类灭菌周期不能用于牙科手机等管腔类器械的灭菌,同时也不能用于有包装器械的灭菌。

（鲍文丽　韩玲样　梁睿贞）

284. 牙科手机使用2%戊二醛浸泡灭菌,效果可靠吗? 应首选什么灭菌方法?

牙科手机是一种耐湿热的口腔诊疗器械,首选压力蒸汽灭菌,也可采用环氧乙烷、等离子体等灭菌方法进行灭菌。尽管2%碱性戊二醛对各种微生物具有强大的杀灭作用,但是对结构复杂、具有狭窄内部管路与缝隙的器械,由于浸泡穿透性受限,杀菌效果会受到一定影响。有研究结果显示,将牙科手机使用戊二醛浸泡10小时,仍不能完全杀灭牙科手机上污染的细菌芽孢。此外,戊二醛毒性较大,对皮肤及黏膜有刺激性,若清洗不彻底,可能导致患者口唇麻木、发涩甚至过敏性休克。同时,2%戊二醛浸泡诊疗器械需10小时以上才能达到灭菌水平,这给手机在临床上周转使用造成很大障碍。因而不推荐使用2%戊二醛浸泡灭菌牙科手机。

（鲍文丽　韩玲样　梁睿贞）

285. 牙科手机清洗时对于水枪、气枪有要求吗?

牙科手机在清洗时除了进行外表面清洗还需进行内部管路清洗。内部管路清洗时,应使用压力罐装清洁润滑油清洁牙科手机进气孔管路,或使用压力水枪冲洗进气孔内部管路,然后再使用压力气枪进行干燥。

一般医用高压水枪与高压气枪的压力范围通常较宽,在1～4 bar(1 bar=100 kPa)。为了使用时动力充足,很多消毒供应中心都将水枪和气枪的压力设置在3 bar以上。那么，牙科手机清洗对于水枪、气枪有无具体要求？

使用压力水枪、压力气枪清洗牙科手机时应注意选择与牙科手机管腔内径相适宜的接头，且压力宜控制在200～250 kPa，不宜超过牙科手机使用说明书标注的压力范围，否则有可能造成牙科手机的损坏。为了避免高气压对牙科手机的损坏，建议在压缩空气供气管道与水气枪之间加装带有压力表的调压装置（如减压阀），以便观察和调节。

（鲍文丽　梁睿贞）

---

286. 口腔科手机一定要用纸塑包装吗？

不一定。

包装材料的选择是根据器械的特点和使用频率来决定的，普通诊疗的牙科手机属于中度危险器械，可不包装，灭菌或高水平消毒后清洁保存，保存时间不超过7天。但种植牙、拔牙、颌面外科手术用的牙科手机属高度危险器械，需要达到灭菌水平，无菌保存。灭菌后如果立即使用，可不包装，但有效期最长不超过4小时；如不是立即使用，应根据保存时间选择适宜的包装材料，如选择一次性纸袋可保存30天，选择一次性纸塑袋可保存180天。

（鲍文丽　韩玲样　梁睿贞）

---

287. 压力蒸汽灭菌会减少牙科手机的使用寿命吗？

任何器械随着使用都会损耗，直至老化，影响牙科手机使用寿命的因素很多，就灭菌这一项来说并不是减少牙科手机使用寿命的主要因素，因为生产可重复使用牙科手机的厂家均会在牙科手机表面印有可清洗和可耐受134℃高温的说明。

傅波等对30只国产手机轴承、15只进口轴承多次高温灭菌后发现，高温对手机轴承的损害并无直接影响。进一步分析临床手机故障原因后发现，手机的工作气压、手机维修、高温灭菌是可能影响手机使用寿命的因素，但不良的使用方法和操作习惯对手机伤害更大。牙科手机是综合了水路、气路的复杂设备，因而，无论是灭菌、清洗、包装还是临床使用过程中，应注意按照说明书规范使用，定期保养，小心操作。

（江云兰　韩玲样　梁睿贞）

---

288. 车针属于高度危险物品，车针盒可以裸露灭菌吗？

车针盒可以裸露灭菌还是必须带外包装灭菌？建议应根据具体情况做出不同选择。

WS 506–2016《口腔器械消毒灭菌技术操作规范》要求：牙科小器械宜用器械盒盛装；裸露灭菌及一般容器包装的高度危险口腔器械灭菌后应立即使用，最长不超过4小时；中、低度危险口腔器械消毒或灭菌后置于清洁干燥的容器内保存，保存时间不宜超过7天。车针属于高度危险器械，应达到灭菌水平。但一般情况下，口腔门诊量大、车针使用周转频率快，一个车针盒大约只能满足1～3名患者的诊疗使用，通常在4小时内就会用完，此时，选择裸露灭菌也未尝不可。

车针灭菌时选择裸露灭菌还是带包装灭菌应该视具体情况具体对待。如果患者量大，车针盒周转频率快，车针盒外带包装灭菌就不是必要的。但对于一些患者量较少或者车针盒周转频率较慢的医疗机构，本着节约资源和保障安全的原则，建议根据实际情况选用一次性医用皱纹纸、纸塑袋、纸袋、纺织品、无纺布等符合GB/T 19633要求的包装材料对车针盒进行包装后灭菌。一次性皱纹纸和医用无纺布、纸塑袋作为外包装灭菌后有效期为180天，一次性纸袋作为外包装有效期为30天，普通棉布材料作为外包装有效期为7天。

（孙淑梅　梁睿贞　韩玲样）

289. 什么是防回吸手机？它有什么功能？使用了防回吸手机能替代手机的清洗消毒灭菌吗？

高速牙科手机是口腔临床最常用的设备，转速一般可达30～40万转/分，其在口腔停转瞬间，机头部位呈现负压，来自患者口腔的致病微生物可随唾液、血液经手机的冷却水管道和冷却气管道回吸入手机，造成手机和牙科综合治疗台的污染。为了解决这一问题，人们发明了防回吸手机。通过在手机内部植入"逆止阀"、DustShied等特殊设计可以防止手机停转时微生物被回吸进手机。研究表明，使用防回吸手机，其内部细菌回吸量比常规手机显著降低。

但是，防回吸手机并不能防止所有细菌进入手机内部，更不能替代手机的清洗灭菌。一方面由于牙科手机的结构复杂，即使使用了防回吸装置，液体进入手机前端缝隙造成的污染仍不可避免；也有研究证实，防回吸阀的失败率可能高达74%。另一方面，手机外表面也会直接接触患者的血液和唾液，属于高度危险物品。因此，无论任何型号的手机，无论是否有防回吸装置，使用后的牙科手机都应按照操作规范进行清洗消毒和灭菌。

（梁睿贞　韩玲样）

290. 口腔科综合治疗台的痰盂如何进行消毒？

口腔科诊室属于中度风险区域，清洁卫生管理等级应达到卫生级。按照规范要求在各类风险区域的环境表面一旦发生患者体液、血液等污染时应立即对污染部位实施清洁消毒,因而对于治疗中被污染的口腔科治疗台痰盂,应"一用一清洁一消毒",并遵循先清洁再消毒的原则。

先使用痰盂冲水或清洗工具将痰盂清洗干净(如有需要也可使用清洁剂辅助清洁),再使用含有效氯 1 000 mg/L 消毒液湿刷痰盂或喷洒消毒液消毒。如因痰液黏稠、棉块材料被吐入痰盂,加上常用过氧化氢液的发泡作用,导致痰盂堵塞时,可使用镊子将痰盂中的固体杂物(如棉块等)取出后,将含氯消毒液 1 ml 滴入痰盂中心部,可见黏稠的痰液立即液化,污染液平面下降,待其降至痰盂底部时,用冲盂水试冲,若水流不畅,可重复上述过程,直至通畅,再行清洗消毒。

随着口腔科的进步与发展,如今的口腔治疗很多会通过使用负压吸引装置和安装橡皮障等方法来解决口腔内多余液体的排除问题,这使得牙科治疗台痰盂的污染大大降低,美国的一些牙科诊室里甚至已不再使用椅旁痰盂。

(鲍文丽 韩玲样 梁睿贞)

291. 牙科综合治疗台出来的水干净吗?为什么要对其采取消毒措施?

牙科综合治疗台的使用离不开水,如牙科手机需要冷却水,患者需要漱口水等。那么,牙科综合治疗台里出来的水干净吗?答案是:如果未经消毒,牙科综合治疗台水路系统中细菌菌落数可能严重超标!

研究发现,在新的口腔治疗椅与供水管道连接1周后,供水管道中的细菌浓度可达 2×10^5 CFU/ml;长期使用后,未经消毒的水路系统中细菌菌落数甚至可高达 10^6 CFU/ml,多种病原微生物如铜绿假单胞菌、嗜肺军团菌、大肠埃希菌、阿米巴原虫、真菌等以浮游菌和生物膜的形式存在于牙科综合治疗台的水路系统中,可随手机转动时喷出的水雾及三用枪喷水等进入患者口腔中,成为牙科诊疗交叉感染的潜在危险因素。

为什么牙科综合治疗台水路系统容易滋生细菌?这些微生物存在哪些感染风险呢?导致牙科综合治疗台水路中产生细菌的原因较为复杂,简单来说有以下几个方面:① 市政供水带来的浮游菌和供水管壁内侧存在微生物群落。② 来自患者口腔的菌群被牙科手机回吸进入水路系统。③ 水路系统的狭窄复杂、水的滞留等多种原因使得水管内容易成为细菌和生物膜滋生的温床。已有个案证实水路污染可能导致医源性感染,2012年,《柳叶刀》杂志报道了1名82岁女患者死于牙科诊疗后的军团菌感染,而该军团菌的来源为牙科综合治疗台的水路系统。

因此,我们需要重视牙科综合治疗台水路污染可能存在的感染风险。美国疾病预防与控制中心(CDC)规定,牙科水路的菌落数必须小于 500 CFU/ml。我国的相关规范也正在编制中,建议应采取有效的措施对牙科综合治疗台水路系统监测和控制,如水样培养、安装过滤器、冲洗水路、定期消毒等。同时,我们建议,在进行可穿透软组织、接触骨等的高危操作如口腔外科操作、微创拔牙术,种植牙操作I期手术或者为免疫缺陷患者实施牙科诊疗时,用水宜选择无菌水。

(梁睿贞　韩玲样)

292. 牙科综合治疗台水路系统常用的消毒处理措施有哪些? 各有什么优缺点?

对牙科综合治疗台水路消毒方法可分为非化学消毒法和化学消毒法,列表如下:

表5-6　牙科综合治疗台水路消毒方法

分　类	方　法	优　点	缺　点
非化学消毒法	独立水源	没有浮游菌	对已形成的生物膜无效,更换麻烦
	冲洗水路	简单易行,有效减少浮游菌	对已形成的生物膜无效
	安装过滤装置	部分减少浮游菌	可能导致堵塞及对生物膜无效
	使用防回吸手机	部分减少浮游菌	对已形成的生物膜无效
	改善水管的材质	可以部分减少生物膜和浮游菌	但效果尚未达到可接受的理想水平
化学消毒法	使用含氯消毒剂、过氧化氢或者厂家推荐的消毒剂周期性或持续性进行消毒	对浮游菌和生物膜都有效	生物安全性问题及可能对补牙材料或牙科设备产生潜在影响

从表5-6可以看出,目前并没有某一种理想的方法可以完全满足水路消毒的需要。因此,国内外的有关规范对于水路消毒给出的建议均是上述几种方法的组合,口腔诊疗机构应根据相关规范、指南和实际情况合理选用。

(梁睿贞　江云兰　韩玲样)

293. 为什么强调在诊疗开始前及两个患者间要进行牙科综合治疗台的管路冲洗?

在一些关于牙科综合治疗台水路系统的消毒措施中提到:每日工作开始前宜对牙科综合治疗台水路系统冲洗2～3分钟;每次治疗开始前和结束后应踩脚闸冲洗牙科综合治疗台水路、气路至少20～30秒。

为什么这样要求呢? 首先是因为牙科综合治疗台可能存在严重的微生物污染;其次,冲洗水路被证明是减少水路微生物含量的简单且有效的方法。但是,冲洗法只能部分去除水路系统中的浮游菌,还不能保证达到安全标准,且对已经形成的生物膜效果甚微,所以仍然要结合其他措施（如采用化学消毒剂等）进行水路消毒。

（梁睿贞　韩玲样）

---

294. 为什么在每次口腔诊疗结束后建议冲洗水路管线30秒？

牙科综合治疗台内部有一套由狭窄而复杂的细孔塑料软管相互连接而成的水路系统，可长达数米，主要功能是在诊疗过程中为牙科手机和三用枪提供冲洗水，为患者提供漱口水、为活髓牙治疗提供冷却水、为痰盂提供冲洗水等。

在口腔综合治疗台停气、涡轮手机停转的一瞬间，手机头部的空气呈负压状态，可导致患者口腔中的唾液、微生物、切割碎屑、血液等回吸入手机内部，并可经接头进入综合治疗台的水路、气路系统。研究表明，牙科综合治疗台水路系统（DUWLs）中存在严重的微生物污染，菌落总数可高达10^6CFU/ml，多种病原微生物如铜绿假单胞菌、嗜肺军团菌、大肠埃希菌、阿米巴、真菌等以浮游菌和生物膜的形式存在于DUWLs中，可随牙科手机转动时喷出的水雾及三用枪用水进入患者口中，成为牙科诊疗交叉感染的潜在危险因素。

近几十年来，多种手段尝试应用于减少牙科综合治疗台中的微生物污染，其中包括诊疗前及诊疗间冲洗水路，安装防回吸阀，使用独立水源，安装过滤装置等，这些方法取得了一定的成效。因此，在《口腔门诊医院感染管理规范》（送审稿）中也提出在口腔诊疗前后应冲洗水路管线30秒，减少回吸污染，有条件可配备管腔防回吸装置或使用防回吸牙科手机。

但是，研究也发现，上述方法对于浮游菌有一定的效果，但对于水管内壁已经形成的生物膜却收效甚微。因此，建议口腔外科操作牙科手机使用的冷却用水或冲洗液和免疫缺陷患者接受口腔治疗时用水宜选择无菌水，同时应采用合适的消毒剂对水路管线进行定期消毒。

（梁睿贞　卢　珊　江云兰）

---

295. 口腔科三用枪如何消毒？

口腔科三用枪是口腔治疗最常用的器械之一。主要用于冲洗口腔和干燥牙体表面及窝洞，因而操作中易接触到患者口腔中的唾液、血液、切割的碎屑。此外同高速手机一样，三用枪在停止运行的瞬间还会产生回吸现象，从而造成三用枪表面及内部的污染，是交叉感染的潜在危险因素。

口腔科三用枪应如何消毒呢？口腔科三用枪头属于中度危险器械，应做到"一人一用一消毒/灭菌"，需要达到高水平消毒效果以上水平。金属三用枪头在清洗干燥后一般使用压力蒸汽灭菌，一次性气枪头应"一人一用"，用后抛弃。

（鲍文丽　韩玲样　梁睿贞）

296. 牙胶尖需要消毒吗？采用哪种灭菌方法最好？

牙胶尖是根管充填技术中最常用的材料,它具有生物相容性好、稳定性好、X线阻射、热塑性好、取用方便等优点。尽管牙胶尖是在无菌条件下生产的,且含有氧化锌而自身有一定的抗菌能力,但是在临床上使用的牙胶尖很容易在多次开盖取用和储存过程中受到污染。肖明英等模拟专科医师在根管充填时的状态将牙胶尖盒启封,每天暴露在治疗室空气20分钟,一周后60.0%的牙胶尖受到污染,细菌培养阳性。

因此,虽然目前对牙胶尖并没有明确的消毒要求和规范指导,但我们建议在牙胶尖的使用过程中注意以下几点:① 牙胶尖具有热塑性特征,传统的湿热和干热消毒方法不适用于它。② 取用牙胶尖时应选择合适的清洁器械,取出后立刻加盖,防止污染。③ 可采用合适的消毒剂(如75%的乙醇、5.25%的次氯酸钠、强酸性电解质水)对牙胶尖进行表面擦拭消毒。

随着口腔医学的不断进步,热牙胶充填技术已逐渐取代传统的冷侧压法。热牙胶充填仪通过高温迅速将牙胶胶囊软化成流体牙胶注入根管,胶囊"一人一用一抛",有效降低了交叉感染的风险。

(梁睿贞　江云兰　韩玲样)

297. 材质不耐湿、不耐热的口腔正畸用开口器如何消毒？

口腔正畸使用的开口器属于中度危险器械,需要达到灭菌或高水平消毒。因而对于材质不耐湿、不耐热的开口器,可使用环氧乙烷、低温等离子体灭菌方法灭菌,如基层医疗机构无低温灭菌设备也可使用化学消毒方法,使用含有效氯1 000 mg/L消毒液浸泡30分钟。需要注意的是,在消毒前应做到彻底的清洗、干燥,消毒后使用无菌水彻底冲洗干净消毒剂残留。

随着口腔专科对器材需求的不断提高,目前传统的不耐湿、不耐热的开口器已逐渐被材质为可耐湿、耐热的开口器所替代。

(鲍文丽　韩玲样　梁睿贞)

298. 口腔科印模如何消毒？

口腔印模通常是指牙齿及其邻近口腔组织的印模,诊疗过程中由于受到患者唾液、血液的污染,口腔印模表面常含有多种病原微生物,若未经特殊的消毒处理而立即灌注模型,则易造成患者以及医师、技师人员之间的医源性交叉感染。

印模从患者口中成型取出后,建议首先对口腔印模用流水冲洗,初步去除印模表面的唾液、血液等污染物,再行印模的消毒。印模消毒的特殊性在于取模材料多为藻酸盐、硅橡胶等不耐高温的材料,既需要达到有效的消毒效果又不能影响印模的精度。研究发现,臭氧消毒法、紫外线消毒法、微波消毒法等物理消毒方法,或者使用雾化酸性氧化电位水、含有效氯 500 mg/L 消毒液或 2% 戊二醛浸泡,或喷涂等化学消毒法均适宜。但消毒方法的选择与印模材质、精度要求密切相关,建议在选择消毒方法前,应先了解本科室常用印模材料的特点,必要时可试用消毒,以观察印模精度是否受到影响再行选用。

(鲍文丽　梁睿贞)

299. 口腔诊室哪些地方需要用隔离膜？为什么？

某医院的感染管理质控会议上通报了口腔科未按照规范对光固化机的灯头使用一次性隔离膜覆盖的问题,口腔科主任对此提出了申诉,理由是使用隔离膜会影响到光固化机的辐照度,导致补牙材料固化不全,进而影响诊疗操作。事实真的如此吗？

林丽婷等对市售的 3 种品牌的低密度聚乙烯薄膜材料进行测试,三种品牌的普通型薄膜材料透光率分别为 94.8%、95.8% 和 94.4%,而用于对照的专用光导棒套的透光率为 92%,国外的类似研究亦有相似结论。所以,使用隔离膜并不会影响到光固化机的辐照度,应该规范使用。

那口腔诊室哪些地方需要用隔离膜呢？

口腔科由于诊疗的特殊性,来自患者口腔的菌群容易通过血液、唾液、飞沫、气溶胶等方式污染环境而导致交叉感染,虽然国内的相关规范尚未正式发布,但是国内外的相关研究都已证实,使用合适的屏障材料预防污染比污染后再进行消毒更为简便可靠。在《香港牙科医疗感染控制操作规范》中建议:三用枪、超声洁牙机、吸引管等必须套保护套,每位患者使用后更换。工作台、手机柄、吸引器柄等应覆盖一次性薄膜。患者衣服可用有塑料衬底的一次性胸巾保护。

(梁睿贞　江云兰　韩玲样)

300. 口腔门诊消毒/灭菌后的医疗器械能存放多久？

一般消毒/灭菌后物品的存放时间取决于物品是否有包装、包装类型和器械的危险程度。

裸露灭菌及一般容器包装的高度危险口腔器械灭菌后应立即使用,存放不超过 4 小时;中、低度危险口腔器械消毒或灭菌后置于清洁干燥的容器内保存,保存时间不超过 7

天。采用灭菌包装的无菌物品储存有效期见表5-7。

表5-7 包装材料无菌有效期

包装类型	纺织材料和牙科器械盒	一次性纸袋	一次性皱纹纸和医用无纺布	一次性纸塑袋
有效期/天	7	30	180	180

同时,我们还应该注意,器械储存区应配备物品存放柜(架)或存放车,并应每周对其进行清洁消毒。灭菌物品和消毒物品应分开放置,并有明显标识。储存室内环境应符合GB 15982要求。

(鲍文丽　韩玲样　梁睿贞)

301. 口腔科操作中要求"四戴"或"六戴"进行职业防护,具体如何操作?防护用品如何处置?

标准预防的基本理念是将普遍预防和体内物质隔离的特点进行综合,认定患者的血液、体液、分泌物、非完整皮肤和黏膜均可能含有感染性物质,接触上述物质者必须采取防护措施。根据传播途径应在标准预防的基础上采取接触隔离、飞沫隔离、空气隔离,这是预防医院感染成功而有效的措施。

口腔科的特点是门诊患者多,流动快,诊疗时需要直接接触患者的黏膜、唾液、血液,操作时有大量含微生物的气溶胶飞溅。因此,口腔医务人员随时可能通过三大传播途径——接触、飞沫和空气"中招"!标准预防对于从事口腔诊疗工作的医务人员来说显得尤为重要。

进行口腔诊疗操作时医务人员采取的是标准预防,即"六戴",使用的基本个人防护装备(PPE)包括:保护双手的手套、保护口鼻的口罩、保护头发的帽子、保护双眼的护目镜、保护颜面部的面罩(护目镜和面罩可以二选一)、保护皮肤或衣服的工作服(图5-1)。细心的读者可能发现,图中选用的白大褂款式是侧扣式的,目的是保护操作人员颈部不被气溶胶污染。

进行口腔检查操作时医务人员可用"四戴"进行职业防护,即佩戴帽子、口罩、手套,

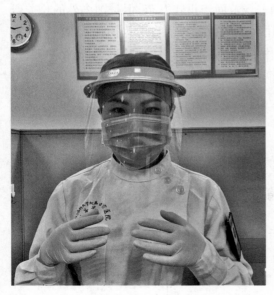

图5-1　口腔医务人员"六戴"示例

穿工作服。

一次性帽子、口罩、手套、护目镜、面罩等使用后丢入医疗废物专用袋；复用的护目镜、面罩每天使用后应采用中水平以上的消毒水平进行处理，遇污染时及时消毒。

（梁睿贞　韩玲样）

302. 口腔科医务人员应该选择一次性医用口罩，还是医用外科口罩？

根据诊疗操作的具体类别来选择，并正确佩戴。

标准的医用外科口罩分3层：外层为阻水层，可防止飞沫进入口罩里面；中层为过滤层，可阻隔90%的5 μm的颗粒；近口鼻的内层用于吸湿。普通医用口罩一般缺少对颗粒和细菌的过滤效率要求，或者对颗粒和细菌的过滤效率要求低于医用外科口罩和医用防护口罩。

因此，对于涉及血液、唾液和气溶胶扩散的有创操作如洁牙、磨牙、种植手术等口腔诊疗活动应选用医用外科口罩；一般诊疗活动，如安装托槽、调改钢丝、口腔健康宣教等可以选择医用口罩。

此外，一次性口罩应特别注意规范使用、正确佩戴，并且一次性使用，潮湿或被体液、血液污染时应及时更换。

（梁睿贞　江云兰　韩玲样）

303. 牙科治疗操作时需要戴护目镜吗？普通近视眼镜可以代替吗？

进行喷溅性操作时应该佩戴护目镜或面罩，近视眼镜不能替代护目镜。

进行磨牙、洁牙等喷溅性操作时，来自患者口腔的唾液、血液中的细菌和病毒以及牙科综合治疗台水路中的微生物都可能随着牙科手机喷出的水雾四处飞溅，操作人员面临着职业暴露风险。因此，当进行有气溶胶飞溅的操作时必须戴护目镜或面罩。

眼镜不可以替代护目镜，是因为护目镜除了必须有防雾功能外，还应能舒适的遮挡眼睛正面和侧面，达到完全保护的目的。普通近视眼镜起到的防护作用非常有限，在一项假人模拟骨科手术喷溅试验中发现，普通眼镜起到的防护作用与无防护组相比无统计学差异。此外，摘取护目镜时，应该注意，先洗手或手消毒后再摘取护目镜，用裸手拿着护目镜脚，从脸部移去，并立即洗手或手消毒。

但是，我们强调的是执行"喷溅性"操作时需要如此，而并非所有的牙科操作，比如正畸科医生在安装托槽时，修复科医师取模型等操作时是不需要额外佩戴护目镜的。

（梁睿贞　韩玲样）

304. 牙科医务人员诊疗操作时应如何选择手套？

一次性医用手套可分为一次性使用医用灭菌外科手套和一次性使用医用检查手套。

按照规范要求，佩戴手套的适应证为：① 外科手套：进行无菌操作、接触患者破损皮肤、黏膜时，如外科手术操作、阴道助娩、放射介入手术、中心静脉置管等。② 检查手套：接触患者血液、体液、分泌物及被体液污染的物品时，如静脉注射、静脉导管拔管、妇科检查、处理使用后医疗器械或处理被血液、体液污染的医疗废物等。戴手套指征为：① 进行无菌操作之前。② 接触血液、体液、破损的皮肤或黏膜前。③ 接触实施隔离的患者前及其周围区域前。

因此，大部分直接接触患者唾液和血液的牙科诊疗操作可以选用一次性检查手套，对于无菌要求高的口腔手术如种植手术，外科手术等应选用外科手套。如果医务人员手部皮肤发生破损，在进行有可能接触患者血液、体液的诊疗操作时必须戴双层手套。除此之外，一些文献表明，手套上的粉末可能影响到硅橡胶印模材的聚合，建议进行相关操作时选择无粉手套。

（梁睿贞　韩玲样）

---

305. 口腔手机注油时应如何防护？

手机注油可分为手动注油和机械注油。

提倡使用注油机注油。手工注油时产生的油雾可对操作人员及周围环境造成污染，工作人员在操作时应做到以下几点：① 戴上手套、口罩和护目镜。② 将牙科手机置入已准备好的透明袋中再行注油（图5-2），一方面可以通过透明袋观察到手机头内油污情况，

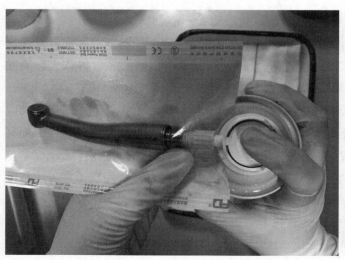

图5-2　注油时使用透明袋防护

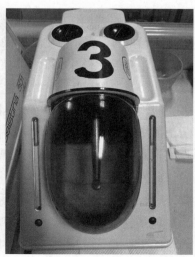

图5-3　自动注油机机械注油

另一方面可以避免喷注时油雾播散,污染周围环境。③ 选择合适的注油接头,将手机正确连接好,对准并压紧牙科手机尾部注油。高速涡轮手机应对准其进气孔注油,按压油罐顶部按钮≥1秒,如有污物从机头部位流出,应重复喷注直到无污油流出为止。喷注后擦除机头表面多余润滑油,将牙科手机头端朝下静置,排除内腔多余润滑油,然后包装灭菌。

如有条件,建议使用自动注油机机械注油,一般注油机都配有油雾防护罩(图5-3),可起到良好的防护作用。且自动注油机在加压的条件下,具有清洗、润滑、去除多余润滑油的功能,对手机有较好的养护作用。

(梁睿贞　韩玲样)

306. 口腔拍片过程中的感染预防措施有哪些?

在口腔拍片时,应当给予患者适当防护。拍数码全景片时,定位杆用清洁指套防护,"一人一用";侧位片耳点用75%乙醇"一人一消毒";CT检查床宜采用一次性床单,"一人一更换";小牙片用一次性夹片夹或用持针器夹取放入患者口腔内,持针器"一人一用一消毒"。操作者加强手卫生,接触患者前后要洗手或手消毒。

(纪迎迎　梁睿贞)

307. 口腔诊室能养绿色植物吗?

绿色植物有清新空气,舒缓心情的作用,那口腔诊室能养绿色植物吗? 答案是不能!

大部分口腔诊疗操作都为喷溅性操作,会产生大量带微生物的气溶胶,从而污染空气和物体表面,有产生交叉感染的潜在风险。张玉勤等对郑州市12家口腔医疗机构连续3年的监测发现,牙科综合治疗台周围5 m范围内空气和物体表面所有标本细菌总数均超标。因此,在牙科综合治疗台边上摆放绿色植物无异于摆了一个"吸尘器"。当然,确实需要的话,可以将绿色植物摆放在候诊区或者员工休息区。

需要强调的是,口腔诊室区域内部应通风、采光良好,地面、墙壁采用容易清洁、不易积灰的材料,且应保持环境整洁,每日清洁,遇有血液或体液污染时即刻清洁消毒。

(梁睿贞　江云兰　韩玲样)

308. 手机注油机应放入哪个区域?

注油机是口腔器械处理区的常用设备,主要用于手机清洗并干燥处理后,为手机注油保养、润滑手机轴承等机械部件，从而起到维持手机使用性能的作用，应放置在保养包装及灭菌区内。

对于未单独设立专用保养包装及灭菌区的小型口腔诊所，可考虑将手机注油机置于器械处置台上相对清洁的区域，放置位置应遵循手机处置流程，在清洗设施与塑封机之间摆放注油机，以方便日常操作。但应注意在清洗设施与注油机间设置挡板或隔断等物理屏障，以避免清洗过程中注油机被污染。

（鲍文丽　韩玲样　梁睿贞）

309. 口腔科拔下的牙齿可以让患者带走吗？

有些患者在口腔诊所或医院拔牙后，希望能将牙齿带走留做纪念，这个请求会让医生很为难。

《医疗废物管理条例》中明确指出：医疗卫生机构在医疗、预防、保健以及其他相关活动中产生的具有直接或者间接感染性、毒性以及其他危害性的废物均属于医疗废物。按照《医疗废物分类目录》，拔除的牙齿属于在诊疗过程中产生的人体废弃物，为病理性废物，应该按照病理性废物的有关要求分类收集，无害化处理。

因此，面对患者的请求，医生需要向患者详细讲解国家法律法规的要求，取得患者的理解，将拔下的牙齿按照医疗废物处理。

但也有患者和部分医务人员认为：牙齿属于患者身体的一部分，所属权应归患者所有，建议参考胎盘处置要求。这一观点目前并未得到相关法律、法规和行业规范认可，希望未来能更加明确。

（梁睿贞　韩玲样）

310. 戴牙后的口腔模型属于医疗废物吗？该如何处置？

口腔模型是记录口腔各部分组织形态和关系的阳模，由口腔阴膜（印膜）灌制而成。口腔模型在口腔诊疗中主要应用于口腔修复和口腔正畸，口腔正畸治疗的模型多需存档，而口腔修复的模型则主要用于辅助义齿制作，义齿制作完成后，模型基本就没什么用了。

从操作流程来说，阴膜（印模）直接接触患者口腔，在灌制阳膜之前，需要对阴膜立刻使用流动水进行清洗，去除可见的唾液、血液和其他碎屑，并按材料选择相应的消毒方法进行消毒，而对于制作完成的矫治器、修复体等也应先清洁消毒，并盛装于袋或盒等清洁容器内，并注明已消毒才能返给临床使用。

　　所以理论上，口腔石膏模型在整个过程并没有直接接触患者的体液、血液等，未携带病原微生物，无引发感染性疾病传播的危险。因此，当患者顺利带上义齿后，废弃的口腔修复模型不属于医疗废物。

　　但是，目前来说，这个问题的处理并未完全取得统一共识，也缺少明文解释，分析可能原因主要有：一是不能确保在制作义齿前后严格执行消毒程序；二是临床的实际情况较为复杂，有时很难判断废弃的石膏模型实际用于什么用途，是否已清洁消毒等。

　　因此，对于这一问题，各医疗机构可以根据情况而定，不能一刀切。我们建议以各级医疗机构的上级主管部门如环保局和卫生监督所的认定为准。同时，随着电子技术、信息技术及先进制造技术在口腔医学领域的引入，数字化诊疗模式已被业内公认为是今后口腔修复的发展趋势与主流技术，目前数字化光学印模已表现出良好的应用前景，也许今后将取代石膏模型，如果到了那一天，这一问题自然也就迎刃而解。

（梁睿贞　卢　珊　江云兰）

◇参◇考◇文◇献◇

［1］中华人民共和国国家卫生和计划生育委员会.口腔种植技术管理规范［EB/OL］.（2013-04-23）［2017-04-10］http://www.moh.gov.cn/mohyzs/s3585/201304/a3c075650f8542f9ba7ac00046d2d732.shtml.

［2］中华人民共和国卫生部.诊所基本标准［EB/OL］.（2010-08-02）［2017-04-10］http://www.moh.gov.cn/mohyzs/s3578/201008/48609.shtml.

［3］Department of health and human services Centers for Disease Control and Prevention. Guidelines for infection control in dental healthcare settings-2003［J］. MMWR Recomm Rep, 2003, 52: 1-61.

［4］中华人民共和国国家卫生和计划生育委员会.WS 506-2016口腔器械消毒灭菌技术操作规范［EB/OL］.（2017-01-05）［2017-04-10］http://www.nhfpc.gov.cn/fzs/s7852d/201701/b11cdd47e5624d698f0d1f3e25e0c9b8.shtml.

［5］刑军，胡伟平，袁峰，等.热清洗对牙科手机损耗的研究［J］.哈尔滨医科大学学报，2007，41（4）：392-393.

［6］刘玉村，梁铭会.医院消毒供应中心岗位培训教程［M］.北京：人民军医出版社，2013.

［7］张蕾，肖莉，李正明.不同清洗方法对牙科手机使用性能的影响［J］.海南医学院学报，2008，14（6）：728-729.

［8］冯秀兰.小型压力蒸汽灭菌器使用误区及注意事项［J］.中国护理管理，2012，12（7）：10-12.

［9］戴青，孙正，邓小红，等.戊二醛对牙科手机灭菌效果的实验室评价［J］.北京口腔医学，2004，12（3）：188-190.

［10］孙建英.口腔科手机三种消毒方法的比较［J］.哈尔滨医药，2011，31（1）：41-43.

［11］傅波，胡志祥，彭大文.影响牙科高速手机使用寿命的几点因素简析［J］.口腔医学，2009，29（12）：668-669.

［12］傅春来，胡涛，周学东.新型防回吸手机防止牙科综合治疗台水道生物膜形成及污染作用的研究［J］.中华医院感染学杂志，2004，14（5）：505-507.

［13］Berlutti F, Testarelli L, Vaia F, et al. Efficacy of anti-retraction devices in preventing bacterial contamination of dental unit water lines［J］. Journal of Dentistry, 2003, 31（2）, 105-100.

［14］中华人民共和国国家卫生和计划生育委员会.WS/T 512-2016医疗机构环境表面清洁与消毒管理规范［EB/OL］.（2017-01-05）［2017-04-10］http://www.nhfpc.gov.cn/fzs/s7852d/201701/b11cdd47e5624d698f0d1f3e25e0c9b8.shtml.

［15］陶阳，吴友农.口腔椅旁痰盂快速疏通法［J］.口腔医学，2006，26（4）：297.

［16］毛尔加，姜婷.对中美口腔临床管理的几点对比和建议［J］.华西口腔医学杂志，2010，28（6）：577-578.

［17］O'Donnell M J, Boyle M A, Russell R J, et al. Management of dental unit waterline biofilms in the 21st century［J］. Future Microbial, 2011, 6（10）: 1209-1226.

［18］Ricci M L, Fontana S, Pinci F, et al. Pneumonia associated with a dental unit waterline［J］. Lancet, 2012, 379（9816）: 684.

［19］覃迪生，文学锦，陈桂英，等.口腔综合治疗台水路晨间开诊前污染监测及干预措施［J］.中华医院感染学杂志，2014（23）：5978-5980.

［20］ O'Donnell M J, Shore A C, Russell R J, et al. Optimisation of the long-term efficacy of dental chair waterline disinfection by the identification and rectification of factors associated with waterline disinfection failure［J］. Journal of Dentistry, 2007, 35（5）: 438-451.

［21］ Mills S E. The dental unit waterline controversy: defusing the myths, defining the solutions［J］. Journal of the American Dental Association, 2000, 131（10）: 1427-1441.

［22］ Rice E W, PhD, Rich A W K, et al. The role of flushing dental water lines for the removal of microbial contaminants［J］. Public Health Reports, 2006, 121（3）: 270-274.

［23］ 肖明英,王秀红,潘华,等.次氯酸钠溶液快速消毒牙胶尖效果的实验观察［J］.福建医药杂志,2008,30（5）: 89-90.

［24］ 俞雪芬,谷志远.口腔门诊感染控制操作图谱［M］.北京:人民卫生出版社,2013.

［25］ 范晓敏,赵春苗,程小刚,等.强酸性电解质水对牙胶尖的消毒作用研究［J］.实用口腔医学杂志,2013,29（5）: 745-747.

［26］ 李少兰,徐平英.两种消毒法对口腔印模的消毒效果及模型精度的影响［J］.中国实用护理杂志,2012,28（20）: 71-73.

［27］ 俞雪芬,杨艳丽,胡国庆.复合双链季铵盐消毒液对口腔印模消毒效果的实验［J］.中国实用护理杂志,2012,28（25）: 59-60.

［28］ 高传飞,张怀勤.口腔印模消毒的研究进展［J］.口腔医学,2013,33（4）: 271-272.

［29］ 戴杰,张锋,卓文杰,等.一种聚氯乙烯保护膜预防口腔综合治疗台接触面污染的方法［J］.中国消毒学杂志, 2015,32（8）: 816-817.

［30］ 林丽婷,邹波,陈佩珠,等.低密度聚乙烯薄膜对牙科光固化机光能输出的影响［J］.口腔材料器械杂志,2006, 15（2）: 64-66.

［31］ 国家食品药品监督管理总局.YY 0469-2011医用外科口罩技术要求［EB/OL］.（2004-03-23）［2017-04-07］ http://www.sda.gov.cn/WS01/CL0059/9371.html.

［32］ Barbeau J. Lawsuit against a dentist related to serious ocular infection possibly linked to water from a dental handpiece［J］. J. Can. Dent.Assoc. 2007, 73（7）: 618-622.

［33］ 中华人民共和国卫生部.WS/T 311-2009医院隔离技术规范［S］//国家卫生和计划生育委员会医院管理研究所医院感染质量管理与控制中心.医院感染管理文件汇编（1986—2015）.北京:人民卫生出版社,2015: 214-237.

［34］ 杜文华,耿建平,黄海燕,等.表面水分和不同种类的手套对于硅橡胶印模材聚合时间的影响［J］.中华老年口腔医学杂志,2004,2（2）: 89-91.

［35］ 吴伟芬.三种不同方法清洗保养牙科手机的效果比较［J］.护理实践与研究,2013,10（17）: 110-111.

［36］ 张玉勤,刘吉起,袁中良,等.口腔治疗过程中气溶胶污染范围调查［J］.中国消毒学杂志,2013,30（6）: 544-546.

［37］ 中华人民共和国国务院.医疗废物管理条例［S］//国家卫生和计划生育委员会医院管理研究所医院感染质量管理与控制中心.医院感染管理文件汇编（1986—2015）.北京:人民卫生出版社,2015: 47-52.

［38］ 苏庭舒,孙健.口内数字化印模技术［J］.中华临床医师杂志:电子版,2012,6（19）: 5780-5782.

第4节　内 镜 中 心

311. 软式内镜需达到何种消毒水平?

根据斯伯尔丁分类法,医疗器械分为三类,即高度危险性物品、中度危险性物品和低度危险性物品。高度危险性物品指进入人体无菌组织、器官、脉管系统,或有无菌体液从中流过的物品或接触破损皮肤、破损黏膜的物品,应采用灭菌方法处理;中度危险性物品指与完整黏膜相接触,而不进入人体无菌组织、器官和血流,也不接触破损皮肤、破损黏膜的物品，应达到中等水平消毒以上效果的消毒方法。不同的软式内镜应根据斯伯尔丁分类法进行分类，进而选择是消毒或灭菌。

　　WS 507-2016《软式内镜清洗消毒技术规范》指出：进入人体无菌组织、器官或接触破损皮肤、破损黏膜的软式内镜应进行灭菌；与完整黏膜相接触，而不进入人体无菌组织、器官和血流，也不接触破损皮肤、破损黏膜的软式内镜应进行高水平消毒。

　　所以，软式内镜中的胃镜、肠镜、气管镜等直接与患者的消化道或呼吸道黏膜直接接触，应采用高水平消毒；而有些软式内镜如胆道镜、膀胱镜等因进入人体无菌腔室需要达到灭菌水平。

（王广芬　韩玲样）

312. 使用全自动内镜清洗消毒机清洗消毒内镜时可以省去手工清洗环节吗？

　　不可以。无论是手工清洗消毒或是使用全自动内镜清洗消毒机对内镜进行清洗消毒，第一步及时彻底的手工清洗都是内镜消毒成功的关键和基础。WS 507-2016《软式内镜清洗消毒技术规范》规定：使用内镜清洗消毒机前应对内镜进行预处理、测漏、清洗和漂洗。所以使用全自动内镜清洗消毒机不能省去手工清洗的步骤。

（王广芬　韩玲样）

313. 内镜清洗是手工清洗好还是机械清洗好？为什么？

　　内镜清洗最好的方式是先手工清洗再机械清洗。手工清洗后，应当按照内镜生产商提供的使用说明书，软式内镜应该机械清洗并暴露于高水平消毒剂或液体化学灭菌剂中进行机械处理，或机械清洗和灭菌。机械处理包括机械清洗、机械高水平消毒或灭菌和机械漂洗。大量证据表明，机械处理可提高清洗效率，提高工作效率，减少人员清洗职业暴露，并且可以更成功地监控质量和一致性，但目前手工清洗仍是必需的。

（王　超　王广芬　韩玲样）

314. 软式内镜清洗、消毒的10个细节，你关注了吗？

　　软式内镜清洗、消毒的注意事项可归纳如下：

　　（1）床旁处理时，棉纱擦拭应沿着操作部向先端部方向进行，否则有可能将纱布的线头等塞进喷嘴里面，造成喷嘴堵塞。

（2）内镜在操作间与清洗消毒间转运时，宜使用专门的内镜推车。手持内镜转运非常容易导致磕碰，甚至发生内镜先端部拖到地上被踩踏的情形。

（3）及时清洗。内镜诊疗的时候，送水送气口里面容易残留小块人体组织或者血液、黏液，一旦干结并累积则容易造成送水送气管道的堵塞。

（4）单独清洗。内镜若与尖锐器械或物品一同清洗，或者清洗槽有锐利的棱角都有可能将内镜划破，导致漏水。

（5）打弯的角度要合适。在手持或者清洗的时候打弯角度不要太小，否则易造成内镜内部折叠变形；在附件插入时也不宜打弯角度过小，蛮力塞入容易导致内部管道损伤。

（6）推荐使用具有生物膜去除能力的清洗剂。研究表明软式内镜的管道结构复杂且不容易做到彻底干燥，是生物膜滋生的绝佳场所。使用针对生物膜的清洗剂能够有效降低生物膜的挑战。

（7）清洗刷要一用一换。防止将清洗上一条内镜时裹挟的污物带到下一次内镜清洗中造成交叉感染。

（8）清洗、漂洗流程中使用的内镜擦拭布应一用一更换，清洗液（多酶洗液）也应每清洗1条内镜后及时更换。

（9）可复用的内镜附件使用消毒剂消毒后，应采用纯化水或无菌水漂洗干净，干燥备用，而不是自来水。

（10）不同种类的内镜，或者相同种类但由不同厂商生产的内镜，其适用消毒或者灭菌方式可能不同。应在购买后、使用前仔细阅读厂商说明书。

（何　珉　韩玲样）

---

315. 软式内镜清洗用水如何选择？

软式内镜清洗用水包括自来水、纯化水或者无菌水。在内镜测漏流程可以使用自来水；初洗流程中可以使用自来水配制清洗液；漂洗过程中可使用自来水，但必须是流动水，自来水水质应符合GB 5749的规定。终末漂洗流程中应使用纯化水或者无菌水。纯化水应符合GB 5749的规定，并应保证细菌总数≤10 CFU/ml，生产纯化水所使用的滤膜孔径应≤0.2 μm，并定期更换。无菌水为经过灭菌工艺处理的水。

（唐红萍　王广芬　韩玲样）

---

316. 测漏在内镜清洗中的作用是什么，重要吗？

测漏是指对内镜整体密封性能进行检测。测漏是我们及时发现内镜漏水、防止内镜发生严重故障的有效措施。内镜漏水若未能及时发现和处理,轻者可引起内镜的腐蚀、生锈等,带来高额的维修费用,重者会导致患者发生医院感染等不良后果。

通过测漏可以及时发现内镜的漏水部位,有针对性地采取措施,避免对内镜造成二次损害。WS 507-2016《软式内镜清洗消毒技术规范》规定:内镜使用后宜每次清洗前进行测漏,条件不允许时,应至少每天测漏1次。

(王　超　王广芬　韩玲样)

317. 软式内镜管腔需要用乙醇冲洗干燥吗?

需要。WS 507-2016《软式内镜清洗消毒技术规范》中内镜干燥的方法包括:75%～95%乙醇或异丙醇灌注所有管道,再使用压力气枪,用洁净压缩空气向所有管道充气至少30秒,至其完全干燥。国外一些临床实践指南和该领域专家推荐:手工或机械清洗内镜时用乙醇冲洗管腔,因为它易与残留水分结合,加速蒸发,从而促进管腔干燥。乙醇能阻碍细菌定植,防止亲水性细菌传播。但如果内镜已经完全干燥,将没必要再用乙醇冲洗内腔。

(王　超　王广芬　韩玲样)

318. 如何对内镜进行消毒质量监测?

消毒内镜应每季度进行微生物学监测,监测采用轮换抽检的方式。每次按25%的比例抽检,内镜少于等于5条的,应每次全部监测,多于5条的,每次监测数量应不少于5条。检测方法:取清洗消毒后内镜,采用无菌注射器抽取50 ml含相应中和剂的洗脱液,从活检口注入冲洗内镜管路并全量收集送检。实验室检测建议采用滤膜过滤法,合格标准:菌落总数≤20CFU/件。

(王广芬　韩玲样)

319. 软式内镜如何储存及储存时间?

内镜消毒干燥后悬挂于储镜柜(库)中。WS 507-2016《软式内镜清洗消毒技术规范》中指出,内镜干燥后应储存于内镜与附件储存柜内,镜体应悬挂,弯角固定钮和阀门单独储存。内镜与附件储存柜应每周清洁消毒一次,遇到污染时应随时清洁消毒。储存柜内表面应光滑、无缝隙,便于清洁和消毒,通风良好且应保持干燥,通风良好有利于内镜的持续干燥,从而减少由于潮湿环境造成的微生物污染发生。

虽然相关规范对消毒后内镜的储存时间没有做出具体要求,一些专业组织给出的建议也不一致,但WS 507-2016《软式内镜清洗消毒技术规范》明确规定:每日诊疗前,应对当日拟使用的消毒内镜进行再次消毒、终末漂洗及干燥后方可用于患者诊疗。

(王广芬 韩玲样)

320. 膀胱镜检查应该在什么环境下进行?

膀胱镜为高度危险性物品,应达到灭菌水平。WS 507-2016《软式内镜清洗消毒技术规范》中指出:灭菌内镜诊疗环境至少应达到非洁净手术室的要求。所以膀胱镜诊疗环境应当在达到外科手术标准的区域内进行,并按照手术区域的要求进行管理。

(王广芬 韩玲样)

321. 胃镜和肠镜的清洗消毒槽及诊疗间可以共用吗?

WS 507-2016《软式内镜清洗消毒技术规范》要求:不同系统(如呼吸道和消化道)软式内镜的清洗槽及全自动清洗消毒机应分开设置;不同系统的内镜诊疗应分室进行。但并未强调不同部位(如上、下消化道)内镜必须分槽清洗、不同部位(如上、下消化道)诊疗必须同室进行。

因此,胃镜和肠镜检查不用分清洗槽和诊疗间,但应分时段进行。

(王广芬 韩玲样)

322. 内镜检查前患者需要进行血源性感染标志物筛查吗?

不需要。目前尚无国家规范要求患者在进行内镜检查之前需检测人类免疫缺陷病毒(HIV)、梅毒螺旋体、乙型肝炎病毒(HBV)、丙型肝炎病毒(HCV)等感染性标志物。感染性标志物常规筛查多限于HBV、HCV、HIV等,不包含所有可能的病原体。且部分疾病因为可能处于感染的窗口期,即使检测阴性也不能排除是否感染。

WS/T 367-2012《医疗机构消毒技术规范》5.2.2根据物品上污染微生物的种类、数量选择消毒或灭菌方法中指出:对受到致病菌芽孢、真菌孢子、分枝杆菌和经血传播传染病(HBV、HCV、HIV等)污染的物品,应采用高水平消毒或灭菌。而医疗机构消毒内镜通常使用的戊二醛、邻苯二甲醛、酸性氧化电位水等均为高水平消毒剂,在规定的条件下,以合适的浓度和有效的作用时间进行消毒,可杀灭一切细菌繁殖体包括分枝杆菌、病毒、真菌及其孢子和绝大多数细菌芽孢。因此,只要在操作过程中实施标准预防,将每一位患者视为潜在感染源,选择合格的消毒剂,严格按照操作流程进行清洗消毒,就可以避免感染传播风险。

(唐红萍 王广芬 韩玲样)

323. 内镜室工作人员的着装有什么要求?

内镜室工作人员在进行内镜清洗或诊疗操作时,存在体液、血液暴露的风险,因此应做好个人防护,穿戴必要的防护用品(personal protective equipment,PPE)。

PPE的使用情况应根据实际工作中工作人员与患者、患者体液直接接触的可能性大小而决定。一般不直接暴露于污染内镜、器械、体液且不在液体飞溅可能污染范围内的工作人员不需PPE防护;直接接触污染内镜、器械、体液的工作人员,或直接参与医疗操作,接触患者,从而有可能接触到污染内镜以及体液的工作人员应做好PPE防护(表5-8)。

表5-8 内镜诊疗中心(室)不同区域人员防护着装要求

区 域	防 护 着 装						
	工作服	手术帽	口罩	手套	护目镜或面罩	防水围裙或防水隔离衣	专用鞋
诊疗室	√	√	√		△		
清洗消毒室	√	√	√	√	√	√	√

注:√应使用,△宜使用。

需要注意的是:对于在操作过程中暴露风险等级可能变化的工作人员,要求在风险上升时能够即刻使用PPE。工作人员在离开清洗或诊疗室时,应尽快将PPE脱除并安放于合适的位置。在为不同患者进行操作时必须及时更换。

(王广芬 韩玲样)

◇ 参 ◇ 考 ◇ 文 ◇ 献 ◇

[1] 中华人民共和国卫生和计划生育委员会.WS 507-2016软式内镜清洗消毒技术规范[EB/OL].(2016-12-27) [2017-04-07]http://www.nhfpc.gov.cn/ewebeditor/uploadfile/2017/01/20170105090816920.pdf.
[2] 中华人民共和国卫生部.GB 15982-2012医院消毒卫生标准[S]//国家卫生和计划生育委员会医院管理研究所医院感染质量管理与控制中心.医院感染管理文件汇编(1986—2015).北京:人民卫生出版社,2015:125-137.
[3] 刘牧云,李兆申.美国消化内镜中心安全指南介绍[J].中华消化内镜杂志,2015,32(10):701-705.

第5节 血 液 透 析

324. 透析反渗水和透析液的内毒素检测如何采样?

根据原卫生部《血液净化标准操作规程(2010年版)》的规定,进行血液透析反渗水细菌和内毒素检测采样部位为反渗水输水管路的末端。此处"反渗水输水管路的末端"应该是指血液透析机后的输水软管与血液透析机相连接的部位。采样之前应备齐用物,使水处理设备和血液透析机工作至少10分钟。步骤如下: ① 断开血液透析机输水软管与血液透析机机内管路的连接装置。② 用75%乙醇棉签反复消毒输水管路末端3次。③ 让反渗水自由流出30秒左右。④ 用无菌无热源的采样瓶对准反渗水水流接取2 ml反渗水于标本瓶内。⑤ 盖好标本瓶,防止污染。标本尽快送实验室进行检测。⑥ 采样全过程应遵循无菌技术操作原则,避免标本污染。

透析液内毒素检测标本应在血液透析机透析液循环管路与透析器入口(下方接口)连接的部位采样。具体步骤如下: ① 用75%乙醇棉签反复消毒透析液循环管路与透析器透析液入口连接的部位。② 将透析液循环管路与透析器入口分离。③ 让透析液自由流出30秒左右,冲洗清洁采样口。④ 用无菌无热源的一次性无菌注射器自透析液循环管路内腔抽吸透析液2 ml注入标本瓶内。⑤ 盖好标本瓶,防止污染。标本尽快送实验室进行检测。⑥ 采样全过程应遵循无菌技术操作原则,避免标本污染。

检测反渗水和透析液细菌浓度时可参照上述采样方法进行。

(张立国 王世浩)

325. 透析液控制标准是什么?

对于透析液内毒素质量标准,目前只有《血液净化标准操作规程(2010年版)》要求至少每3个月检测1次透析液内毒素,内毒素≤ 2 EU/ml,尚没有其他的标准或规范性文件,所以还是应该执行血液透析液内毒素≤ 2 EU/ml的标准。但是有一个疑问,透析液是由浓缩透析液和反渗水按比例配制而成的,反渗水的内毒素≤ 0.25 EU/ml,浓缩透析液的内毒素≤ 0.5 EU/ml,由反渗水和浓缩透析液按比例配制而成的透析液的内毒素应不超过 0.5 EU/ml,而《血液净化标准操作规程(2010年版)》透析液的内毒素控制标准却是≤ 2 EU/ml,这里面或许考虑到反渗水输水主管路对反渗水的污染。

直接用于血液透析治疗的透析液是由血液透析反渗水和浓缩透析液按照一定的比例混合配制而成。所以,血液透析反渗水和浓缩透析液的内毒素水平,一定会影响透析液内毒素的水平。

（张立国 王世浩）

----

326. 浓缩透析液是否也需要检测内毒素？标准是什么？

由于浓缩透析液是由制造商提供的产品，所以医院不需要常规对浓缩透析液进行质量监测，当怀疑透析不良事件与浓缩透析液有关时，可进行相应的采样监测。YY 0598–2015《血液透析及相关治疗用浓缩物》要求血液透析浓缩透析液内毒素 ≤ 0.5 EU/ml。

经过血液透析机流经血液透析器发生透析作用的透析液是浓缩透析液与反渗水按照一定的比例配制而成，浓缩透析液的质量，必然会影响到直接用于血液透析治疗的透析液的质量。所以，浓缩透析液的微生物指标和内毒素水平必须控制在允许范围之内，以保证透析液的质量和血液透析患者的透析安全。

（张立国 王世浩）

----

327. 血液透析用反渗水菌落超标后如何处理？

按照管理要求，每家医疗机构都应该定期对血液透析反渗水的菌落数进行检测，对于菌落数超标的应该及时进行干预处理。对于反渗水超标，应该首先排除在采样、储存、运送和检测环节的问题，排除假阳性的存在。干预处理包括两方面的内容，第一就是查找超标的原因，第二就是针对存在的原因进行整改。

根据有关规范要求，目前国内的医疗机构的血液透析室反渗水采样一般有3个采样点：① 是反渗机的出水端（A点）。② 血液透析机后面的输水软管与透析机机内管路的连接部位（B点）。③ 输水管主路的末端（C点）。不同的采样点反渗水菌落超标有不同的意义，有不同的产生原因，也就有不同的干预措施（表5–9）。

反渗水超标通常有三方面的主要原因：① 反渗机故障。② 输水主管路形成生物膜。③ 血液透析机输水软管形成生物膜。根据反渗水超标三方面的原因，以及超标反渗水采样点的不同，大致可以做出如下推测。

表5–9 血液透析反渗水菌落数超标原因排查表

A点超标	B点超标	C点超标	可 能 的 原 因
是	是	是	反渗机故障或反渗膜污染，也可能同时存在反渗水输水主管路和血液透析机软管形成生物膜。具体的故障部位还应根据每个采样点菌落的数值，进行综合判断

（续　表）

A点超标	B点超标	C点超标	可 能 的 原 因
是	否	否	反渗机故障或反渗膜膜污染
否	是	否	血液透析机软管形成生物膜
否	否	是	反渗机输水主管路形成生物膜
否	是	是	反渗机输水主管路形成生物膜

　　不同原因导致的血液透析反渗水细菌数超标有不同的干预措施。如果是反渗机故障，应该请水机工程师对水处理机进行检修和维护；如果是反渗机反渗膜形成生物膜污染所致，应该对反渗膜而进行消毒处理或更换反渗膜；如果是反渗机输水主管道形成生物膜，则应对输水主管道进行彻底的消毒处理；如果是血液透析机软管形成生物膜，则应对输水软管进行消毒处理或更换输水软管。

　　反渗机反渗膜、反渗水输水主管路和透析机软管形成生物膜后的消毒，可以采用复方过氧乙酸制剂来进行，以彻底清除生物膜，杀灭反渗水中的游离细菌。在设备的维护和保养方面，调整原有的水处理设备清洁消毒的制度和流程，增加消毒的频次，缩短消毒的周期，防止反渗水系统中再次形成生物膜，影响反渗水的质量。

（张立国　王世浩）

---

328. 血液透析与血液滤过有哪些不同？为什么床旁血滤机不需要传染病患者专机？

　　血液透析和血液滤过是血液净化的不同方式，除了最终目的都是使血液得到净化外，两种方法之间还存在一些不同（表5-10）。

表5-10　血液透析与血液滤过区别

比较指标	血 液 透 析	床 旁 血 滤
机器结构	机内有反渗水和透析液的循环管路	机内无反渗水和透析液的循环管路
使用的滤器	使用普通透析器即可	必须使用溶质（中分子）清除率高的血滤器
净化效果	血液透析只能清除小分子毒素和水分，不能清除中大分子毒素	CRRT不仅能清除小分子毒素和水分，还能清除中大分子毒素。因而，适应证也略有不同
物质交换方式	主要靠弥散清除毒素，物质的交换是双向的	主要靠对流清除毒素，物质单向流动
使用置换液	血液透析不使用置换液	必须使用置换液。在线血液透析滤过时对反渗水和透析液的要求更高
使用透析液	使用透析液	不使用透析液

（续　表）

比较指标	血 液 透 析	床 旁 血 滤
设备消毒	有机器内置的管路消毒程序，每次透析后需要进行透析机内管路的消毒，同时进行设备表面的清洁消毒	机器内无内置的管路消毒程序，不需要每次治疗后进行管路消毒，治疗后只需要进行设备表面的清洁消毒
治疗费用	费用较低	费用较高
患者感受	血液透析使患者的血清电解质变化相对较大，患者反应相对较重	血液滤过时患者血清电解质波动较小，因而患者反应较轻

血液透析机每次透析后进行机内管路的消毒，是一种预防性的消毒，目的在于避免在机器内部有细菌繁殖，甚至形成生物膜。根据上面的一些区别，由于床旁血滤机（CRRT）没有机器内部的反渗水和透析液循环管路，因而不存在通过机器内部造成患者交叉感染的风险，所以不需要为传染病患者配备专门的床旁血滤机。但是，每次治疗以后，需要对血滤机进行机器表面的清洁和消毒，降低交叉感染的风险。

血液透析室内还有一种透析机可以在做血液透析的同时进行血液滤过，这种治疗模式叫血液透析滤过（HDF）。具有血液透析滤过功能的机器，其外观与普通的血液透析机没有不同之处，内部的管路与普通血液透析机也有很多相同之处。因此，在每次血液透析治疗结束以后，执行内部管路消毒的程序和机器外部的物品表面的消毒程序，与普通血液透析机一样进行管理。

（张立国　王世浩）

329. 普通透析区和隔离透析区是相对分区，还是必须有实体的隔断？

对于乙肝、丙肝、艾滋病和梅毒等血源性传播疾病来说，其传播途径通常是通过血液、体液传播，通过接触传播也日益受到重视。为了有效阻断传染病透析患者和非传染病透析患者之间的传播，隔离透析区与普通透析区之间应该建设实体的屏障。它可以有效地阻断传染病透析患者与非传染病透析患者的接触，控制医务人员在隔离透析区和非隔离透析区之间的移动。因为这些疾病不通过空气传播或飞沫传播，所以实体隔断既可以是通高的隔断，也可以是半高的隔断，对隔断的高度没有明显的界定。

而对于经空气传播疾病的患者专用的隔离透析区，则必须为单独的房间。

（张立国　王世浩）

330. 在普通透析区与隔离透析区之间设置一个缓冲区，有必要吗？

没有必要。

从本质上缓冲区就是潜在污染区。《医院隔离技术规范》中的潜在污染区是进行呼吸道传染病诊治的病区中位于清洁区与污染区之间,有可能被患者血液、体液和病原微生物等物质污染的区域。包括医务人员的办公室、治疗室、护士站、患者用后的物品、医疗器械等的处理室、内走廊等都属于潜在污染区。血液透析患者的传染病通常是指乙肝、丙肝、艾滋病和梅毒,这些疾病是通过血液、体液、分泌物和性接触传播,偶尔也会通过日常接触传播,但不会通过空气或飞沫传播。所以,没有必要在普通透析区与隔离透析区之间设立缓冲区。重要的是医护人员认真落实手卫生规范,认真落实环境物表和空气消毒制度等医院感染防控的制度和措施。

(张立国　王世浩)

331. 干库房和湿库房能在同一房间吗?

干库房和湿库房最好设在不同的房间。如果设在同一间房间,应分区域设置。

《血液净化标准操作规程(2010年版)》中指出,库房是血液透析室的基本配置,属于清洁区,用于存放透析器、管路、穿刺针等耗材。应该按着《医院消毒卫生标准》中规定的Ⅲ类环境进行管理。国家卫生和计划生育委员会发布的《医疗机构血液透析室管理规范》没有对库房进行说明和提出分干库房和湿库房分类管理的要求。所以,血液透析室分别设干库房和湿库房并没有明确的管理依据。但是,血液透析室的耗材种类繁多,数量巨大,大部分医疗器械是干燥的状态,少部分器械含有一定量的水,如透析液。一旦含水的医疗器械包装破损,或出现其他的意外情况,会导致无水的医疗器械被浸湿而受到污染的情况。所以,干库房和湿库房最好设在不同的房间。如果因为条件限制而必须设在同一房间,则应分区域设置。所有医疗器械均应放置在货架之上,防止水淹。

(张立国　王世浩)

332. 在没有专门急诊透析机的情况下,急诊透析患者应该放普通透析区? 还是隔离透析区?

由于血液透析器透析膜的最大孔径也仅为3.5 nm, 即使是最小的病毒(直径18～22 nm)也不会穿透完整的透析膜,而且由于机器控制单元系统的中的每个器件都不能够直接接触患者的血液,所以,在血液透析器及透析管路一次性使用的情况下,血源性传播疾病是不会通过血液透析机或者血液透析器传播的。因此从理论上来讲,可以根据临床工作需要确定是否设立专门的急诊透析机,急诊透析患者使用一次性血液透析器、透析管路,透析结束后严格按照要求进行透析机的消毒,规范消毒后的血液透析机是安全的，可以用于其他患者透析。但由于存在因诊疗操作不规范而导致血源性疾病传播的风险，因此建议设置急诊透析机，但使用后同样需要做好终末消毒。

（张立国　王世浩）

333. 急症血液透析患者在急诊专机血液透析以后，检验结果回报血源性感染标志物阳性，如何对血液透析机进行消毒？

乙型肝炎病毒（HBV）、丙型肝炎病毒（HCV）和人类免疫缺陷病毒（HIV）都属于亲脂病毒，亲脂病毒是对各种消毒因子最敏感的微生物，低水平消毒即可将其杀灭。根据血液透析的原理，通常情况下即使为传染病患者透析，患者体内的HBV、HCV和HIV等病原体也不会穿过透析膜进入机器内部的循环管路。在特殊的情况下，发生血液透析机故障或透析器破膜，这些病原体进入到机内循环管路，在血液透析结束以后，进行血液透析机的热化学消毒，也可以将这些病原体杀死，从而不会通过血液透析造成HBV、HCV和HIV的传播。在做好机内管路消毒的同时，还应该做好血液透析机表面的清洁和消毒，避免因为工作中接触而传播。所以，急症血液透析患者在急诊专机血液透析以后，检验结果回报乙肝、丙肝或艾滋病标志物阳性，应该对血透析机进行机内热化学消毒和机器表面的清洁消毒，即按照常规做好清洁消毒后可进行正常的血液透析。

（张立国　王世浩）

334. 血源性传染病患者使用过的透析机消毒后是否可以给普通患者使用？隔离透析区的护士可以为普通透析区透析患者进行操作吗？

从理论上来讲，传染病患者用过的透析机进行有效的表面消毒和机器内部管路消毒是可以用于普通患者的。血液透析器之所以能够发挥透析的作用清除毒素，是因为透析器半透膜上有许多微孔存在。由于这些微孔的孔径很小，包括病毒在内的任何微生物都是不能够透过的。所以从理论上，通过血液透析不能够传播乙肝、丙肝、艾滋病和梅毒等血源性传染病。

但是对于血液透析患者，通过血液传播不是乙肝、丙肝、艾滋病和梅毒等血源性传染病唯一的传播途径，透析单元物品表面的污染、透析患者皮肤黏膜的微小损伤、血液透析时动静脉内瘘穿刺等有创操作以及血液暴露等，都增加了透析患者感染的风险。为了最大限度地降低血液透析患者感染的风险，从管理上还是要求分区透析。所以，应遵守血源性传染病患者必须在隔离区进行血液透析的规定，传染病患者用过的透析机不可以用于普通患者。

但是，当普通患者因抢救需要进行急诊透析，而又只有传染病患者用过的透析机可用时，需要权衡利弊，两害相权取其轻。

至于隔离透析区的护士一定不能为普通透析区透析患者进行操作这个问题,也是同样的道理。原卫生部《血液净化标准操作规程(2010年版)》明确要求:乙型和丙型肝炎患者必须分区分机进行隔离透析,并配备专门的透析操作用品车,护理人员相对固定。管理规定也是必须要遵守的。但是在抢救患者等极其特殊情况下,医护人员在认真做好手卫生和其他消毒隔离措施的同时,隔离区的护士也可以为其他的患者做一些操作。隔离透析只是预防血液透析患者感染血源性病原体的措施之一,而不是全部,其他消毒隔离措施必须得到有效的执行。

(张立国　王世浩)

---

335. 血液透析机触摸屏能用含氯消毒液擦拭吗?

建议参阅血液透析机使用说明书,如果说明书未提及,应咨询设备制造商。由于血液透析机触摸屏在血液透析诊疗操作中接触频率高,所以每次血液透析治疗后的清洁和消毒是非常必要的,规范的清洁消毒能够有效降低触摸屏表面的微生物载荷,消除致病微生物传播的风险。如果血液透析机的使用说明书允许使用含氯消毒剂消毒触摸屏,或者在咨询设备制造商后,建议按照《医疗机构消毒技术规范》的要求,使用含有效氯500 mg/L的消毒液湿布巾(注:清洁布巾浸透含氯消毒液后,拧去多余的消毒液)进行擦拭。也可以使用双链季铵盐消毒湿巾或其他符合要求的消毒剂、消毒湿巾等进行血液透析机触摸屏的清洁消毒。当触摸屏受到血液体液或分泌物的污染时,应该立即进行清洁和消毒。特殊情况下也可以使用各种薄膜对血液透析机的触摸屏进行屏障性保护。

特别注意:不论用何种方法进行血液透析机触摸屏的清洁消毒,所用的清洁消毒布巾应尽量拧去水分,防止擦拭时液体渗漏进入机器内部,导致内部电路短路或触摸屏损坏。

(张立国　王世浩)

---

336. 透析区能放医疗废物桶吗?

在整个透析过程中会产生一些医疗废物,如上机操作时产生的少量使用过的棉签、敷料等,可以放入治疗车配置的医疗废物桶;另外,每个透析单元都会配置一个冲洗桶,用于盛装上机安装管路时的冲洗液,下机时放置管路和透析器,该冲洗桶不等同于医疗废物桶,撤下的管路和透析器将会立即转运至医疗废物暂存容器。

血液透析中心应设置医疗废物暂存间,配置较大的医疗废物桶用于收集感染性医疗废物。患者血液透析治疗过程当中产生的感染性医疗废物,可以随时转移到暂存间进行临时存储,定时集中回收。如果因为各种原因血液透析中心没有设置医疗废物暂存间,在血液透析治疗区放置一个医疗废物收集桶，用以回收医疗活动中产生的医疗废物也是可以的。但是应注意医疗废物桶应带盖、随时处于关闭状态、有警示标识，达3/4时应及时回收。

（张立国　王世浩　卢　珊）

337. 血液透析室可以挂窗帘吗？

可以，但是应该加强管理。首先要明确窗帘的作用。各种房间挂窗帘的作用不外乎是保护隐私，阻挡室外过强的光线，血液透析室的窗帘也不外乎这两个作用。但血液透析室毕竟是医疗机构内的一个医疗区域，所以对窗帘还是有一些特殊的管理要求。窗帘应定期清洗，以免窗帘上的积尘在拉收窗帘的过程中造成积尘飞扬，影响血液透析室的空气质量。而且如果窗帘受到明显污染，应该立即清洗和消毒后再用。

（张立国　王世浩）

338. 血液透析室工作人员进入透析区需要换鞋吗？其他人员进入血液透析室需要穿鞋套吗？

血液透析室工作人员进入血液透析区需要换脚背全防护鞋，其他人员进入血液透析室不需要穿鞋套。

《血液净化标准操作规程（2010年版）》要求：患者更换拖鞋后方能进入接诊区和透析治疗室。工作人员更换工作服和工作鞋后方可进入透析治疗室和治疗室。这里指出的换鞋，一方面是工作期间着工装的需要，同时也是医务人员职业防护的需要，避免非工作鞋在工作期间受到血液、体液、分泌物等感染性物质的污染。所以血液透析室的工作人员和血液透析患者进入透析室必须换脚背全防护鞋，而不是单纯的鞋套。

按照原卫生部《血液净化标准操作规程（2010年版）》和《医院空气净化管理规范》的要求，血液透析室与医院的普通病房、母婴同室、检查室、治疗室、换药室、化验室、急诊科等部门都属于Ⅲ类环境，其管理要求也应该是相同的。进入到这些科室和部门，并不需要额外的更衣、换鞋等卫生处置过程，同样也不需要穿鞋套。有研究显示，穿鞋套与不穿鞋套对医疗环境的空气和物体表面的细菌污染情况的影响没有显著性差异，穿塑料鞋套并不能降低医院感染的发生。取消一次性鞋套还可以降低科室的材料成本管理成本，减少医务人员的工作量，降低穿脱鞋套过程中对手造成的污染，减少医院垃圾的产生。血液透析室可以通过强化医务人员的手卫生和规范落实环境的清洁消毒等措施来降低医院感染的风险。所以，医院其他科室和职能部门的人员进入血液透析时不需要穿鞋套。

（张立国　王世浩）

339. 隔离透析区血液透析患者产生的医疗废物要分开收集并做标记吗?

不论是传染病患者,还是非传染病患者,诊疗过程中产生的感染性医疗废物的处理流程和管理要求都是一样的,都需要粘贴医疗废物标签,交由医疗废物集中处置中心进行集中处置。所以,隔离透析区血液透析患者产生的医疗废物不需要分开收集,也不需要额外标记。

需要注意的是,按照目前国家规范要求,传染病患者产生的生活垃圾也要按照感染性医疗废物用黄色专用袋进行收集,以降低这些感染高风险废物在收集、暂存和转运过程当中发生流失和遗洒,造成感染传播的风险。

(张立国　王世浩)

◇ 参 ◇ 考 ◇ 文 ◇ 献 ◇

[1] 国家食品药品监督管理总局.血液透析及治疗相关用水(YY 0572-2015)[EB/OL].(2015-03-02)[2017-04-07] http://www.sfda.gov.cn/WS01/CL0634/115634.html.
[2] 胡必杰,刘荣辉,刘滨,等.SIFIC 医院感染预防与控制操作图谱[M].上海:科学技术出版社,2015.
[3] 王质刚.血液净化学[M].北京:科学技术出版社,2013.
[4] 中华人民共和国卫生部.血液净化标准操作规程(2010年版)[EB/OL].(2010-01-25)[2017-04-07] http://www.gov.cn/gzdt/2010-02/02/content_1526491.htm.
[5] 胡必杰,刘荣辉,陈文森.SIFIC 医院感染预防与控制临床实践指引[M].上海:科学技术出版社,2013.
[6] 中华人民共和国卫生部.WS/T 367-2012医疗机构消毒技术规范[S]//国家卫生和计划生育委员会医院管理研究所医院感染质量管理与控制中心.医院感染管理文件汇编(1986—2015).北京:人民卫生出版社,2015:262-293.
[7] 中华人民共和国卫生部.GB 15982-2012医院消毒卫生标准[S]//国家卫生和计划生育委员会医院管理研究所医院感染质量管理与控制中心.医院感染管理文件汇编(1986—2015).北京:人民卫生出版社,2015:125-137.
[8] 贾建侠,贾会学,赵秀莉,等.一次性鞋套对控制ICU医院感染的作用[J].中华医院感染学杂志,2009,19(4):407.

第6节　消毒供应中心

340. 去污区可以只设置一个清洗槽吗?

显然,一个清洗槽是不够的。手工清洗的操作程序分为冲洗、洗涤、漂洗、终末漂洗四个步骤。从这四个步骤可以看出,即使在空间非常有限的情况下,也至少需要两个清洗槽,一个用来冲洗和洗涤,另一个用来漂洗和终末漂洗。如果在同一个水槽中清洗和漂洗,那么漂洗时会有清洗阶段产生的污物再次污染器械的风险,而且这个被污染的概率是非常高的。另外,仅配置两个水槽还会影响到工作效率。因为每次用水、排水都需要时间。这是一个用时间换空间的无奈之举。如果消毒供应中心(CSSD)手工清洗的器械数量多,两个水槽也是不足以满足工作需要的。因此,水槽的配置数量在遵守清洗规范的前提下,也要考虑器械清洗工作量和清洗器械的种类来合理设置清洗槽。

(孙　武　卢　珊　姜　华)

341. 回收物品时为何不能在诊疗场所清点?

"不应在诊疗场所对污染的诊疗器械、器具、物品进行清点,应采用封闭方式回收,避免反复装卸。"究其理由无非是三方面:① 防止污染诊疗场所的室内环境。② 避免发生职业暴露。③ 避免反复装卸而损坏器械。

众所周知,使用过的诊疗器械、器具、物品等,其表面甚至内部(如管腔类器械)会受到污染,有些器械会沾染患者的体液、血液等高危险污染物。如果在诊疗场所清点器械等,随着器械的运动必然会产生一些"飞沫",而这些飞沫会携带大量的污染物进入诊疗场所的环境中,这样就造成了诊疗场所的污染。其次,清点工作需由穿戴必要的防护用品的人员在中心消毒供应室(CSSD)的污区进行,尽可能减少医护人员的职业暴露。再者,精密器械、刃口器械(剪、刮匙)等在反复的装卸过程中极易造成器械功能部位的损伤,从而缩短器械的使用寿命。

(孙　武　卢　珊　姜　华)

342. 无菌物品存放区为何不能设洗手池?

在 WS 310.1–2016《医院消毒供应中心 第1部分 管理规范》第7章"建筑要求"的7.2.8"工作区域设计与材料要求"c)条目规定:缓冲间(带)应设洗手设施,采用非手触式水龙头开关。无菌物品存放区内不应设洗手池。

美国《疾病预防与控制中心(CDC)消毒灭菌指导(2008)》给出一个解释:医疗和外科用品不应存放在水槽或其他可能变湿的地方。由于水分可以从空气和物体表面将微生物传递给无菌物品,因此,变湿后的无菌物品被认为是污染的。

(孙　武　卢　珊　姜　华)

343. 预真空压力蒸汽灭菌器每天灭菌前为何要进行预热?

预真空压力蒸汽灭菌器每天工作前需要做B–D测试,B–D测试可反映冷空气团、漏气及水蒸气中不凝气体(Non-Condensable Gases)的存在。是预真空压力蒸汽灭菌器效能测试之一。下排气灭菌器无真空排气阶段,不进行B–D测试。

B–D测试是检测灭菌器在连续工作状态下的空气排除和蒸汽穿透效果,若灭菌器停机几小时或十几小时后,设备和管路完全冷却,再次开启时,系统管路和设备中会有较多残留冷空气,可能导致B-D测试失败,而且该工作状况不能代表连续工作状态,因此,对于夜间停工的灭菌器,要求每天设备预热完成后的第一锅进行B-D测试,预热可以排除掉管路和设备中残留的冷空气,进入到连续工作模式。如果未进行预热,第一锅B-D测试失败,可以再做一次,合格后灭菌器可以使用。对于24小时连续运转的灭菌器,则可制定定期B-D测试方案,如在每天的某一特定时间进行B-D测试。但应确保每24小时进行一次,以便及时发现问题。

（张　洁　孙　武　姜　华）

344. 压力蒸汽灭菌后,无菌物品卸载为何要冷却后再卸载?

WS 310.2-2016中要求从灭菌器卸载取出的物品,待温度降至室温时方可移动,冷却时间应大于30分钟。这是因为,灭菌后的物品温度较高,接触冷空气或冷的物体会产生冷凝水造成湿包。

医疗仪器促进协会（AAMI）ST79中对灭菌后物品为什么需要冷却进行了更为详尽的解释,经过压力蒸汽灭菌后的物品温度都比较高,尤其是硬质容器,在物品完全冷却到室温之前,不应触碰或接触,因为较热表面的物品会吸收潮气以及手上的细菌,可能引起污染。硬质容器应当冷却到室温,确保操作人员裸手操作不会灼伤。而热的硬质容器或无菌包裹接触冷空气或冷表面产生的冷凝水还可能滴到下层容器或包裹上,而这些水滴在滴落或流淌的过程中可能携带环境或其他表面的微生物,造成污染。

各种物品需要的冷却时间受到很多因素的影响,如:包装材料、包的体积、包内容物等,因此WS 310.2-2016提到:冷却时间至少在30分钟以上。具体多长时间,各医院可根据包的内容物、大小进行测试,并制定本医院各类无菌包的冷却时间。

同时我们应该注意,无菌物品冷却区域附近不得有空调或冷风出口,同时尽量设置在人员流动少的区域,以减少环境颗粒的影响和人员对无菌物品的无意触碰。热的物品不得转移到冷的架子进行冷却,防止产生冷凝水,污染包裹。在未完全冷却之前也不得进行保护覆盖,如防尘罩,因为防尘罩为非无菌物品,接触热的无菌物品后,内层产生的冷凝水可能污染无菌包裹。

（张　洁　孙　武　姜　华）

345. 科室使用后的器械可以使用自来水浸泡保湿吗?

WS 310.2-2016规定:使用者应在使用后及时去除诊疗器械、器具和物品上的明显污物,根据需要做保湿处理。而在《口腔器械消毒灭菌技术操作规范》中则提出了比较明确的保湿方法:结构复杂不易清洗的口腔器械（如牙科小器械、刮匙等）宜保湿,保湿液可选择生活饮用水或酶类清洁剂。

那么,使用后直接将器械浸泡在自来水中是否可以呢?这主要取决于从浸泡开始到后续的清洗需要多长时间以及器械的材质。倘若用后的器械浸泡在自来水中1~2小时,应该是可以的。但是,如果用自来水浸泡时间过长则不可取。因为自来水含有高浓度无机杂质,包括钙镁离子、硫酸根离子、硅酸盐离子、氯等,如果将器械长时间浸泡在自来水中,器械表面上会形成细小的沉积物(水斑)。而长时间接触氯化物的器械,也很容易产生锈斑。手术中的器械会接触大量的电解质(生理盐水),电解质的存在使得原本导电率较高的自来水其导电率进一步升高,长时间浸泡在高电导率的水中,器械表面的电化学反应加剧,电化学腐蚀不容小觑,会造成器械的损坏。

(孙 武 卢 珊 姜 华)

346. 使用多酶清洗液,浓度越高越好吗?

多酶清洗液浓度并非越高越好,这和我们洗衣服时洗涤剂放多了很难漂洗干净是一样的道理。故不建议清洗器械时酶清洗液使用量超出说明书中的上限。

手术器械清洗后清洗剂的残留一直是业内关注的话题。目前绝大部分的多酶清洗剂都含有多种水解酶,通常包括蛋白酶、脂肪酶、纤维素酶和淀粉酶,其本质都是蛋白质。蛋白酶分子会分解脂肪酶、纤维素酶、淀粉酶以及其他的蛋白酶分子,"自相残杀"的结果是多酶清洗液很快就自身分解失活。为了防止这个问题,很多多酶清洗剂原液里面都加入了稳定剂,使得多酶分子处于"休眠"状态。使用时按照一定比例稀释,多酶分子脱离稳定剂而被激活,才可以分解各种污染物。因此,器械中的残留含酶清洗剂必须彻底冲洗干净,否则与所有化学品一样,会造成不良反应,例如发热。

使用含酶清洗剂应遵循产品使用说明,包括适当稀释酶洗涤剂以及遵照标签上规定的酶清洗剂接触时间(即酶洗时间)。

(何 珉 孙 武 韩玲样)

347. 酶清洗剂开启后需要注明启用时间吗? 开启后的有效期是多久?

酶清洗剂为医用清洗剂的一种,有较强的去污能力,能快速分解蛋白质等多种有机污染物。从清洗方法上讲有手工清洗和自动清洗机清洗两种方式,含酶清洗剂在使用上与清洗方式是对应的。

对于自动清洗机清洗而言,使用者不需要过多地考虑它开启后的有效期问题,只要在开启前产品没有超过有效期即可。原因很简单,一般使用自动清洗机的医院其清洗器械的数量比较大,一桶清洗剂短时间内就会用完。

对于手工清洗来说,使用前关注一下产品的失效期,根据日常酶清洗剂的消耗量简单计算一下。如果在有效期内能把一桶酶清洗剂使用完,只要每次使用后把包装桶盖子拧紧即可;如果有效期内无法把一桶酶清洗剂使用完,建议购买小包装。

需要说明的是,在手工清洗时遵循"现用现配,一洗一换"的原则。这一原则在《软式内镜清洗消毒技术规范》中有明确表述。虽然在 WS 310.2–2016 中没有明确说明,但这一原则仍然适用。道理其实非常简单——避免交叉感染及"用脏水洗干净物品",因为谁也无法预知每批次器械的污染量。

(孙 武 卢 珊 姜 华)

348. 超声清洗机每天第一锅为什么要除气?

超声波清洗主要是利用"空化效应"清洗器械的。空化作用即是超声波以每秒两万次以上的压缩力和减压力交互性的高频变换方式向液体进行透射。在减压力作用时,液体中产生真空泡,而在压缩力作用时,真空泡受压力压碎时产生强大的冲击力,由此剥离被清洗物表面的污垢,从而达到清洗干净的目的。

除气过程是指去除清洗介质中溶解的空气的过程。在超声波清洗过程中,肉眼能看见的泡并不是真空泡,而是空气气泡,这些残存在液体里的气泡会导致声波传播损失,降低冲击波强度,削弱清洗作用,只有当液体中的空气气泡被完全脱走,空化作用的真空泡破裂的时候,其爆破的能量才能将器械表面的污染物"击碎",从而达到超声清洗的最佳效果。因此超声清洗机在使用前应注意除气步骤,排除清洗介质中的空气气泡,以提高清洗效率。

除气过程中应注意除气应在清洗剂或酶清洗剂等清洗溶液加入清洗水槽后进行,以免在添加清洗溶液时再次引入空气气泡。除气的时间根据清洗介质、温度、水槽尺寸和水质情况而定。一般情况下,除气过程时间可以与超声清洗清洗时间相同,但不得加入任何器械。具体操作应根据厂商的使用说明书(IFU)而定。每次更换清洗液后都应进行除气操作。长时间未使用的超声清洗液也应该进行除气操作,因为在设备停止的时间里,空气会再次进入清洗介质。

有些超声清洗设备具有除气功能,在开机时先进行低于空化阈值的功率水平作振动,以脉冲或间歇方式振动进行除气。然后功率加到正常清洗的功率水平进行超声清洗;有些超声清洗设备附有抽气装置(所谓真空脱气),其目的同样是减少清洗介质中的残存气体。

(郑玉婷 孙 武 卢 珊)

349. 超声清洗机工作时为何要加盖?

WS 310.2–2016《医院消毒供应中心第2部分:清洗消毒及灭菌技术操作规范》规

定："超声清洗时应盖好超声清洗机盖子,防止产生气溶胶"。

在使用超声清洗机清洗器械时,超声的震动会产生大量的微生物气溶胶和液体气溶胶。这些气溶胶中可能携带有来自患者血液、体液等由诊疗行为产生的污染物。这些未知的、肉眼不易察觉的微生物散播在空气中可引起工作人员感染,甚至导致疾病的传播和流行。所以在超声清洗机清洗器械时应注意加盖,以防止带有污染物的气溶胶散布。同时,操作人员应做好个人防护,戴口罩、防护镜或防护面屏等。

(郑玉婷　孙　武　姜　华)

---

350. 被艾滋病、乙型病毒性肝炎等传染性疾病病原污染的器械是否需要先消毒再清洗?

被艾滋病、乙型病毒性肝炎等传染性疾病污染的器械不需要先消毒再清洗,这在WS 310.1-2016《消毒供应中心 第1部分:管理规范》中已经明确。清洗前如采用物理或化学方法先消毒,可使附着在器械上的蛋白质凝固变性,增加清洗难度,甚至会形成生物膜导致灭菌不彻底。艾滋病病毒(HIV)和乙型肝炎病毒(HBV)是亲脂病毒,对消毒剂最为敏感,一般浓度就可以杀灭,75%乙醇中浸泡15分钟足以灭活HIV和HBV病毒。

作为器械清洗消毒的操作人员,从保护自身的角度着想,对于这类污染器械往往是采取先消毒再清洗的处理方式,这种想法和做法都是不可取的。因为几乎所有接触器械的人员在明确知道器械被HBV、HIV感染的情形下,都会警惕起来,而在不知道器械是否被HBV、HIV感染的情况下,有很大部分人员放松了职业保护的警惕性而造成尖锐物的刺伤,而事后报告造成刺伤的器械有可能是被HBV、HIV感染过的。

因此,与其追问HBV、HIV感染的器械如何处理,不如时时专注于职业防护,不管面对什么器械,最重要的是执行标准预防措施(表5-11)。

表5-11　微生物对消毒灭菌的抵抗顺序和消毒灭菌水平

耐性水平	消毒灭菌水平
朊病毒(克-雅病CJD)	朊毒体后处理
细菌孢子(萎缩芽孢杆菌)	灭菌
球虫(隐孢子虫)	
分枝杆菌	高
非脂或小病毒(脊髓灰质炎、柯萨奇)	中
真菌(曲霉菌、念珠菌)	
营养细菌(金黄色葡萄球菌、铜绿假单胞菌)	低
脂质或中等大小病毒(艾滋病毒、疱疹、乙型肝炎)	
易感	

(孙　武　卢　珊　姜　华)

351. 无干燥设备以及不耐热器械、器具和物品应该如何做干燥处理?

在 WS 310.2-2016 中明确规定了干燥的方法,即:宜首选干燥设备进行干燥处理。金属类的干燥温度为 70～90℃(温度过高易发生烫伤且会使器械机械性能发生改变),而塑胶类的干燥温度为 65～75℃(温度过高容易使塑胶老化)。塑胶类器具最好按照厂家的说明书进行干燥,有些壁薄的管道类器具在高温下有变形的风险。

无干燥设备可采用 95% 乙醇、消毒的低纤维擦布和压力气枪。压力气枪主要用于管腔类器械的干燥。在进行干燥处理时需注意几点:

(1)用 95% 乙醇擦拭器械,需达到使用要求的浓度,否则无干燥效果。另外,乙醇属于易燃危险品,需要做好防火工作。

(2)使用低纤维擦布最好是用包裹器械自然吸水的方法。如果用其擦拭器械,则有产生毛絮的风险,其原因有二:① 低纤维絮不等于不产生毛絮。② 器械的齿、刃、锁扣、滚花等极易刮伤擦拭布而产生毛絮。

(3)不宜使用容易脱落棉纤维的棉布类擦布(如纱布等)。

(4)不应采用自然干燥方法进行干燥。这一点非常重要,必须遵守。

(孙　武　卢　珊　姜　华)

352. 可以使用普通棉布做无菌物品的包装吗?

使用普通棉布做无菌物品包装时,不能一用一清洗、不能规范包装、甚至出现了破洞仍在使用的现象在基层医疗机构常常见到。

无菌包的包装材料在不断演化、更新,已经由最开始的棉布逐渐推进到无纺布、皱纹纸、纸塑复合袋以及硬质容器。与众多的包装材料相比,普通棉布的阻菌性能受太多不确定因素的影响。目前,很多基层医疗机构仍然以普通棉布作为包装的主力材料。在使用普通棉布做包装材料,需要注意以下几点:

(1)棉布在首次包装器械前需要清洗脱浆。因为,棉布在染色时需要上浆,虽然在出厂前进行了脱浆处理,但仍有浆附着在上面。

(2)棉布包装材料应一用一清洗,无污渍,灯光下检查无破损。如有洗不净的污渍或破损应报废处理。

(3)棉布表面应无毛絮,也不应含有松散短纤维。包布除四边外不应有缝线,不应缝补。

(4)染色的棉布作为医疗器械包装材料时,染布的颜料不应使器械染色,即棉布的浮色不应污染器械。使用非漂白棉布。

(5)无菌物品存放区环境温度 <24℃,相对湿度 <70%,每小时换气 4～10 次的情况下,普通棉布包装的无菌物品有效期为 14 天。未达到上述环境要求时,普通棉布包装的

无菌物品有效期不应超7天。

（6）在包装时，尽可能不要大幅度抖动包布，避免棉絮飞扬。

（孙　武　卢　珊　姜　华）

353. 医用无纺布和医用包装无纺布有什么区别？

医用无纺布与医用包装无纺布是两个不同用途的产品，它们执行的标准不同。医用无纺布可用于生产口罩（YY/T 0469）或手术衣/手术铺单/洞巾（YY/T 0506）等，而医用包装材料（GB/T 19633和YY/T 0698）是可以用来包装需要灭菌的医疗器械。由此看来，同样叫作无纺布，但用途不同遵循的标准也不同。可以简单地说，用于包装材料的无纺布比普通医用无纺布要求更严格。

医用包装用的无纺布执行GB/T 19633标准，这个标准等效于国际标准ISO 11607《最终灭菌医疗器械的包装》。在其第5章"包装材料"里对包装材料的特性做如下规定：① 微生物屏障。② 毒理学特性。③ 物理和化学特性。④ 与材料预期所用的灭菌过程的适应性。⑤ 与成型和密封过程的适应性。⑥ 包装材料灭菌前和灭菌后的贮存寿命限度。可以看出，其中④⑤⑥这三项对于普通医用无纺布而言是没有必要的。

（孙　武　卢　珊　姜　华）

354. 灭菌时，可以用纸塑袋套着纸塑袋吗？

使用纸塑袋作为无菌物品的最终包装材料时，单层即可达到阻菌效果，因此绝大多数国家和地区都是用单层纸塑袋进行包装。当然也有些国家的医院在某些场合使用双层纸塑袋包装，其目的是便于手术时的无菌操作，即在进入无菌间时去除外层纸塑包装袋（这层纸塑袋相当于外包装），而里面那层纸塑袋的外表面依然是无菌的。

如果经过评估，需要采用双层纸塑袋包装时，需要注意以下几点：① 内层纸塑袋要比外层纸塑袋小，不能有任何折叠。因为如果两层纸塑袋一样大小，在灭菌过程中伴随着纸塑袋的膨胀与压缩，内层纸塑袋很有可能把外层纸塑袋撑破，导致灭菌失败。② 两层纸塑袋应该保证纸面对纸面，塑面对塑面。这是因为纸面可以让蒸汽穿透，而塑料面水蒸气无法穿透。保持纸面对纸面，使得空气完全排出而水蒸气充分穿透。③ 双层包装时建议做生物监测。双层纸塑袋包装属于新的包装方法，因此，根据"采用新的包装材料和方法进行灭菌时应进行生物监测"的要求应进行生物监测。

除了上述几点之外，日常采用纸塑包装袋还有以下3点需要注意：① 不建议用来包装过重的金属器械或者表面形状复杂的器械。前者会引起较多的冷凝水造成湿包，后者易引起纸塑袋在膨胀与压缩过程中破损。② 建议对锐利器械尖端保护,以避免器械戳破纸塑袋造成无菌屏障功能的丧失、运输过程中器械尖端遭到损毁,或者对操作人员造成锐器伤。③ 美国医疗仪器促进协会(AAMI)ST79-2006建议:棉布包装或硬质容器中不要放置纸塑包装袋,因为生产厂商没有做过这方面的灭菌验证,这样做给灭菌过程带来的风险不可知。

(何 珉 孙 武 韩玲样)

355. 开放式储槽、有侧孔的饭盒能否用作无菌物品的最终灭菌包装材料?

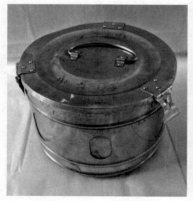
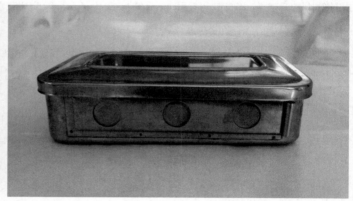

图5-4 开放式储槽　　　　　图5-5 带侧孔的饭盒

如图5-4、图5-5所示:开放式储槽、有侧孔的饭盒是否可以作为纱布块、换药碗等高度危险性诊疗器械和用品的最终灭菌包装材料? 答案是:不能!

开放式储槽、有侧孔的饭盒一般为铝制品或钢制品,侧部、底部有孔,可开启和关闭。灭菌时需将侧孔打开,以利于蒸汽穿透,灭菌完毕要将侧孔关闭,否则无菌物品直接与外界相通,造成灭菌失败。

WS 310.1-2016《医院消毒供应中心第1部分:管理规范》9.8包装材料要求:开放式储槽不应用作无菌物品的最终灭菌包装材料。因为储槽不具备包装的闭合完好性,不能保证无菌屏障。饭盒也是同理。

WS 310.2-2016《医院消毒供应中心第2部分:清洗消毒及灭菌技术操作规范》中"5.7.9包装方法及要求"指出:灭菌物品包装分为闭合式包装和密封式包装。手术器械若采用闭合式包装方法,应由2层包装材料分2次包装。密封式包装方法应采用纸袋、纸塑袋等材料。硬质容器的使用与操作,应遵循生产厂家的使用说明或指导手册。开放式储槽、饭盒均无法满足以上的包装方法和要求。

合格的包装材料包括硬质容器,那么开放式储槽、饭盒是硬质容器吗? 不是!

WS 310.2–2016《医院消毒供应中心第2部分：清洗消毒及灭菌技术操作规范》附录D硬质容器的使用与操作要求中规定：硬质容器应由盖子、底座、手柄、灭菌标识卡槽、垫圈和灭菌剂孔组成。盖子应有可通过灭菌介质的阀门或过滤部件，并应具有无菌屏障功能。显然，开放式储槽、饭盒不符合硬质容器的要求。

综上所述：开放式储槽、有侧孔的饭盒不能作为无菌物品的最终灭菌包装材料。

（孙淑梅　孙　武　韩玲样）

356. 用灭菌指示胶带封包，如何保证不"开包"？

在实际工作中，可能会出现使用指示胶带封好的灭菌包在灭菌后出现胶带开口的情况，导致无菌屏障破坏，这主要与灭菌过程中包裹受到巨大的机械力有关。

灭菌循环一般分成三个阶段，以预真空/脉动真空为例：第一阶段，脉动；第二阶段，灭菌暴露；第三阶段，干燥与回空。在达到134℃开始暴露计时之前，灭菌器会进行反复的抽真空与蒸汽注入，以达到水蒸气对冷空气的置换。

在这个过程中灭菌包要受到1个大气压的机械力挑战。因而在抽真空的时候灭菌包外部压力降到几近0，灭菌包就会急剧膨胀；而在灭菌暴露阶段，当温度上升到134℃时，外部的压力超过200 kPa（约2个大气压），灭菌包就会极度压缩。可见，医用包装材料与胶带在灭菌过程中受到的拉力非常大。

所以，在封包时正确使用灭菌指示胶带对保障无菌屏障就显得尤为重要。建议：① 封包时轻轻按压胶带。合格的医用灭菌指示胶带在灭菌前后均能保持很好的黏性。同时这种胶带大多是"压敏胶"，这意味着轻轻按压胶带能够使之粘得更牢，灭菌后不容易开包。② 对于大小不同的包裹应使用不同的封包方式。对于体积较小的灭菌包可以采用2条各10 cm长度的指示胶带封包，这样就足以保证封口牢靠；而对于体积较大或较重的灭菌包，如果用2条10 cm的指示胶带封包并按压后偶尔仍会出现灭菌后"开包"，那就需要考虑使用"十"字形封包甚至"井"字形封包了；如果碰到像盆、盘、碗之类的不规则包裹时，使用胶带在这些不规则包裹的边角处进行加强，就可以确保灭菌前后包裹闭合完好。

（何　珉　孙　武　韩玲样）

357. 压力蒸汽灭菌中，灭菌包的体积和重量有何要求？为什么？

WS 310.2–2016中规定，压力蒸汽灭菌包重量要求：器械包不宜超过7 kg，敷料包不宜超过5 kg。体积要求：下排气灭菌器不宜超过30 cm×30 cm×25 cm；预真空压力蒸汽灭菌器不宜超过30 cm×30 cm×50 cm。

规定灭菌包的重量和体积主要是考虑蒸汽在灭菌包内需要穿透到所有器械表面,包过大或过重,对于蒸汽穿透的阻力会加大,同时也会增加干燥的难度,可能造成湿包。

2006年医疗仪器促进协会(AAMI)标准建议器械包重量不超过25磅,大约为11.25 kg。这个重量主要是考虑操作人员在搬运包裹时的不会太重造成伤害,同时也降低湿包风险或延长干燥时间的要求。

对于灭菌包的重量和体积的争论一直存在,灭菌器制造商有时也会给出其不同程序所可以处理的包的最大重量要求。而不同的器械供应商往往也会有成套的器械,重量和体积都可能超标,因此,新版的WS 310.3-2016中要求:灭菌外来医疗器械、植入物、硬质容器、超大超重包,应遵循厂家提供的灭菌参数,首次灭菌时,对灭菌参数和有效性进行测试,并进行湿包检查。这实际上是强调了对灭菌程序的有效性的验证,特别是对于超大超重包,干燥的效果要经过确认。

事实上,压力蒸汽灭菌是一个非常复杂的过程,同样重量的器械,可能由于其结构、材质、包装材料、装载等因素的不同造成蒸汽穿透和干燥效果的不同,而不仅仅是从重量和体积上进行限制就可以确保灭菌成功的。我国标准规定了灭菌包的重量和体积的限制,给到医疗机构一个参考,但对于不同包的灭菌和干燥效果,还是要有验证的概念。

(张 洁 孙 武 姜 华)

358. 手术器械包内为什么不能放敷料?

我们知道,敷料有布类、纱布、棉球等易产生毛絮的物品,在包装过程中包装材料很容易将敷料的毛絮"扇"到空中,而漂浮的毛絮又会落在器械上,这显然是人为地给器械引入了异物。因此,为了避免棉絮微粒污染器械,手术器械包内是不能放敷料的。并且,在WS 310.2-2016《医院消毒供应中心 第2部分 清洗消毒及灭菌技术操作规范》中还明确规定了器械与敷料应分室包装。由此可见,器械与敷料的包装,需要分室、分包。

另外,从灭菌装载的规定不难看出,灭菌时最好是"同材质物品,同批次灭"。即使做不到"同材质物品,同批次灭",那么也要"不同材质,分层放"。这是因为不同材料的导热系数、蒸汽穿透性、不凝气体(NCG)排除等关乎于热传导和流体学的参数不同。倘若把金属材料的手术器械和敷料包装在一起,极易造成"湿包",而"湿包"的出现,意味着本批次灭菌的失败。

(孙 武 卢 珊 姜 华)

359. 压力蒸汽灭菌,灭菌时间越长越好吗?

不同类型灭菌器的最短灭菌时间有基本要求:下排气式灭菌器灭菌温度为121℃,

敷料灭菌最短时间30分钟,器械灭菌最短时间20分钟;预真空式灭菌器灭菌温度在132～134℃,敷料与器械灭菌最短时间均为4分钟。硬质容器和超大超重包装,应遵循厂家提供的灭菌参数。

被朊病毒污染的器具或物品的灭菌要遵循WS/T 367《医疗机构消毒技术规范》第11章的规定,其灭菌时间可达60分钟。

需要说明的是,上述"灭菌(最短)时间"是指灭菌介质(蒸汽)与被灭菌物体的接触时间,即:暴露时间,并不包含灭菌器的预热、预真空、排气及干燥时间。

随着医疗技术的不断发展和诊疗器械的日益复杂,以下这三种情况需要延长灭菌时间:① 密度较大的器械包或成套器械。因其会吸收大量的热量,使得器械升温变慢。② 狭窄管腔类的器械。由于管径较小,里面容纳的水蒸气也较少,携带的热量很难使管腔内壁加热充分,或者说是热"透"。③ 某些欧洲生产的器械。出于对能够引起疯牛病的朊病毒的担心,某些欧洲国家(尤其是法国)出产的医疗器械要求在134℃的条件下灭菌18分钟。

然而,并不是灭菌时间越长越好,随意延长灭菌时间可能引起以下问题:① 工作效率降低:盲目延长灭菌时间会增加工作量与工作时间。② 器械损伤:长时间暴露在高温、高压中易导致器械表面涂层的剥落、器械变脆、变形,以及应力的改变。③ 包装材料与封包材料失效:很多包装材料与封包材料都是在常规灭菌参数下做的产品认证,长时间暴露于高压、高湿环境下的后果还未知。④ 生物监测花费增多:对于每一种参数设定都需要每周进行生物监测,换言之采用的灭菌参数组合越多需进行生物监测的循环越多。⑤ 灭菌验证困难:采用新的包装方式和灭菌方式进行灭菌,应在科室内进行验证,而验证过程对消毒供应中心人员而言技术难度颇高。

因此,对于是否延长灭菌时间,建议:① 不要以延长灭菌时间的方式来应对灭菌器或灭菌装载的问题。使用灭菌监测技术确保灭菌器的状态,并且严格按照规范装载。② 参照待灭菌器械说明书(instruction for use,IFU)确定是否需要延长灭菌时间。一般进口器械都会写明,规范的国产器械也越来越多地注明器械灭菌要求。③ 尽量把需延长灭菌时间的物品集中到同一锅次进行灭菌,充分提高工作效率。

(何 珉 孙 武 韩玲样)

360. 压力蒸汽灭菌物品有效期如果为7天,在灭菌标签上注明失效期时应该+6天还是+7天?

压力蒸汽灭菌物品有效期如果为7天,在灭菌标签上注明失效期时,应该自灭菌当日+7天。需要注意的是,使用者在查看无菌物品效期时,需要区分标注的是"失效期"还是

"有效期"。有效期是指储存条件下质量能够符合规定的期限。如有效期为2016年1月1日，是指在2016年1月1日仍有效，而到2016年1月2日则失效了。失效期是指出品之日起到规定的有效期满以后的时间。如失效期为2016年1月1日，是指可以使用的时间截至2015年12月31日，到2016年1月1日就失效了。

这种注明灭菌日期和失效日期的做法在国外叫作"时间相关"，即只要在失效日期前使用，灭菌包就被认为是无菌的。然而，这种做法正越来越受到"事件相关"概念的挑战。与仅仅考虑包装材料本身性质的"时间相关"性概念不同，"事件相关"性概念是把无菌包有效期看作与包装材料、存储条件、运输状况与接触情况等多因素相关的结果。任何一个因素不达标，都会导致无菌屏障的丢失和灭菌包裹的污染。国际医疗资源管理协会（IAHCSMM）对可能引起无菌屏障丧失的"事件"做了一张检查列表，以保证无菌包裹能够达到预计的有效期时间（表5-12）。

表5-12　无菌物品储存检查列表

检 查 项 目	完成状况	
消毒供应中心在准备无菌包时确保包装材料的完整，包装方式的正确并避免污染	是	否
厂商预先灭菌物品在制造与运输时确保包装材料的完好，包装方式的正确并避免污染	是	否
书面规章与流程已规定无菌物品的运输与储存	是	否
无菌物品只存于专门的无菌物品存放区	是	否
无菌物品存放区有清晰的标志以提示其具体区域	是	否
无菌物品存放区严格执行人员着装及交通管制措施	是	否
运输与存放无菌物品的人员接受无菌保障岗前培训与继续教育	是	否
无菌物品存放区仅对相关人员开放	是	否
其他人员（如设备维修、环境考评）须接受无菌理论培训后方可进出无菌物品存放区	是	否
厂商预先灭菌的医疗物品需去除外包装后方可进入无菌物品存放区	是	否
无菌物品存放区有足够的面积以避免物品之间挤压与碰撞	是	否
无菌物品的存放需遵从高度、间距等规定	是	否
无菌物品存放区的温度与湿度设置符合感染控制规定	是	否
对无菌物品存放区的温度与湿度实行实时常规监测	是	否
无菌物品存放架上有清晰地标示以避免发送物品时反复翻动无菌物品包	是	否
无菌物品按照"先进先出"原则进行发放	是	否
无菌物品存放区禁止进食与饮水	是	否
尽可能避免无菌物品存放区受灰尘污染	是	否
常规定时清洁无菌物品存放区	是	否
常规定时清洁运送无菌物品的推车	是	否
常规定时做好清洁物品的清洁	是	否
接触无菌物品人员做好手卫生工作	是	否
制定措施以保证无菌物品在消毒供应中心与使用科室之间运输时无菌屏障完好	是	否

尽管可能还没有明确的"事件相关"概念，不过对于基层医疗机构，以及区域消毒供应中心来说，因灭菌包裹要经过长距离的运输，以及第三方灭菌机构与使用医院交接检查

时的反复搬动,以上原则就显得格外重要了。

（何　珉　孙　武　韩玲样）

361. 小型压力蒸汽灭菌器做生物监测时为什么需要"满载"?

GB/T 30690–2014《小型压力蒸汽灭菌器灭菌效果监测方法和评价要求》规定:每年做灭菌效果生物验证以对灭菌质量进行管控,并在生物验证方法中明确要求:灭菌器内放入模拟的常规处理物品至满载。

WS 310.3–2016《医院消毒供应中心第3部分:清洗消毒及灭菌效果监测标准》4.4.2.5要求:灭菌器新安装、移位和大修后应进行物理监测、化学监测和生物监测,生物监测应空载连续监测3次;对于小型压力蒸汽灭菌器,生物监测应满载连续监测3次。

为什么大型压力蒸汽灭菌器和小型压力蒸汽灭菌器进行生物监测时对"装载"方法的要求不同呢? 做灭菌效果的验证是为了发现灭菌器可能出现的性能不达标。这就需要用生物PCD置于灭菌器最难灭菌的部位进行监测。

对于大型灭菌器而言,有所谓的"小装载效应"。指的是灭菌腔体里残留的空气被不多的几个灭菌包裹捕捉,在这些包裹里面空气占用空间的比例相对较高,因而容易出现灭菌失败,可通过在进行灭菌操作的时候多装载,以便将冷空气"平均"在多个灭菌包里来避免灭菌失败,但装载量也不能超过规定的上限。

小型灭菌器与大型灭菌器不一样。大型灭菌器是管道供气,有足量的蒸汽供应;小型灭菌器是自发蒸汽,水蒸气不足是最大的挑战,特别是待灭菌物品有较多吸湿性材料的时候,更容易出现水蒸气不足的情况。因此小型灭菌器做生物监测时,需要在满载的情况下进行。

（何　珉　孙　武　韩玲样）

362. 如何避免生物监测出现假阳性?

生物监测是消毒供应中心用来检测灭菌设备、实现批次放行的重要监测手段,而生物监测一旦出现了假阳性,会带来很多不必要的额外工作,造成财力、物力及人力的浪费。

常见的生物监测指示物为48小时压力蒸汽灭菌生物指示物与3小时压力蒸汽灭菌生物指示物两种。48小时压力蒸汽灭菌生物指示物是利用了嗜热脂肪杆菌是产酸菌的特性来监测灭菌成败的。这种生物指示物里面加入了酸碱指示剂,如果没有细菌繁殖,培养液保持中性呈紫色;如果灭菌失败,嗜热脂肪杆菌繁殖使培养液变酸,就会变成黄色。对于48小时压力蒸汽灭菌生物指示物,避免假阳性的措施首先是防止杂菌(主要指的是其他"产酸菌")的污染。小心压破安瓿瓶,避免外面的塑料管破损而使得外界杂菌有了可乘之机;不要使用水浴的方式做培养,因为水浴锅里面通常会滋生杂菌。其次要避免酸性物质直接污染生物指示物培养液。

3小时压力蒸汽灭菌生物指示物是利用了嗜热脂肪杆菌代谢过程中会产生α–葡萄糖苷酶的特性来监测灭菌成败的。α–葡萄糖苷酶天然能够水解α–葡萄糖苷结构,因此培养液里面加入了一种特殊的荧光物质,这种荧光物质平时由于受到α–葡萄糖苷的保护,并不会发出荧光,只有等到被α–葡萄糖苷酶切开之后才暴露荧光基团,报告阳性。对于3小时压力蒸汽灭菌生物指示物,避免假阳性的措施有:首先,培养皿不要放在太阳直射或者其他强光环境下,以避免天然或者人造光的干扰;其次,不要在生物指示物上面写字或者做记号,尤其是马克笔,油墨本身就有荧光,容易造成假阳性;第三,注意对培养阅读孔的清洁。外界污染物,尤其是生物指示物培养液漏液结晶会带有荧光,可能对后续多次培养阅读造成干扰,形成假阳性。

(何 珉 孙 武)

363. 小型压力蒸汽灭菌器需要做B–D试验吗?

GB/T 30690–2014《小型压力蒸汽灭菌器灭菌效果监测方法和评价要求》对小型压力蒸汽灭菌器的B–D试验有明确规定:小型压力蒸汽灭菌器一般不必进行B–D试验。

小型灭菌器一般不必进行B–D测试主要有两个原因:第一是由小型灭菌器的设计来决定的。小型灭菌器分3类:下排气式压力蒸汽灭菌器、正压脉动排气式压力蒸汽灭菌器和预真空力蒸汽灭菌器。前两种灭菌器空气排除时都是正压,无法使用B–D测试;只有预真空小型灭菌器用到了机械抽真空,因而理论上存在使用B–D测试检查真空度的需求。第二是由现有的B–D测试包设计决定的。标准的B–D测试包是1963年由两位苏格兰微生物学家J.H. Bowie和J. Dick设计的,对象是大型灭菌器。大型灭菌器容积数倍或数十倍于小型灭菌器,比方说对于1.2 m^3 的大型灭菌器,B–D测试捕捉到漏入的20 ml冷空气,精度是1/60 000,而要在区区60 L的小型灭菌器达到同样的精度,这种B–D测试包(如果有的话)需要有能力捕捉到只有1 ml的冷空气,还要实现肉眼可分辨的色差,技术难度就太高了。

正是为了弥补小型灭菌器很难通过B–D测试的方法来检测灭菌器性能,GB/T 30690–2014特别规定小型灭菌器必须每年进行灭菌参数、灭菌效果和排气口生物安全的验证。对于灭菌效果的生物验证要求也比大型灭菌器要严格,需要在灭菌器每层中间、排气口和近灭菌器门处各放一个生物测试包。这个规定显然超过了WS 310.3–2016中"生物监测包放置于灭菌器排气口上方或者生产厂商建议的最难灭菌部位"这一简单要求。

综上所述,小型灭菌器不做B–D测试并不是放松了监测要求,而是充分考虑了每种监测手段的特点,更加专业地进行监测以保证灭菌效果达到要求。

(何　珉　孙　武　韩玲样)

---

364. 灭菌器大修后的监测,需要一连做3天吗?

WS 310.3–2016要求:灭菌器在新安装、移位或大修后应进行3次生物监测。对于预真空(包括脉动真空)的压力蒸汽灭菌器还需要做3次B–D测试,只有在这些测试都通过了的条件下灭菌器才可以投入使用。

参考罗森诺《传热学基础手册》,热量的传递有3种方式:对流、传导与辐射。一次灭菌结束时会有几个脉冲将热的水蒸气抽出并注入空气,因而残存的高温水蒸气非常少,也就很难在下一次测试的时候叠加热效应。然而一次灭菌结束后,灭菌器的金属架子非常热,如果我们把下一次测试用的灭菌过程验证装置(PCD)或者B–D测试包直接放在热的架子上,会因为“热传导”的方式使测试包获得很多额外的热量,有可能导致假阴性的发生(假阴性的意思是灭菌器性能不达标,B–D或者生物PCD本该显示阳性的结果,但由于B–D或者生物PCD吸收了灭菌架提供的额外热量而表现出阴性的结果。这一阴性结果不能代表灭菌器的实际状况,因而是“假”阴性)。所以,生物PCD或者B–D测试是可以连续做测试,前提是两次测试之间要换成常温的金属架子。

另外,连续进行生物PCD或者B–D测试时不需要等灭菌器腔体壁冷却,因为灭菌器腔体壁与生物PCD或B–D测试包之间不接触。虽然依靠“热辐射”的形式灭菌器腔壁与生物PCD或B–D可发生热量传递,但是辐射需要热源有非常高的温度,而灭菌器腔体壁的那点热量远远不够,因此“辐射”可不予考虑。

故灭菌器新安装、移位和大修后可以在1天内连着做完生物PCD与B–D测试,但要记得在两次之间要更换常温金属灭菌架。

(何　珉　孙　武　韩玲样)

---

365. 灭菌器的大修包括哪些?

WS 310.3–2016《医院消毒供应中心第3部分:清洗消毒及灭菌效果监测标准》中对于灭菌器“大修”的解释为:超出该设备常规维护保养范围,显著影响该设备性能的维修操作。如压力蒸汽灭菌器更换真空泵、与腔体相连的阀门、大型供气管道、控制系统等。美国国家标准AAMI ST79在10.6.4章节对灭菌器的“大修”解释为:超出日常维护范围的修理,比如压力容器的焊接、灭菌舱门或者真空泵的更换、主要管线的改装以及控制系统的升级和改造。某些预防性的维护,比如电磁阀或者垫圈的更换,则不属于大修的范畴。

另外,灭菌器的性能还取决于与其连接的公用设施。灭菌器制造商规定了某些公用工程管线尺寸、最大压力和最小压力以及动态流量要求。因此,连接到灭菌器的公用设施的显著变化会影响灭菌器性能。如:供水主线中断、年度锅炉维护或供汽锅炉增加额外的负荷等。公用工程的主要维修或更改(例如更换新锅炉)应视为对灭菌器进行大修。

实际工作中,如不能确定哪些属于"大修"范围,建议可通过咨询灭菌器厂商来进一步确定。

(何 珉 孙 武 韩玲样)

---

366. 压力蒸汽灭菌器标准生物测试包如何制作?

压力蒸汽灭菌效果的日常监测包括物理、化学和生物监测。进行生物监测时,需要将嗜热脂肪杆菌芽孢生物指示物置于标准测试包的中心部位。

标准测试包由16条41 cm×66 cm的全棉手术巾制成。即每条手术巾的长边先折成3层,短边折成2层,然后叠放,制成23 cm×23 cm×15 cm大小、1.5 kg重的测试包。具体打包方法按照美国医疗仪器促进协会(AAMI)标准,包外不需要包布,只要用胶带缠绕,每次使用后,包布都要清洗以备下次打包使用。而我国一直以来是加外包装,这样更接近无菌包的打包习惯,并可避免弄脏手术巾。

标准生物测试包的设计来源于AAMI标准,1980年标准中,标准生物测试包还采用手术衣、手术巾、铺巾、纱布等材料制作成30 cm×30 cm×50 cm,5 kg的敷料包,之后由于用户依从性差,经多个实验室和机构测试,设计了抗力一致,更标准更小的标准测试包,即目前使用的16条手术巾的标准生物测试包。

随着科技的发展,我国绝大多数医疗机构已经采用自含式生物指示物,这样,就不需要无菌取出也不需要做阴性对照了。同时,耗材供应商也开发出了模拟16条手术巾测试包的抗力的标准生物测试包,由于这种标准测试包是工业化生产,所以具有体积更小、抗

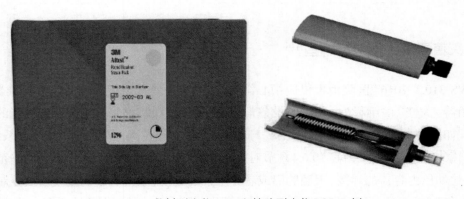

图5-6 敷料型生物PCD和管腔型生物PCD示例

力一致、稳定、使用方便、便于结果存档和追溯的优点，使用商业化标准生物测试包，用户可以不需要再自己打包，也省去了每次使用后清洗治疗巾的麻烦。

目前市场上常用的标准生物测试包有一次性敷料型和管腔型等类型（图5-6）。

（张　洁　孙　武　姜　华）

367. 压力蒸汽灭菌生物监测可以一个月做一次吗？

压力蒸汽灭菌监测通过物理、化学和生物监测三种方法共同验证灭菌效果。其中，生物监测是唯一通过微生物芽孢是否被灭活而评估灭菌效果的监测手段，可以反映灭菌过程中微小偏差，如不凝气体、温度不足或过热蒸汽引起的灭菌失败。较物理和化学监测都更为直接，因此也被作为日常监测和性能验证中不可缺少的重要验证手段。

对于消毒供应中心的压力蒸汽灭菌生物监测频率应按照WS 310.3-2016要求：至少每周进行一次生物监测；植入物应每批次进行生物监测，生物监测合格后，方可放行。提高生物监测频率，特别是对植入物要求生物监测合格后放行，可以及时发现压力蒸汽灭菌过程中的失败，确保器械灭菌安全，同时，由于生物监测失败需要召回上次生物监测合格后灭菌的所有物品，较短的监测频率可以减少召回物品，也使召回成为可能。

对于口腔科的压力蒸汽灭菌生物监测频率应按照WS 506-2016的要求：小型灭菌器应每月进行生物监测；其他灭菌器的监测应符合WS 310.3-2016相关规定。

对于检验科用于感染性实验室废物、设备和玻璃器皿去除污染的压力蒸汽灭菌生物监测频率应按照WS/T 249-2005的要求：至少每月进行一次生物监测。

按照GB/T 30690-2014对于小型压力蒸汽灭菌器生物监测频次的要求：应根据灭菌对象的性质确定，可参照相关标准规范执行。因此，对于容积不同的压力蒸汽灭菌器，医疗机构应根据其灭菌任务特点并按照相关标准规范制定生物监测要求。

（张　洁　孙　武　卢　珊）

368. 消毒后直接使用的物品也需要监测吗？

消毒后直接使用的物品需要对消毒效果进行监测。

对于消毒供应中心集中处理的消毒物品而言，消毒后直接使用的物品应每季度进行监测，检测方法及监测结果应符合GB 15982《医院消毒卫生标准》的要求。每次监测3～5件有代表性的物品。GB 15982对医疗器械的卫生要求为：① 高度危险性医疗器械应无菌。② 中度危险性医疗器械的菌落总数≤20 CFU/件（CFU/g或CFU/100 cm²），不得检出致病性微生物。③ 低度危险性医疗器械的菌落总数≤200 CFU/件（CFU/g或

CFU/100 cm^2），不得检出致病性微生物。

对于需要达到消毒级水平的软式内镜（如胃镜、肠镜）而言，消毒内镜应每季度进行生物学监测。监测采用轮换抽检的方式，每次按 25% 的比例抽检。内镜数量小于等于 5 条的，应每次全部监测；多于 5 条的，每次监测数量应不低于 5 条。检测方法应遵循 GB 15982 的规定，消毒合格标准：菌落总数 ≤ 20 CFU/件。当怀疑医院感染与内镜诊疗操作相关时，应进行致病性微生物检测，方法应遵循 GB 15982 的规定。

美国《CDC消毒灭菌指导（2008）》中提到：作为质量保证计划的一部分，医疗机构人员可以考虑对再生过的内镜进行随机细菌监测，以确保高水平的消毒。

（孙　武　卢　珊　姜　华）

369. 纯化水监测项目有哪些？需要关注什么？

《中国药典》定义的纯化水是：由饮用水经蒸馏法、离子交换法、反渗透法或其他适宜的方法制得的制药用水，不含任何添加剂。在器械清洗消毒方面，WS 310–2016规定，终末漂洗用纯化水的电导率应 ≤ 15 μS/cm（25℃）。有关纯化水的其他理化指标则没有给出数据。

对于消毒供应中心而言，大多数情况是采用离子交换法或反渗透法进行水的纯化。在此情况下，对纯化水的监测一般来说监测电导率即可，监测频次为每周一次。如制纯水设备不在消毒供应中心，而是通过管道从其他地方将纯水接入消毒供应中心使用，则需每天监测电导率。

在实际工作中需要注意以下几个方面：① 纯化水设备的离子交换树脂/反渗透膜要定期再生或更换。② 纯化水储水箱要定期检查除污垢。③ 出水管道的材质也会影响水的电导率，尤其是使用了普通碳钢水管。④ 纯化水设备上自带的电导率显示仪会出现误报。

（孙　武　卢　珊　姜　华）

370. 检查包装区工作人员可以穿短袖吗？

WS 310.2–2016《医院消毒供应中心第2部分：清洗消毒及灭菌技术操作规范》附录A对于检查包装区人员的着装提到：应穿戴圆帽、口罩、专用鞋和手套。但对于穿短袖还是长袖并未特别要求。

美国围术期注册护士协会（AORN）则提出，在无菌物品包装区，工作人员应穿覆盖手臂的洗手衣。穿长袖洗手衣有助于罩住从裸露手臂脱落的皮屑。如果没有长袖洗手衣的防护,准备或打包用于手术或其他侵入性操作的物品时,皮屑可能从裸露手臂掉落到正在准备或打包的物品内,从而增加患者发生SSI的风险。

因此,建议检查包装区工作人员宜着长袖工作服。

(米宏霏 韩玲样)

371. 从供应室污染区进入清洁区需要更鞋吗?

从"污染区"到"清洁区"的人员时需要更鞋的。

WS 310.1-2016《医院消毒供应中心 第1部分 管理规范》中的7.2.5条款"工作区划分应遵循以下原则:物品由污到洁,不交叉、不逆流;空气流向由洁到污;采用机械通风的,去污区保持相对负压,检查包装及灭菌区保持相对正压"。

从以上原则不难理解,"污染区"人员、待处理器械及物品是不允许进入"清洁区"的,其目的就是要保持"清洁区"的清洁卫生。由于回收、分类等工作在"污染区"进行,而这些工作必然会造成大量的污染物落在地面上,倘若在此处工作的人员不更鞋而进入"清洁区",那么,势必会将潜在的污染物带入"清洁区",造成洁净器械再污染的风险。

(孙 武 卢 珊 姜 华)

372. 什么是植入物?什么是外来医疗器械?外来医疗器械和植入物管理有哪些要求?

植入物是指放置于外科操作造成的或者生理存在的体腔中,留存时间为30天或者以上的可植入性医疗器械。外来医疗器械是由器械供应商租借给医院可重复使用,主要用于与植入物相关手术的器械。由于外来医疗器械品种繁杂、专业性强、价格昂贵,一般医院不做常规配备,其中以骨科植入性手术器械最为多见。植入物手术(如全髋关节置换术)术后30/90天内最常见的再入院原因是手术部位感染,而手术部位感染可能导致手术彻底失败的严重后果。

外来器械及植入物的管理必须引起医院足够关注:① 制定外来医疗器械与植入物管理制度,明确相关职能部门、临床科室、手术室、消毒供应中心(CSSD)在植入物与外来医疗器械的管理、交接和清洗、消毒、灭菌及提前放行过程中的责任。② 医院应与器械供应商签订协议,要求其提供植入物与外来医疗器械的说明书,内容应包括清洗、消毒、包装、灭菌方法与参数;应保证足够的处置时间,择期手术最晚应于术前一日(或医院规定的时间)将器械送达CSSD,急诊手术应及时送达。③ 器械供应商送达的外来医疗器械、植入物及盛装容器应保持清洁。④ CSSD应建立植入物与外来医疗器械专岗负责制,人员应相对固定。⑤ CSSD应根据手术通知单接收外来医疗器械及植入物;依据器械供应商提供的器械清单,双方共同清点核查、确认、签名,记录应保存备查,包括器械数量、原始质量、处置时间等。⑥ CSSD应遵循器械供应商提供的外来医疗器械灭菌参数对器械进行清洗、消毒、包装和灭菌,急诊手术器械应及时处理。首次灭菌时,对灭菌参数和有效性进行测试,并进行湿包检查。⑦ 灭菌植入物时应每批次进行生物监测,植入物应在生物监测合格后方可发放。紧急情况时,可使用含第5类化学指示物的生物PCD进行监测,化学指示物合格可提前放行,生物监测的结果应及时通报使用部门。⑧ 使用后的外来医疗器械,应由CSSD清洗消毒后方可交器械供应商。⑨ 加强对CSSD人员关于植入物与外来医疗器械处置的培训。

(丁 韧 韩玲样)

373. 供应室各区域的人员着装要求有哪些?

在WS 310.2-2016《医院消毒供应中心 第2部分 清洗消毒及灭菌技术操作规范》附录A中明确规定了消毒供应中心(CSSD)区域人员的着装要求(表5-13)。

表5-13 消毒供应中心人员防护及着装要求

区 域	操 作	防 护 着 装					
		圆帽	口罩	防护服/防水围裙	专用鞋	手套	护目镜/面罩
诊疗场所	污染物品回收	√	△			√	
去污区	污染器械分类、核对、机械清洗装载	√	√	√	√	√	△
	手工清洗器械和用具	√	√	√	√	√	√
检查、包装及灭菌区	器械检查、包装	√	△		√	△	
	灭菌物品装载	√			√		
	无菌物品卸载	√			√	△,#	
无菌物品存放区	无菌物品发放	√			√		

注:"√"表示应使用;"△"表示可使用;"#"表示具有防烫功能的手套。

需要说明的是,我们的规范没有明确说明手套的材质。美国CDC《消毒灭菌指导(2008)》中关于使用戊二醛消毒剂的保护措施时特别强调:戴腈基或丁基橡胶手套,但不是天然乳胶手套。

在选用手套时,需要考虑以下几个因素:① 接触液体的渗透性。② 接触物体的温度。③ 接触物体的重量。④ 接触物品的锐利程度。

(孙武卢珊姜华)

374. 供应室追溯系统及应急预案在社区医院有何重要性及必要性？

在WS 310.1–2016《医院消毒供应中心 第1部分 管理规范》中对消毒供应中心的管理上有建立追溯系统的要求，即：4.3.3"应建立质量管理追溯制度，完善质量控制过程的相关记录"。在本规范的附录中进一步明确了追溯系统的内容：① 记录复用无菌物品处理各环节的关键参数，包括回收、清洗、消毒、检查包装、灭菌、储存发放、使用等信息，实现可追溯。② 追溯功能通过记录监测过程和结果（监测内容参照WS 310.3–2016），对结果进行判断，提示预警或干预后续相关处理流程。

在WS 310.3–2016《医院消毒供应中心 第3部分 清洗消毒及灭菌效果监测标准》中的第5章"质量控制过程的记录与可追溯要求"中，对质量控制记录和追溯性做了详细的规定，在此不再赘述，请参阅标准。

由此可见，追溯系统是质量控制和质量保证中非常重要的环节。在ISO 9000质量管理系统中也有质量追溯的要求。这些记录的保存也是持续质量改进所必需的参考资料。有了追溯系统，可以方便地追溯灭菌物品流向，方便医院对患者进行观察；追溯系统的报警/提醒机制可以对灭菌过期产品以及灭菌质量不合格物品提供预警及发布召回通知等。这样，各科室与消毒供应中心（CSSD）以及CSSD内部的员工责任范围更加明确，更重要的是降低了医疗事故的风险。

消毒供应中心是医院感染控制的重点部门。因此，应急预案也是必须制订的，这在WS 310.1–2016《医院消毒供应中心 第1部分 管理规范》中有明确规定。当遇到突发事件（公共卫生、医院感染等）时，应急预案是快速有效地处置事件的有力保障。

（孙　武　卢　珊　姜　华）

◇ 参 ◇ 考 ◇ 文 ◇ 献 ◇

[1] 中华人民共和国国家卫生和计划生育委员会.WS 310.2–2016医院消毒供应中心第2部分：清洗消毒及灭菌技术操作规范［EB/OL］.（2017–01–05）［2017–04–07］http：//www.nhfpc.gov.cn/ewebeditor/uploadfile/2017/01/20170105090606684.pdf.

[2] 中华人民共和国卫生部.WS/T 367–2012医疗机构消毒技术规范［S］//国家卫生和计划生育委员会医院管理研究所医院感染质量管理与控制中心.医院感染管理文件汇编（1986—2015）.北京：人民卫生出版社，2015：262–293.

[3] 中华人民共和国卫生行业标准.WS/T 512–2016医疗机构环境表面清洁与消毒管理规范［EB/OL］.（2016–12–27）［2017–04–10］http：//www.nhfpc.gov.cn/ewebeditor/uploadfile/2017/01/20170105092341798.pdf.

[4] 中华人民共和国国家卫生和计划生育委员会.WS 310.1–2016医院消毒供应中心第1部分：管理规范［EB/OL］.（2016–12–27）［2017–04–07］http：//www.nhfpc.gov.cn/ewebeditor/uploadfile/2017/01/20170105090443523.pdf

[5] CDC, HICPAC. Guideline for disinfection and sterilization in healthcare facilities［EB/OL］.（2008）［2017–04–07］http：//www.cdc.gov/hicpac/pdf/guidelines/Disinfection_Nov_2008.pdf.

[6] 中华人民共和国国家卫生和计划生育委员会.WS 310.3–2016医院消毒供应中心第3部分：清洗消毒及灭菌效果监测标准（代替WS 310.3–2009）［EB/OL］.（2017–01–05）［2017–04–07］http：//www.nhfpc.gov.cn/fzs/s7852d/201701/b11cdd47e5624d698f0d1f3e25e0c9b8.shtml

[7] 中华人民共和国国家计划与卫生委员会.WS 506–2016口腔器械消毒灭菌技术操作规范［EB/OL］.（2016–12–27）

［2017-04-10］http://www.moh.gov.cn/ewebeditor/uploadfile/2017/01/20170119145649720.pdf.

［8］中华人民共和国卫生行业标准.WS 507-2016软式内镜清洗消毒技术规范［EB/OL］.(2016-12-27)［2017-04-07］. http://www.nhfpc.gov.cn/ewebeditor/uploadfile/2017/01/20170105090816920.pdf.

［9］Stephen M. Kovach. Professional Education & Training: Understanding the Sonic Cleaning Process［EB/OL］. (2011-06)［2017-04-10］http://www.healthmark.info/CleaningVerification/SonoCheck/Understanding_the_Sonic_Cleaning_Process_6_2011.pdf.

［10］中华人民共和国医药行业标准.YY/T 0698.2-2009最终灭菌医疗器械包装材料—灭菌包裹材料要求和试验方法［EB/OL］.(2009-06-12)［2017-04-10］http://www.sda.gov.cn/WS01/CL0634/39714.html.

［11］中华人民共和国国家标准.GB/T 19633-2015最终灭菌医疗器械包装［EB/OL］.(2016-09-01)［2017-04-10］ http://www.sac.gov.cn/gzfw/ggcx/gjbzgg/201538/.

［12］中华人民共和国国家卫生和计划生育委员会.GB/T 30690-2014小型压力蒸汽灭菌器灭菌效果监测方法和评价要求［EB/OL］.(2014-12-22)［2017-04-10］http://www.nhfpc.gov.cn/ewebeditor/uploadfile/2015/03/20150326163938673.pdf.

［13］梁树森,王华生.对快速生物指示剂假阳性原因分析［J］.中华医院感染学杂志,2003,13(10): 953-953.

［14］中华人民共和国卫生部.WS/T 249-2005临床实验室废物处理原则［EB/OL］.(2005-05-08)［2017-04-07］ http://www.nhfpc.gov.cn/zwgkzt/s9492/201212/33615.shtml

［15］中华人民共和国卫生部.GB 15982-2012医院消毒卫生标准［S］//国家卫生和计划生育委员会医院管理研究所医院感染质量管理与控制中心.医院感染管理文件汇编(1986—2015).北京: 人民卫生出版社,2015: 125-137.

［16］Cowperthwaite L, Holm R L. Guideline implementation: surgical attire［J］. Aorn Journal, 2015, 101(2): 188-197.

［17］Andersen B M, Solheim N. Occlusive scrub suits in operating theaters during cataract surgery: effect on airborne contamination［J］. Infect Control Hosp Epidemiol, 2002; 23(4): 218-220.

第7节　中医门诊

375. 中医针灸科主要关注的医院感染风险有哪些?

针灸和拔罐是中医传统的诊疗技术,针刺治疗属于侵入性操作,针具刺入皮肤,接触毛细血管和无菌组织;应用拔罐辅助刺血疗法时罐具会被患者的血液污染。如对针灸针具、拔罐器具等处理不当或诊疗过程中不严格遵守操作规程,都有可能引起医院感染的发生。

中医针灸科主要关注的医院感染风险包括以下几方面: ① 重视环境管理。中医针灸科实施针灸、拔罐辅助刺血疗法等有创诊疗时,其环境和物体表面很容易被患者的血液及体液污染,如果不能保证环境清洁,及时有效的清除污染物,减少环境物表病原微生物的载量,极有可能通过多种传播途径感染其他患者和医务人员。② 严格执行手卫生。针灸、拔罐等诊疗操作离不开医务人员的手,不清洁的手会成为病原微生物的传播媒介,导致医院感染的发生。③ 严格执行无菌操作。针灸治疗和应用拔罐辅助刺血疗法均为有创操作,在诊疗过程中必须严格执行无菌操作技术,如对针灸部位皮肤应进行严格的消毒,可复用针灸针具灭菌方式正确,在有效期内使用等。④ 针灸针具、拔罐器具等诊疗器械、用品的管理。一次性无菌物品不得重复使用。根据器具可能造成的感染风险等级做到"一人一用一消毒或灭菌"。⑤ 预防医务人员发生职业暴露。一次性针灸针具使用后立即置于锐器盒内,按照损伤性医疗废物进行处置;在清洗、整理可复用针灸针具时,应做好个人防护,避免锐器伤。⑥ 加强医疗废物的管理。及时规范处置医疗废物,避免对环境造成污染或发生针刺伤。

(王广芬　韩玲样)

376. 中医针刺治疗针具使用后如何处理?

根据《基层医疗机构医院感染管理基本要求》及其他相关规范,一次性使用针灸针具不得重复使用。可重复使用的针灸针具(毫针、耳针、头针、长圆针、梅花针、三棱针、小针刀等)应"一人一用一灭菌"。使用后应按照"清洗—修针—整理—灭菌—无菌保存"程序进行处理。具体可参照《北京市中医诊疗器具消毒灭菌规范(试行)》和《河北省中医常规治疗操作感染防控指南(试行)》做法。

(1)清洗:有条件时建议使用超声波清洗器清洗,无清洗器时手工清洗也可。① 超声波清洗器清洗:将针具放置篮筐内,于流动水下冲洗,初步去除污染物;清洗器内注入洗涤用水,根据污染程度使用清洁剂(如含酶洗液)进行超声清洗;清洗结束后将针具篮筐整体端出用流动水冲洗,滤干水分。超声清洗时间宜3～5分钟,可根据污染情况适当延长清洗时间,不宜超过10分钟。② 手工清洗:将针具置于流动水下冲洗,初步去除污染物;完全浸没于清洁剂(如含酶洗液)中,浸泡时间参阅清洁剂说明书,其间可用镊子等器械拨动针具,达到洗涤目的;最后用流动水冲洗干净,滤干水分。

(2)修针:① 用75%乙醇棉球包裹针灸针具沿针柄至针尖方向单向反复擦拭,去除残存的污渍,将轻微弯曲的针具捋直。② 严重弯曲变形、针尖有倒钩或毛刺的针灸针具应剔除废弃不再使用,作为医疗废物直接投入利器盒。

(3)整理:按照尺寸大小分类,整齐插入置于不锈钢或者铝制针盒中的纱布棉垫上;或者按5～20支塑封包装;或置于有封口的玻璃试管中,玻璃试管内置棉垫保护针尖。

(4)灭菌:耐湿、耐热的针具首选压力蒸汽灭菌,不耐湿、不耐热的针具可选择低温灭菌。无压力蒸汽灭菌条件或低温灭菌条件时可采用化学灭菌剂浸泡灭菌,化学灭菌剂的浓度配置、浸泡方法、时间等参照厂家说明书执行。另外,包装容器及内衬纱布棉垫"一用一清洗",衬垫发黄变硬有色斑等应及时更换,不得再用。

(5)灭菌后的针具有效期:由于普通不锈钢或铝制针盒、玻璃试管均不属于合格的灭菌包装材料,所以灭菌时其外部仍需加用其他灭菌包装材料,灭菌后的有效期按照其外部所用包装材料的有效期执行,如普通棉布7～14天(保存温度、湿度达到WS 310.1时可保存14天,达不到要求时7天);医用一次性纸袋30天;一次性医用皱纹纸、医用无纺布、一次性纸塑袋180天。开包使用后4小时内有效,超过4小时未使用的应重新清洗消毒、灭菌。

（王　超　米宏霏　韩玲样）

---

377. 中医针刺治疗针具使用后用75%乙醇消毒，再重复"专人专用"，可以吗？

"一个患者在治疗周期内仅使用一套针灸针具，使用后自行保管或单独用针盒盛装，使用75%乙醇浸泡消毒"这样做是否正确？答案是：错误。

所使用的针灸针具如果是一次性使用的，使用后应按照损伤性医疗废物处置，不得重复使用。一次性针灸针具在硬度和弹性方面达不到可复用针具的要求，重复使用中容易出现断针和钝针的现象。

如果是可重复使用的针灸针具，应按照规范进行彻底的清洗、消毒、灭菌。针灸针具穿透皮肤，进入人体无菌组织，属于高度危险性物品，应达到灭菌水平，而75%乙醇属于中效消毒剂，无法达到灭菌水平。2002年，Woo等报道了4例针灸继发皮肤分枝杆菌感染的病例，检测结果表明其中2例为龟分枝杆菌感染，另外2例为不产色分枝杆菌感染。值得注意的是，消毒剂悬液定量杀菌试验显示这4例分枝杆菌都存在对乙醇的抵抗作用。

"专人专用"看似没有接触到其他患者的无菌组织和体液，但实际工作中针灸针接触了患者的皮肤、无菌组织、医生的手和诊疗环境，会有一定数量的细菌和有机物附着，如果清洗不彻底，灭菌不符合要求，可能成为医源性感染的高危因素。

（王　超　米宏霏　韩玲样）

---

378. 进行拔罐、刮痧、中药足浴等操作时的器具和物品如何消毒或灭菌？

根据《基层医疗机构医院感染管理基本要求》：进行拔罐、刮痧、中药足浴等操作时严格执行无菌技术操作规程，相关器具和物品做到"一人一用一消毒"或"一人一用一灭菌"。有条件的医疗机构可交由消毒供应中心集中处置，无条件的可由使用科室自行处理。根据器具接触部位不同，污染程度不同，所选择的消毒/灭菌方式也不同。

（1）低度危险性物品消毒：通常情况下，拔罐、刮痧、中药足浴所用到的器具仅接触患者完整皮肤，属于低度危险性物品，可选择如下处理方式。

1）火罐：① 清洗消毒器：90℃/5分钟或93℃/2.5分钟消毒，干燥后清洁保存。《北京市中医诊疗器具消毒灭菌规范（试行）》也曾推荐90℃/1分钟或80℃/10分钟消毒，干燥后清洁保存备用。② 手工清洗：清洗后用含有效氯500 mg/L含氯溶液浸泡10～30分钟，清水冲洗干燥备用。

2）刮痧器具：先用流动水刷洗，去除油渍等附着物，再用75%乙醇或消毒湿巾等擦拭。

3）药浴容器：使用后将一次性塑料袋连同药浴液一并去除，避免药浴液遗撒容器内；清水冲刷容器，去除残留的液体污渍；用含有效氯500 mg/L的消毒剂刷洗；清洗后干燥保存。

（2）高水平消毒：当器具未接触到破损皮肤与黏膜，但被血液、体液污染时，须行高水平消毒。

1）火罐：完全没入酶洗液浸泡，作用时间遵循产品说明书；清水冲洗后用含有效氯2 000～5 000 mg/L的消毒液浸泡30分钟，清水冲洗，干燥备用。

2）刮痧器具：用含有效氯2 000～5 000 mg/L的消毒液浸泡30分钟，冲洗干净，干燥备用。

（3）灭菌处理：当器具接触到破损皮肤或黏膜时，则必须进行灭菌处理。使用后应完全没入清洁剂（如含酶洗液）浸泡（浸泡时间依据产品说明书），漂洗干净后，选择压力蒸汽灭菌（首选）或化学灭菌处置（灭菌剂的浓度、浸泡方法、浸泡时间参照厂家说明书）。

（米宏霈　韩玲样）

---

379. 竹质火罐如何消毒？

竹质火罐的消毒建议参考产品说明书。说明书无明确处置方法的，当直接接触患者完整皮肤，未被血液、体液污染时，可采取中水平以上消毒方法，彻底清洗后用75%乙醇擦拭消毒或用含有效氯500 mg/L的消毒液浸泡30分钟，流动水冲洗，干燥备用。也可采用湿热消毒，煮沸温度应≥90℃，时间≥5分钟；或煮沸温度≥93℃，时间≥2.5分钟。

刺络拔罐等造成皮肤破损、有出血的拔罐操作时不推荐使用竹罐，因竹罐清洗消毒后不易彻底干燥，容易导致细菌滋生，成为感染隐患。

竹制品反复浸泡消毒，开裂的速度会加剧，竹罐用水浸泡后，火罐吸力效果不佳也是竹子反复使用后的必然现象；同时竹罐材质本身不易清洗、消毒、干燥，给医院感染管理带来一定困难。玻璃火罐耐湿、耐热且易清洗消毒和干燥，建议临床使用玻璃火罐。

（王　超　米宏霈　刘　滨）

---

380. 穴位封闭注射的药物可以多个患者共同使用吗？

《基层医疗机构医院感染管理规范》明确指出，尽可能使用单剂量注射用药。多剂量用药无法避免时，应保证"一人一针一管一用"，严禁使用已经用过的针头及注射器再次抽取药液。因此，穴位封闭注射药物尽量一次性用完，如果无法用完，也必须保证"一人一针一管一用"，避免因共用而造成血源性疾病传播。同时应注意，开启的注射药物使用时间不超过2小时。

（吴洪巧　王广芬）

---

381. 针灸操作前，患者的皮肤穴位如何消毒？

皮肤穴位消毒，一般常用75%乙醇棉球或棉签消毒施针穴位，也可以使用《医疗机构消毒技术规范》推荐的其他皮肤消毒剂。消毒棉球或棉签应"一穴一换"，不应使用同一个消毒棉球或棉签擦拭两个以上穴位。消毒前后注意手卫生，不可用手触摸已经消毒过的皮肤穴位，且要待皮肤干燥才方可行针灸操作。

（王广芬　韩玲样）

---

382. 中医针刺治疗时如何做好手卫生？

（1）针灸室配备手卫生设施：诊室设有流动水洗手设施，宜配备非手触式水龙头、洗手流程图及说明图，配备干手物品或者设施，避免洗手后二次污染。配备合格的速干手消毒剂。

（2）严格执行手卫生规范：在接触患者前后，执行清洁或无菌操作之前，接触体液之后，应按WS/T 313–2009《医务人员手卫生规范》的要求认真洗手或手消毒。

（3）手部感染后的措施：当针灸师手部感染时，应避免进行针灸、三棱针放血、刮痧、拔罐等治疗操作，以免引起患者感染。

（王　超　吴洪巧　王广芬）

---

383. 小针刀、埋线操作可以在普通治疗室进行吗？

小针刀、埋线操作属于无菌侵入性操作，建议放在专门的治疗室进行，应与针灸室和推拿按摩室分开设置。条件限制无法分开设置时，可以在无针灸与按摩操作时，对环境进行清洁消毒后再进行小针刀、埋线操作。治疗室、针灸室每日开窗通风或使用空气消毒设备进行空气消毒，环境表面做好清洁消毒工作。医务人员在进行小针刀和埋线操作前应规范着装，佩戴口罩、帽子，操作过程中铺无菌中单，遵守无菌原则。

（王　超　吴洪巧　王广芬）

◇参◇考◇文◇献◇

[1] 中华人民共和国国家卫生和计划生育委员会.基层医疗机构医院感染管理基本要求[EB/OL].(2013-12-31)
[2017-04-07]http://www.nhfpc.gov.cn/yzygj/s3585/201312/0283f92d9c424a86b2ca6f625503b044.shtml.

[2] 北京市通州区卫生和计划生育委员会.北京市中医诊疗器具消毒灭菌规范(试行)[EB/OL].(2015-08-05)
[2017-04-08]http://wsj.bjtzh.gov.cn/n5270046/n5272982/c12332832/content.html.

[3] Woo P C, Leung K W, Wong S S, et al. Relatively alcohol-resistant mycobacteria are emerging pathogens in patients
receiving acupuncture treatment[J].J Clin Microbiol,2002,40(4):1219-1224.

[4] 中华人民共和国卫生部.WS/T 311-2009医院隔离技术规范[S]//国家卫生和计划生育委员会医院管理研
究所医院感染质量管理与控制中心.医院感染管理文件汇编(1986—2015).北京:人民卫生出版社,2015:
214-237.

第8节 其他部门

384. 检验科工作人员哪种情况下需要戴口罩?

检验科工作人员是否需要佩戴口罩,以及佩戴何种口罩,一直存在较多争议。有作者认为"工作人员在工作中必须衣帽穿戴整齐,要穿工作衣、戴口罩、帽子和手套",也有作者认为"操作中……戴防护口罩、帽子、手套和防护衣",或者"接触……细菌培养标本如血液、痰液应戴口罩和手套以及应对工作意外"。

而在世界卫生组织于2004年出版的《实验室生物安全手册》(第三版)中则要求,即使在一二级实验室"为了防止眼睛或面部受到泼溅物、碰撞物或人工紫外线辐射的伤害,必须戴安全眼镜、面罩(面具)或其他防护设备"。

美国疾病预防与控制中心(CDC)于2009年出版的《微生物与生化实验室生物安全》(第五版)中指出:当必须在生物安全柜(BSC)或容器外处理微生物标本时,有可能发生感染性或其他有害物质的溢洒或喷溅时,需要进行眼睛与面部保护(护目镜、口罩、面罩或其他防喷溅装备)。

检验科实验室工作人员经常会遇到产生气溶胶或溅出物的高危操作,如使用接种环、划线接种琼脂平板、移液、制作涂片、打开培养物、采集血液/血清标准、离心等。因此,检验科工作人员佩戴口罩的目的,一是为了预防吸入含病原体的气溶胶,二是为了预防受到喷溅。

应根据操作的危险性采取相应防护措施。在处理可能发生血液、体液标本喷溅的操作,如进行离心、接种时,至少应佩戴医用外科口罩,建议佩戴护目镜或防护面罩;在处理可通过气溶胶传播的如结核分枝杆菌及与肺部感染有关的非结核分枝杆菌的标本时,应尽可能在生物安全柜中处理,并佩戴医用防护口罩。在操作结束离开操作区域时,以及口罩、防护面罩等被污染时,应立即摘下并洗手,不应佩戴口罩离开操作区域。

(王世浩 卢 珊 刘 滨)

385. 为多个患者抽血时每次都要换手套吗？

美国国家职业安全和保健管理局（NIOSHA）要求在所有可能接触到血液或可能污染的体液的患者护理工作时，均要戴手套。在不同患者间的处理应换手套并保证执行手卫生。我国的WS/T 311–2009《医院隔离技术规范》中要求，一次性手套应一次性使用。

虽然很多文献和指南都不鼓励重复使用手套，但是由于手套供应有限，在很多发展中国家的医疗机构中重复使用手套却很常见。一些观点认为使用乙醇类手消毒剂消毒戴乳胶手套的手可有效去除微生物，在重复使用9～10次以后，手部污染才会增加。另一方面使用乙醇类手消毒剂消毒戴塑料手套的手时，会在早期导致塑料溶解。因此，采取戴手套使用手消毒剂的方法还需要考虑手套的类别和所使用的手消毒剂配方。

我国医疗卫生资源严重不足，在检验科抽血窗口工作繁忙的情况下，如果每次都换手套确有难度而且浪费资源。因此，笔者认为，在确认手套无破损及肉眼可见污染，并充分评估接触对象感染风险、手套与手消毒剂的相容性的前提下，可以采取一些临时的过渡措施，例如尝试抽血几个患者换一次手套，或者戴手套使用手消毒剂揉搓后再进行下一个操作，但需要制订出一个重复使用的最低标准。这双手套到底能戴多久？是使用5名患者、10名患者？还是戴手套进行手消毒5次或10次？戴手套使用手消毒剂去除手套表面细菌的效果如何？不同配方的手消毒剂对不同材质手套完整性的影响？一系列的问题还有待进一步研究。而临时的过渡措施也不能作为长期执行的标准。

但是对于临床科室和医院感染高风险部门如重症监护病房（ICU）、血液透析中心等，戴手套为不同的患者抽血或进行其他操作时，一定要换手套并保证手卫生。

（张 静 卢 珊 张辉文）

---

386. 检验科采集的含HBV、HCV、HIV的血液标本在按照医疗废物处置前需要就地进行压力蒸汽灭菌吗？

除血液培养标本外，其他血液标本（包括血源性病原体检测阳性的血液标本）不需要就地进行压力蒸汽灭菌。《医疗废物管理条例》中提到，医疗废物中病原体的培养基、标本和菌种、毒种保存液等高危险废物，应当首先在产生地点进行压力蒸汽灭菌或者化学消毒处理，然后按感染性废物收集处理。但对于患者的其他血液标本，没有做要求。血液标本常规检测后视作感染性废物，按医疗废物管理处理即可。

（孔晓明 王广芬）

387. 检验科废弃的血液、大小便标本如何处置？

《医疗废物分类目录》规定,各种废弃的医学标本、废弃的血液和血清等属于感染性废物。普通的血液标本,为方便检验结果的复核,通常由检验科放冰箱留存1周后放入黄色废物包装袋按照感染性废物处理;对于大量小便标本,有污水处理系统的医疗机构可以直接倾倒入下水管路,并放水冲洗,没有污水处理系统的医疗机构可选择化学消毒的方法,常用的化学消毒剂有含氯消毒剂、酸、碱、醛、过氧乙酸等;大便标本可以连同收集标本的容器一起放入黄色医疗废物袋按照感染性废物处理;病原体培养基、标本和菌种、毒种保存液等高危险废物,应当首先在产生地点进行压力蒸汽或者化学消毒处理,然后按感染性废物收集处理。

（于国平　卢　珊）

388. 生物安全柜每次使用后都需要进行消毒吗？

生物安全柜内的所有物品和设备都应在工作完成之后进行表面去污处理并从柜内取出,因为剩余的培养基可能会使微生物生长繁殖。

每次使用前和使用后都要擦拭工作台表面及内壁面;每天工作结束时,应对生物安全柜的工作台面、四周以及玻璃的内侧灯部位等进行表面的擦拭(不包括送风滤器的扩散板)。擦拭顺序按照生物安全柜内的分区,从清洁区到工作区再到污染区的方向进行。消毒剂可选择75%乙醇或含氯消毒剂,如使用含氯消毒剂等腐蚀性消毒剂作用后,必须用无菌水再次进行擦拭。

建议生物安全柜在进行清洁、消毒时处于工作状态。如果未处于工作状态,则应在关机前运行5分钟,以净化内部的空气。

（陈亚男　卢　珊）

389. 检验标本运送容器有哪些要求？如何消毒？

医院内送检的标本主要包括血液、脑脊液等无菌标本和痰、尿液等有菌标本。这些标本在院内转运前应使用盖子或塞子盖好无泄漏后放入盒子等二级容器内,并将其固定在架子上,使标本保持直立避免意外泄漏或溢出。

二级容器可以是金属或塑料制品,能够耐高压灭菌或耐受化学消毒剂的作用。另外还需要注意以下几个方面:① 保证密闭性,密封口最好有一个垫圈,并定期清除污染。② 有一定的硬度,保证运送容器的硬度以避免运送中破损风险。③ 耐腐蚀,便于清洁与消毒。④ 轻便性,大部分医院标本运送多为人工完成,故标本运送容器还应适当轻便,便于运送。⑤ 容器上粘贴"生物危险"标识。

标本运送容器主要采用擦拭法进行消毒,可用含有效氯500 mg/L消毒剂擦拭,作用时间不少于10分钟,用清水擦拭干净,晾干备用。

(陈亚男　卢　珊)

---

390. 冰箱储存疫苗时应注意哪些方面?

冰箱存储疫苗应注意以下细节:

(1)疫苗应按品种、有效期分类码放,摆放整齐,疫苗与箱壁、疫苗与疫苗之间应留有1～2 cm的空隙。

(2)冰箱门因经常开启,温度变化较大,门内搁架不宜放置疫苗。

(3)每天记录冰箱内的温度及其运转情况。每台冰箱均应配备温度监测记录表。

(4)使用冰衬冰箱储存疫苗时,注意应将卡介苗、脊灰疫苗和麻疹疫苗存放在底部,并将百白破疫苗、白破疫苗和乙肝疫苗放在接近冰箱顶部,不可将冷藏保存的疫苗放在距冰箱底部15 cm内的地方,以免冻结。冻结过的各种疫苗,禁止融化后使用。

(卢　珊　刘　滨)

---

391. 疫苗接种时皮肤消毒剂可选择哪些?

疫苗接种时皮肤消毒剂的选择应注意以下细节:

(1)疫苗接种时皮肤消毒剂应使用75%乙醇溶液。由内向外螺旋式对接种部位皮肤进行消毒,涂擦直径≥5 cm,待干后方能进行接种。

(2)禁用2%碘酊进行皮肤消毒。无论是碘酊还是碘伏,其有效成分都是碘,有效碘具有很强的氧化能力,渗透性比较强,能穿过表皮破坏疫苗有效成分,导致疫苗效价降低或丧失,从而影响免疫效果。

(3)对酒精过敏者,如果是卡介苗、麻疹疫苗以及其他各类需要皮内或皮下接种的减毒活疫苗,可以使用季铵盐消毒剂(如苯扎溴铵500～2 000 mg/L)进行皮肤消毒,作用2～5分钟;如果是需要进行肌内注射的疫苗,如乙肝疫苗等则可以用碘伏消毒。

(卢　珊　刘　滨)

---

392. 使用后的卡介苗空安瓿和注射器该如何处置?

使用后的卡介苗空安瓿和注射器均属于医疗废物。注射器属于感染性废物是毫无争议的。按照"医疗废物应分类收集、包装,不能混装"的原则,有卡介苗余液的安瓿属于哪一类医疗废物目前存在困惑。

按照《医疗废物分类目录》中对于药物性废物的界定,过期、淘汰、变质或者被污染的废弃的疫苗属于药物性废物。但空安瓿中仅残余极少量的卡介苗余液,是否属于药物性废物并未有明确的规定。卡介苗是一种经过人工培养的无毒牛型结核杆菌(卡介菌)悬液制成的减毒活疫苗,仅对免疫缺陷的患者有感染的风险。因此,对于含极少量卡介苗余液的空安瓿如何进行过程管理,需要进行生物危害性评估。

从暴露方式来看,气溶胶与直接接触(如被空安瓿割伤后的沾染)多见,但感染风险未见相关报道。从收集容器来说,锐器盒的防刺穿、防渗漏的能力远高于医疗废物袋,因此,基于防止被割伤的考虑,将使用后的卡介苗空安瓿置于锐器盒进行收集比较合适。但介卡苗气溶胶对免疫缺陷人群的未知风险仍需关注,可通过加强使用中锐器盒的管理来进行防范。

(卢　珊　刘　滨)

---

393. 过期疫苗如何处置?

过期的疫苗属于药物性废物,但由于疾病预防控制机构和接种单位要经常核对疫苗进出情况,日清月结,每半年盘查 1 次,做到"帐苗相符"。因此,医疗机构对于过期疫苗的处置主要为登记、上报以及与处置机构的交接管理。

发现过期疫苗后,首先要在疫苗出入库登记中将过期的疫苗支数、批号、时间记录清楚,经手人并签字;随后按照当地的要求,通过信息化管理系统上报至疾病预防控制中心;尽快将过期疫苗交给疾病预防控制中心,由县级人民政府药品监督管理部门会同同级卫生行政主管部门按照规定监督销毁,疾病预防控制中心与接种单位如实记录销毁情况,双方签字,销毁记录保存时间不得少于 5 年。

(卢　珊　刘　滨)

---

394. 床单元尤其是床垫的消毒处理是个难点,有什么好的建议吗?

这是我国医疗机构面临的普遍问题。

在欧洲国家,患者出院后,其床单元的棉被、枕套及床单不能在原地进行脱卸,因为这样的动作会造成病原微生物扩散,影响周围的患者以及周围环境。须将病床推离到指定的房间,把被单、床套、枕套拆卸掉,床单和被子放在一边,然后把床垫叠在一个专用车上,放入压力蒸汽灭菌器灭菌。很多大型医疗机构配备有"洗消"一体化设备,可将整个床推进机器内,然后清洗、消毒、烘干一次完成。小型医疗机构在没有"洗消"一体化设备的情况下,按照以上程序两个人即可完成彻底清洁。

针对国内医疗机构的实际情况,床单元处理时建议首先进行彻底清洁,污迹及时清除,床上用品一般按照织物管理要求床旁收集,收集时减少抖动,置于专用包装收集袋或者容器内,密闭运送至洗衣房或社会化洗涤服务机构进行洗涤消毒。有条件的医疗机构可选择专用床单元消毒机对床垫进行消毒;如果无条件,建议将床垫放在太阳下暴晒6小时,或者用紫外线灯照射1小时。无论是在太阳下暴晒还是采用紫外线灯照射,消毒时应注意翻转床垫,使两面均受到照射。

(王　超　史庆丰　韩玲样)

395. 病室隔帘多久需要清洗一次? 是否需要消毒?

病室隔帘是我国近年来在医疗机构中广泛使用的物品,主要为保护患者隐私,但因为使用率高,污染情况却不容乐观。多项研究表明,病床的隔帘可分离检测到引起医院感染暴发的鲍曼不动杆菌、金黄色葡萄球菌[包括耐甲氧西林金黄色葡萄球菌(MRSA)]、肠球菌[包括耐万古霉素肠球菌(VRE)]和其他革兰阴性杆菌等,主要可能通过医务人员"手"导致交叉污染。病床隔帘污染情况与使用时间呈正相关,使用时间越长,污染越严重。

但关于隔帘的清洗频率,国内尚无统一标准。一些医疗机构要求每60天清洗一次,部分医疗机构则要求重症医学科、血液透析室、产房等重点科室每3个月清洗一次。隔帘到底多久清洗一次比较合适呢?

国外研究显示,医院隔帘在清洗1周以内即可被多种病原菌污染。国内也有研究显示,隔帘更换频率如果小于1周/次,污染率为25%,若超过1周更换,污染率高达68.8%。

基于以上研究,建议隔帘日常保持清洁,遇污染时及时更换并进行清洁消毒。重症监护病房、血液透析科等重点科室应增加清洗更换频次。必要时,医院感染管理科可与护理部、总务科等部门共同制订适合本院的隔帘更换频次有关制度。由于病床隔帘会受到包括多重耐药菌在内的病原微生物的污染,所以在清洗过程中应参照WS/T 508–2016《医院医用织物消毒洗涤技术规范》和WS/T 367–2012《医疗机构消毒技术规范》选择恰当的消毒方法进行消毒。

(王世浩　米宏霏　韩玲样)

396. 传染病患者使用后的被服应如何清洗消毒?

由于与患者皮肤密切接触,患者使用后的被服、衣物等医用织物携带病原微生物的风险较高,如果处理不当则可能导致病原微生物的传播。中国台湾地区曾发生过洗衣房工作人员感染SARS病毒的事件;美国一家医院也曾因重复使用的织物导致新生儿/儿童皮肤真菌感染;香港玛丽医院曾发生6名患者被毛霉菌感染,最终2人因呼吸道感染不治而死亡的事件,该事件最后的调查结果显示,承接医用织物洗涤消毒服务的洗衣场在洗衣、干衣、平熨、夹熨以及包装这5个工序中均存在毛霉菌污染。

WS/T 508-2016《医院医用织物洗涤消毒技术规范》指出,传染病患者使用后的被服属于感染性织物,洗涤消毒的原则为:① 一般情况下与其他脏污织物一样先洗涤后消毒;机械清洗时,可采用洗涤与消毒同时进行的程序。② 不宜手工清洗,宜采用专机洗涤、消毒,首选热洗涤方法;有条件的宜使用卫生隔离式洗涤设备。③ 感染性织物每次投放洗涤设备后,应立即选用有效消毒剂对其设备舱门及附近区域进行擦拭消毒,使用水溶性包装袋时可不做消毒处理。④ 采用水溶性包装袋盛装感染性织物的,应在密闭状态下直接投入洗涤设备内。规范中对一些特定传染病患者使用后的被服等织物的洗涤还有一些特殊要求:被朊毒体、气性坏疽、突发不明原因传染病的病原体或其他有明确规定的传染病病原体污染的感染性织物,以及多重耐药菌感染或定植患者使用后的感染性织物,若重复使用应先消毒后洗涤,消毒可在机械洗涤的预洗环节完成。

WS/T 367-2012《医疗机构消毒技术规范》中对不同病原体感染患者使用后的织物消毒要求应按以下方法处理:① 朊毒体感染患者使用后的织物,需重复使用的应采用含有效氯10 000 mg/L的消毒液或1 mol/L氢氧化钠溶液浸泡消毒,至少15分钟,并确保所有污染表面均接触到消毒剂。② 气性坏疽患者用过的床单、被罩、衣物等应单独收集,需重复使用的应专包密封,标识清晰,压力蒸汽灭菌后再清洗。③ 突发不明原因的传染病患者使用后的织物,应按病原体所属微生物类别中抵抗力最强的微生物确定消毒的剂量(可按杀灭芽孢的剂量确定)。④ 对于被细菌繁殖体污染的感染性织物,可使用含有效氯500 mg/L的消毒液或100～250 mg/L的二氧化氯消毒剂或相当剂量的其他消毒剂洗涤消毒,作用时间不少于10分钟;也可选用煮沸消毒(100℃,时间≥15分钟)或蒸汽消毒(100℃,时间15～30分钟)等湿热消毒方法。⑤ 对已明确被经血传播病原体[如乙型肝炎病毒(HBV)/丙型肝炎病毒(HCV)等]污染的感染性织物,可使用含有效氯2 000～5 000 mg/L的消毒液或500～1 000 mg/L的二氧化氯消毒剂或相当剂量的其他消毒剂洗涤消毒,作用时间不少于30分钟。

(王世浩 史庆丰 卢 珊)

---

397. 疥疮患者使用后的床褥、被服如何消毒?

疥疮是由皮肤寄生虫——疥虫所引起的接触性皮肤传染病。疥虫在离开人体后约两个星期才会死亡,因此受疥虫感染的衣物、被服等在两个星期内依然会是传播媒介。由于该病传染性较强,在集体宿舍、医院病房等人群密集且接触密切的地方,会出现疥疮暴发。对患者被服、床褥的正确处理是预防疥疮暴发的有效措施之一。

患者住院期间更换的被服应按感染性织物处理。床旁收集并禁止抖动,使用的感染性织物收集袋宜为橘红色,有"感染性织物"标识;有条件的医疗机构可使用水溶性包装袋收集,水溶性包装袋的装载量不应超过容积的2/3,且应在保持密闭的状态下直接投入洗涤设备中。收集后的织物应采取先消毒再洗涤的程序,消毒可采用煮沸或蒸汽(100℃,时间≥15分钟)方法进行处理。

患者治愈出院后,患者使用的枕头、被子和床褥也可能藏匿疥虫,应进行暴晒。对隔离病室进行封闭式终末消毒,及时选用拟除虫菊酯、氨基甲酸酯或有机磷类杀虫剂,采取喷雾方法进行杀虫(具体遵循产品说明书),清除虫卵,彻底消除传染源。

(王世浩　史庆丰　韩玲样)

398. 梅毒患者、艾滋病病毒感染者出院后,床单元如何进行终末处置?

梅毒患者、艾滋病病毒感染者出院后,物表、地面用含有效氯500 mg/L消毒液擦拭;被血源性病原体污染的被服放在感染性织物袋单独密闭运送至社会洗涤中心或医院的洗衣房。对间接接触患者的被芯、枕芯、床垫等,无明显血液、体液污染时可采用床单位消毒器或紫外线照射消毒;有明显血液、体液污染时,被芯、枕芯应进行清洗消毒,具体做法同被服,床垫应用含氯消毒剂擦拭消毒。

(孔晓明　王广芬)

399. 新生儿脐部皮肤护理采用什么方式较合适?

正常新生儿出生后12小时脐部除金黄色葡萄球菌外,还可有表皮葡萄球菌、大肠埃希菌、链球菌集落生长。此时的脐部是一个开放的创面,是病原微生物入侵的主要门户,处理不及时或不当,易引起局部感染、出血,引发败血症,威胁患儿生命安全,故脐部护理是一项非常重要的工作。目前脐部护理的主要方式包括局部消毒法和自然干燥法。我国经典的脐部护理方法是局部消毒法。即每日沐浴后,用75%乙醇消毒脐带残端和脐周皮肤,然后用无菌纱布覆盖。其他常见的消毒液还包括碘伏、过氧化氢溶液等。

2015年中国妇幼保健协会发布的《新生儿皮肤护理指导原则》中,提出了世界卫生组织(WHO)提倡的脐部自然干燥法:在出生后严格无菌断脐,日常护理中以保持脐带清洁干燥为主,暴露脐部残端,不需包扎或覆盖,不用消毒剂,待脐带自然干燥脱落即可。目前,自然干燥法在发达国家和一些发展中国家成为新生儿脐部护理最常用的方法。

研究显示,自然干燥法与局部消毒法相比,能促进脐带自然脱落,减少脐炎的发生。但我国民间传统的新生儿护理观念认为,新生儿脐部薄弱,不能敞开、透风,多存在过分保暖、包裹问题,因此易导致脐部潮湿和感染的可能。新生儿脐部护理方法一直是一个有争议的话题,系统了解国内外新生儿脐部护理进展有助于选择合适的方法,从而进一步提高新生儿护理质量。

(周谋清 王世浩 卢 珊)

400. 妇科检查时可以用一次性薄膜手套吗?

无论是医务人员,还是医院保洁人员,在与患者或医院环境接触时都喜欢戴一次性薄膜手套进行防护。一次性薄膜手套是否具有防护功能?可否用于妇科检查呢?

对于一次性薄膜手套,我国是按照医疗器械进行管理的,但目前来说,并没有相关的国家标准,各生产企业执行的标准均为地标。举例来说,在YZB/浙杭0287–2009《一次性医用薄膜手套》中对于一次性医用薄膜手套的材质和渗透效果做出了规定:产品由PE或PVC塑料薄膜材料制造。产品应有一定的牢度,正常使用时应不发生破裂现象。产品的细菌总数应≤20 CFU/g。连接处应牢固、无渗漏现象。

《医院隔离技术规范》上规定,接触患者的血液、体液、分泌物时,应戴清洁手套。接触患者破损皮肤、黏膜时,应戴无菌手套。

常规妇科检查涉及采集阴道分泌物、双合诊等。由于妇科检查(双合诊、白带采样)需要接触到患者的分泌物,因此需要戴清洁手套,目的是为了双向保护,一方面保护医护人员不被感染,一方面是保护患者不受到交叉感染。一次性医用橡胶检查手套、一次性医用薄膜手套均能达到无渗漏的要求。YZB/浙杭0287–2009《一次性医用薄膜手套》中对渗透的要求为:将薄膜手套一端加水封口垂放,应无渗漏,GB 2013–2006《一次性使用医用橡胶检查手套》中对渗透的要求为"在进行不透水试验时,检查水平为I级(G–I),接收质量限(AQL)为2.5"。

因此,妇科检查时,因根据检查项目的需求戴不同的手套,比如进行采集阴道分泌物和双合诊检查时,可以使用一次性医用橡胶检查手套、一次性医用薄膜手套,但如果患者是阴道出血患者,则需要使用一次性灭菌橡胶外科手套。需要关注的是,一次性薄膜手套虽然具有防渗透效果,但因为容易破漏,不推荐常规作为防护用手套。

(孔晓明 张辉文 卢 珊)

401. 用于妇科检查采样的生理盐水开启后可以使用多长时间?

《基层医疗机构医院感染管理基本要求》指出:抽出的药液、开启的静脉输入用无菌液体须注明开启日期和时间,放置时间超过 2 小时后不得使用。启封抽吸的各种溶媒超过 24 小时不得使用。因此生理盐水作为静脉用药时,开启后超过 2 小时不得使用,作为溶媒时,开启后超过 24 小时不得使用。

虽然妇科检查采样用的生理盐水是用来湿润标本、保存细胞的,既不是作为无菌用药,也不是溶媒,但生理盐水作为白带常规的主要试剂,其质量关系到结果的准确性和可靠性。生理盐水储存不当(如敞口瓶)、长期不彻底更换、空气污染等会影响诊断结果的准确性,造成假阳性,但目前尚未有研究报道无菌生理盐水开启多久后会影响结果。

有研究认为应增加生理盐水的更换频率,可根据工作量大小采用不同容量的生理盐水瓶,定期(尽量控制在 1 周内)清洗消毒容器,或采用可挤出的瓶装生理盐水,减少生理盐水的污染。也有研究认为无菌液体在开始使用后第 1～3 天均无细菌生长(即培养结果阴性),第 5 天开始培养结果为阳性。但考虑到取用无菌生理盐水的方法不同造成的污染程度不同,而且生理盐水价格不贵,且有 50 ml、100 ml 的小包装可选择,建议用于妇检采样的生理盐水每日更换。

(孔晓明　卢　珊　王世浩)

---

402. 清洁伤口换药与感染伤口换药可否在同一门诊换药室进行?

门诊清洁性治疗和感染性治疗应分室进行,可分别设置 Ⅰ 类(清洁性)治疗室和 Ⅱ 类(污染性)治疗室。Ⅰ 类治疗室进行清洁性治疗,如腰椎穿刺、骨髓穿刺、胸腔穿刺、关节腔内注射、鞘内注射、导尿、清洁换药等;Ⅱ 类治疗室进行感染性治疗,如感染性伤口换药等。

普通病区可将 Ⅰ 类治疗室和 Ⅱ 类治疗室设置为同一室,清洁性治疗优先操作,与感染性治疗分时段进行;达不到分室的基层医疗机构也可参考分时段方式执行,治疗顺序为清洁→污染→感染。

一般感染性伤口换药后,物体表面和环境按照规定进行消毒处理。若遇到传染性疾病患者,则应根据疾病的性质及传播方式依照 GB 19193-2015《疫源地消毒总则》要求进行消毒处理。

(周谋清　刘　滨　王世浩)

---

403. 居家换药要戴帽子和口罩吗?

患者在家自行换药时,换药者是否需要戴帽子和口罩? 支持与反对的声音各有其根据。支持居家换药使用帽子和口罩的主要理由有: ①《医院隔离技术规范》要求:进行一般诊疗活动,可佩戴纱布口罩或医用外科口罩。在医院尚且如此,居家也应该照此标准执行。② 人体眼、鼻、口腔、上呼吸道均有大量细菌寄居,更有甚者存在鼻腔内耐甲氧西林金黄色葡萄球菌(MRSA)定植的情况,若在换药过程中说话或打喷嚏,对于伤口部位的污染是可想而知的。③ 人的头发上也会附着很多细菌,换药过程中头部摆动也可能造成细菌、空气微粒落在伤口上,因此需要佩戴帽子。④ 若为感染性伤口换药,使用口罩和帽子也是对换药者的一种防护。

认为居家换药不需使用帽子口罩者则认为:① 在医疗机构中,更换手术切口或伤口的敷料时,医务人员需要按照无菌操作的要求佩戴一次性医用口罩。但目前,没有直接的证据证明口罩能够减低手术伤口感染的风险程度。② 若是考虑头发会飘洒细菌,可以将长发扎起,避免大幅度摆动。③ 居家使用的口罩、帽子若非一次性包装,那么在开启后贮存过程中可能存在二次污染问题。④ 虽然我国关于手术有严格定义要戴口罩和帽子,但国外关于手术类别的研究显示,小手术最低的个人防护用品是无菌手套和一个塑料围裙,除了有植入物或其他诱发感染因素,通常不需要戴口罩。⑤ 相对于佩戴口罩来说,手卫生与无菌操作、换药用器械的无菌、伤口保持清洁对于避免伤口感染更有意义。

因此,居家换药是否需要使用口罩和帽子既无国家规范,也无统一技术标准,还需要结合实际情况多方面考虑,如环境清洁水平、伤口开放程度、大小等,权衡利弊再做选择。居家更换伤口敷料时,应向医务人员请教正确的无菌操作技术,包括使用何种消毒剂、伤口消毒的顺序与范围、伤口的观察、敷料的包扎方法,并应检查所使用的无菌敷料是否在有效期内以及包装是否完好。

(王世浩 刘 滨 卢 珊)

404. 开放性肺结核患者做X线检查,影像科如何做好防护与消毒?

医疗卫生机构是结核病等呼吸道传染病发生和传播的高危场所,如果医院感染控制措施落实不到位,开放性肺结核患者可能会将结核分枝杆菌传播给医务人员和其他患者。

结核感染控制措施主要由组织管理和3种控制措施组成。组织管理措施主要包括:建立健全结核感染预防控制管理组织,制定政策、计划和预算,评估感染风险,加强人力资源建设等内容。3种控制措施包括管理措施、环境和工程控制及个人防护。管理措施是感染预防控制的第一步,指在诊断治疗开放性肺结核患者过程中,通过采取一系列控制措施防止产生飞沫核,从而降低感染结核分枝杆菌的风险。环境和工程控制,主要指对建筑布局进行合理设计,对受到或可能受到结核分枝杆菌污染的环境进行处理,以达到降低空气中可吸入感染性微滴核的浓度。目前,应用较多的环境工程措施是通风和紫外线灯杀菌。个人防护是感染控制的第三层控制措施,包括佩戴医用防护口罩和其他个人防护用品(如护目镜、手套、隔离衣等)。

依据以上几点防控措施,影像科在面对开放性肺结核患者时,应做好以下几点:

(1)制订肺结核患者X线检查的感控流程,并进行相应的演练,确保工作人员了解并掌握应对措施。最好在医院层面采取管理措施,使影像科工作人员事先了解患者是否感染结核,以减少暴露的发生。且临床科室与影像科应事先沟通,预约检查时间,尽可能减少非结核患者在影像科的停留时间,以及减少结核患者与非结核患者的接触可能。

(2)做好检查区域的通风与消毒。足够的通风对于预防结核杆菌传播十分重要,高通风率能够更好地稀释空气中的病原体,从而降低空气传播的风险。因此肺结核患者的X线检查区域应通风良好,具体可采取以下4项措施。① 使用通风系统:目前WHO关于预防空气传播房间的建议是至少12个单位的ACH(每小时换气次数),这相当于24 m^3的房间内每人80 L/s。使用通风系统时应注意确诊和高度怀疑肺结核患者收治区域的定向气流,定向气流是在一个空间内产生"负压",也就是室内气压低于走廊。② 自然通风:在资源有限地区鼓励使用自然通风,可以通过加大窗户开放的尺寸和将窗户设置在对面墙上等措施优化自然通风,这样可以获得较快的空气流通。③ 机械通风:当单独使用自然通风不能提供足够的通风率时,可以安装排气扇(混合型通风),以帮助空气稀释。④ 紫外线照射消毒(UVGI):有些环境下不可能获得足够的通风(如冬季或者夜间),或者因为结核病传播对发病率和死亡率造成很大的风险(如MDR-TB病房)时,可以使用紫外线灯消毒作为补充。但紫外线消毒不能替代通风,只能视为通风的补充,并应当正确地安装及维护。使用紫外线消毒灯时,紫外线灯数量的配置应根据房间体积来计算,确保紫外线强度不低于1.5 W/m^3,如果不能实现有人状态下的紫外线消毒,则应在肺结核患者检查后使用紫外线灯照射消毒至少30分钟。

(3)工作人员做好个人防护。接触患者时应佩戴医用防护口罩,为患者佩戴医用外科口罩,并确保适当的咳嗽礼仪。

(王世浩　韩玲祥)

405. 发热门诊、肠道门诊各区如何划分?

发热门诊应设置在医疗机构相对独立的区域,与普通病区和门诊有一定距离,各室通风良好,分诊点应当标识醒目,严格服务流程和区域管理,防止因人员流程、物品流程交叉导致污染。

根据患者获得感染危险性的程度,可将医院建筑布局分为低危险区、中等危险区、高危险区、极高危险区。因此,可以将感染疾病门诊区域做以下划分:① 低危险区域:基本没有患者或患者只做短暂停留的区域。如医务人员更衣室、医务人员卫生间、医务人员通道、药房(或药柜)。② 中度危险区域:患者的体液、血液、排泄物、分泌物对环境表面存在潜在污染可能性的区域。如：候诊区、诊室、放射检查室、患者通道。③ 高度危险区域：有感染、定植患者居住的区域或处理患者污染物品、标本的区域。如隔离观察室、处置室、治疗室、检验室、患者卫生间。

同时，发热门诊的隔离观察室应带有缓冲间，缓冲间两侧的门不应同时开启，无逆流，不交叉。而肠道门诊的隔离观察室可以省略此缓冲间，但由于肠道疾病主要经粪—口传播，因此对肠道门诊的卫生间管理就显得尤为重要。

在很多基层医疗机构，由于老式建筑或者其他原因导致硬件设施（如严格的分区）无法满足需求，这时候就需要通过规范工作流程、强化消毒隔离措施来弥补硬件上的缺陷，防止院内感染的发生。如各室/区域配备必要的手卫生设施和防护用品；保持各室良好的通风，必要时进行空气消毒；接诊发热患者时应及时为患者配发并指导患者正确佩戴医用外科口罩；不同种类传染病患者应分室观察，如受条件限制，同种疾病患者可安置于一室，两病床之间应保持一定距离，WS/T 311–2009《医院隔离技术规范》规定，两病床之间距离不少于1.1 m，WS/T 511–2016《经空气传播疾病医院感染预防与控制规范》规定，两病床之间距离不少于1.2 m；疑似呼吸道传染病患者应置于单间观察；定时对室内物表、地面进行清洁消毒，遇污染时及时清洁消毒，患者离开后进行终末消毒。

（周谋清　王世浩　韩玲祥）

406. 治疗室能设置洗手池吗？需要注意什么？

我国《基层医疗机构医院感染管理基本要求》中要求治疗室、换药室、注射室内应设流动水洗手池；《医疗机构内通用医疗服务场所的命名》中要求，治疗室与治疗准备室需要设置手卫生设施。

但水槽充当病原微生物储存器的潜在可能性是一直被公认的，因此治疗室是否需要设置洗手池可从三个方面来考虑：① 依据治疗室的用途。如果单纯是配制药液，存放无菌物品、清洁物品和药品，可不需要设置洗手池，配置手消毒剂即能够满足手卫生需求；如果是为患者实施有创操作、换药等，需要设置洗手池。② 结合当地的气候环境权衡利弊。有水源的地方霉斑出现的概率非常高，对于空气湿度大的地区宜谨慎考虑。③ 不设置洗手池时，距治疗室最近的地点是否有可供洗手的设施。

治疗室设置洗手池时，应注意放置位置要尽可能远离无菌、清洁物品存放处；远离操作台，如果与操作台连为一体，则应与操作台之间安装实际隔断，避免水喷溅到操作台；选择朝阳、通风的位置，避免造成周边环境的潮湿，滋生细菌；条件允许时应采用非手触式水龙头，避免洗手后手部二次污染。

（周谋清　刘　滨　卢　珊）

407. 治疗室和治疗准备室可以摆放医疗废物桶吗？

治疗室和治疗准备室是医务人员为患者实施诊疗前准备工作及诊疗操作的场所。在准备及操作过程中，肯定会使用到一次性使用医疗用品或一次性医疗器械。使用后的一次性医疗用品及医疗器械均视为感染性废物，需要及时处理，因此应放置医疗废物桶。

这在我国《医疗机构内通用医疗服务场所的命名》中也有明确要求：① 治疗准备室是医务人员为患者实施治疗前的准备工作，配制药液，存放无菌物品、清洁物品和药品的房间。需要配备医疗废物桶、非医疗废物桶。② 治疗室是为患者实施治疗操作，如关节腔内注射、鞘内注射、骨髓穿刺、腰椎穿刺、胸腔穿刺、换药等存放无菌物品、清洁物品（如消毒后药杯及管路）等。需要配备医疗废物桶、非医疗废物桶。

（周谋清　刘 滨　卢 珊）

---

408. 关于床间距，你知道多少？

参考国家相关法规要求，关于床间距有以下规定：

（1）急诊科观察用房内平行排列的观察床净距不应小于1.2 m，有吊帘分隔时不应小于1.4 m，床沿与墙面的净距不应小于1.0 m。抢救床每床净使用面积不少于12 m²。

（2）住院部病房设置应符合：① 病床的排列应平行于采光窗墙面。单排不宜超过3床，双排不宜超过6床。② 平行的两床净距不应小于0.8 m，靠墙病床床沿与墙面的净距不应小于0.6 m。③ 单排病床通道净宽不应小于1.1 m，双排病床（床端）通道净宽不应小于1.4 m。

（3）感染性疾病病区应符合不同种类的感染性疾病患者应分室安置；每间病室不应超过4人，床间距应不少于1.1 m。

（4）重症医学科每床使用面积不少于15 m²，床间距大于1.0 m；每个病房最少配备一个单间病房，使用面积不少于18 m²，用于收治隔离患者。

（5）其他监护室病床的床间净距不应小于1.2 m。单床间不应小于12.0 m²。

（6）血透室每个血液透析单元由一台血液透析机和一张透析床（椅）组成，使用面积不少于3.2 m²；血液透析床（椅）间距能满足医疗救治及医院感染控制的需要，不少于0.8 m。

（7）功能检查科（肺功能、脑电图、肌电图、脑血流图、心电图、超声等）检查床之间的净距不应小于1.5 m，宜有隔断设施。

（8）新生儿病室无陪护病室每床净使用面积不少于3 m²，床间距不小于1 m。有陪护病室应当一患一房，净使用面积不低于12 m²。

（周谋清　刘　滨）

409. 诊疗场所进行内部改建或装修时，需要将施工区域进行隔断防护吗？

随着医疗工作的发展，许多医疗机构的诊疗环境普遍存在诊区布局不合理的问题，诊疗场所的新建与改建成了医疗机构的一项重要内容之一，在医院改扩建过程中，关注比较多的往往是火灾的预防和逃生问题，以及建筑设计布局是否符合医院感染卫生学要求，却极少关注工程施工过程中的医院感染风险问题。

在新建、改建及修缮过程中，附近室内空气中的曲霉菌含量会显著升高，从而增加高危患者感染曲霉菌的危险性。施工可使含有曲霉菌的粉尘飞扬，产生大量的真菌孢子并长时间飘浮在空气中，随着空气流动促使孢子与产孢组织分离而播散，引起真菌孢子污染区的扩大，影响整个诊疗场所的空气质量，主要通过直接吸入引起呼吸道感染，或者定植在体内，当抵抗力降低时引起感染，也可以通过破损皮肤进入机体引起感染，甚至可能引起院内感染暴发。绝大多数曲霉病是由烟曲霉引起的，其他与医院感染有关的条件致病性真菌有毛霉目（如根霉属）、镰刀菌属和青霉属。

因此在诊疗场所进行内部改建或装修时，应对施工区域采取隔断防护，如采用塑料、装饰板等建筑材料作为围挡，以完全封闭施工区域，防止施工区域内的尘埃、微生物等污染非施工区域内环境表面。在新建、改建及修缮工程中制订严密的计划，由多个部门和医院感染控制等人员组成多学科工作小组，对施工相关区域环境污染风险进行评估，确定抑制灰尘和水汽需要采取的措施，协调建设过程，并监督措施落实的全过程，使项目进行期间和完成后的空气感染风险降到最低。

（周谋清 刘 滨 卢 珊）

◇参◇考◇文◇献◇

［1］ 熊春莲，刘和录，陈伟光.检验科医院感染因素及预防措施［J］.中华医院感染学杂志，2010，20（15）：2280-2281.

［2］ 张波，府伟灵，张雪，等.检验科医院感染管理现状及预防策略探讨［J］.中华医院感染学杂志，2006，16（11）：1266-1267.

［3］ 世界卫生组织.实验室生物安全手册［M］.陆兵，译.北京：人民卫生出版社，2004.

［4］ 刘莉，易蜀蓉，付敏，等.连续采血手套表面污染后消毒效果及成本分析［J］.检验医学与临床，2014（1）：64-65.

［5］ 中华人民共和国卫生部，中华人民共和国国家环境保护总局.医疗废物分类目录［EB/OL］.（2003-10-10）［2017-04-10］http：//www.nhfpc.gov.cn/mohbgt/pw10304/200804/18361.shtml.

［6］ 中华人民共和国卫生部.WS/T 249-2005临床实验室废物处理原则［EB/OL］.（2005-05-08）［2017-04-10］http：//www.nhfpc.gov.cn/zwgkzt/s9492/201212/33615.shtml.

［7］ 中华人民共和国卫生和计划生育委员会.临床实验室生物安全指南［EB/OL］.（2014-07-03）［2017-04-06］http：//www.nhfpc.gov.cn/ewebeditor/uploadfile/2014/07/20140731165354106.PDF.

［8］ 胡必杰，邓云峰，周昭彦.实验室生物安全最佳实践［M］.上海：上海科学技术出版社，2012.

［9］ 中华人民共和国卫生部.WS/T 367-2012医疗机构消毒技术规范［S］//国家卫生和计划生育委员会医院管理研究所医院感染质量管理与控制中心.医院感染管理文件汇编（1986—2015）.北京：人民卫生出版社，2015：262-293.

［10］ 中华人民共和国国家卫生中华人民共和国国家卫生和计划生育委员会.预防接种工作规范［EB/OL］.（2005-09-30）［2017-04-10］http：//www.nhfpc.gov.cn/jkj/s3581/201402/e57a708a6b724a5e8297bab40b1083f3.shtml.

［11］ 中华人民共和国国务院.国务院关于修改《疫苗流通和预防接种管理条例》的决定［EB/OL］.（2016-04-25）［2017-04-10］http：//www.gov.cn/zhengce/content/2016-04/25/content_5067597.htm.

［12］ 中华人民共和国国家和计划生育委员会.WS/T 508-2016 医院医用织物洗涤消毒技术规范［EB/OL］.（2016-12-27）［2017-04-10］http://www.nhfpc.gov.cn/ewebeditor/uploadfile/2017/01/20170119150059821.pdf.

［13］ Klakus J, Vaughan N L, Boswell T C. Meticillin-resistant Staphylococcus aureus contamination of hospital curtains［J］. Journal of Hospital Infection, 2008, 68(2): 189-190.

［14］ Das I, Lambert P, Hill D, et al. Carbapenem-resistant Acinetobacter and role of curtains in an outbreak in intensive care units［J］. Journal of hospital infection, 2002, 50(2): 110-114.

［15］ 周春妹,胡必杰,崔扬文,等.上海市部分医院病床隔帘病原菌污染的调查［J］.中华医院感染学杂志,2015,25（11）: 2629-2631.

［16］ 梁建生,邓敏.美国医用织物洗涤消毒考察与启示［J］.中国感染控制杂志,2015,14（5）: 353-354.

［17］ 谢丽君,索继江,祈丽晔,等.综合医院暴发疥疮感染的流行病调查与分析［J］.中华医院感染学杂志,2011,21（21）: 4518-4519.

［18］ 王智群,张丽荣,闫欣.1例挪威疥患者引发医院感染的调查分析［J］.吉林大学学报（医学版）,2010,36（4）: 716.

［19］ 中华人民共和国卫生部.WS/T 311-2009医院隔离技术规范［S］//国家卫生和计划生育委员会医院管理研究所医院感染质量管理与控制中心.医院感染管理文件汇编(1986—2015).北京: 人民卫生出版社,2015: 214-237.

［20］ 王卫平.儿科学［M］.8版.北京: 人民卫生出版社,2013.

［21］ World Health Organization. Care in normal birth maternal and newborn health — safe Motherhood. Division of Reproductive Health［J］. Geneva: WHO/FRH/MSM/96.24.

［22］ 刘菲,赵红,郭放,等.新生儿脐部护理方法的研究进展［J］.中华现代护理杂志,2014,20（8）: 986-987.

［23］ 中华人民共和国卫生部.基层医疗机构医院感染管理基本要求［S］//国家卫生和计划生育委员会医院管理研究所医院感染质量管理与控制中心.医院感染管理文件汇编(1986—2015).北京: 人民卫生出版社,2015: 447-457.

［24］ 苏莉,周湘红,安邦权,等.阴道分泌物常规检验室内质量控制结果分析［J］.国际生殖健康/计划生育杂志,2014,33（5）: 361-363.

［25］ 安邦权,凌晓午,周湘红,等.贵阳市主要临床实验室常规用生理盐水质量调查［J］.中华医院感染学杂志,2011,21（15）: 3191-3194.

［26］ 周永霞,米继民,林淑芬,等.使用中的无菌溶液污染情况调查［J］.山西护理杂志1996,10（5）: 192-193.

［27］ 唐萍芬,汪军.在手术室医护人员为什么要戴口罩［J］.国外医学护理学分册,2001,20（2）: 86-87.

［28］ Humphreys H, Coia J E, Stacey A, et al. Guidelines on the facilities required for minor surgical procedures and minimal access interventions［J］. Journal of Hospital Infection, 2012, 80(2): 103-109.

［29］ 何广学,宋渝丹,杨曦,等.我国医疗卫生机构和结核病防治工作者结核感染控制的现状及建议［J］.中国防痨杂志,2014,36（8）: 643-645.

［30］ 王黎霞,成诗明,何广学,等.中国结核感染控制标准操作程序［M］.北京: 人民卫生出版社,2012.

［31］ 中华人民共和国住房和城乡建设部.GB 51039-2014综合医院建筑设计规范［EB/OL］.（2014-12-02）［2017-04-10］http://www.mohurd.gov.cn/wjfb/201508/t20150830_224354.html.

［32］ 中华人民共和国卫生部.新生儿病室建设与管理指南（试行）［EB/OL］.（2009-12-25）［2017-04-10］http://www.nhfpc.gov.cn/mohbgt/s10695/201001/45486.shtml.

［33］ 中华人民共和国卫生部.急诊科建设与管理指南（试行）［EB/OL］.（2009-05-25）［2017-04-10］http://www.nhfpc.gov.cn/mohbgt/s9509/200906/41146.shtml.

［34］ 中华人民共和国卫生部.重症医学科建设与管理指南（试行）［EB/OL］.（2009-02-13）［2017-04-10］http://www.nhfpc.gov.cn/mohbgt/s9509/200902/39165.shtml.

［35］ 中华人民共和国国家卫生和计划生育委员会.血液透析中心基本标准（试行）［EB/OL］.（2016-12-02）［2017-04-10］http://www.nhfpc.gov.cn/yzygj/s3594q/201612/69a95ec0335c4a45883713094c8ef10d.shtml.

［36］ 中华人民共和国国家卫生和计划生育委员会.WS/T 510-2016病区医院感染管理规范［EB/OL］.（2017-01-05）［2017-04-10］http://www.nhfpc.gov.cn/fzs/s7852d/201701/b11cdd47e5624d698f0d1f3e25e0c9b8.shtml.

［37］ William A. Rutala, David J. Weber, the Healthcare Infection Control Practices Advisory Committee（HICPAC）. Guideline for Disinfection and Sterilization in Healthcare Facilities［EB/OL］.（2008）［2017-04-10］https://www.cdc.gov/hicpac/pdf/guidelines/Disinfection_Nov_2008.pdf.

［38］ 中华人民共和国国家卫生和计划生育委员会.WS/T 512-2016医疗机构环境表面清洁与消毒管理规范［EB/OL］.（2017-01-05）［2017-04-10］http://www.nhfpc.gov.cn/fzs/s7852d/201701/b11cdd47e5624d698f0d1f3e25e0c9b8.shtml.

［39］ 中华人民共和国国家标准. GB 26369-2010季铵盐类消毒剂卫生标准［EB/OL］.（2011-06-01）［2017-04-10］http://sy.spsp.gov.cn/contents/1965/189210.html.

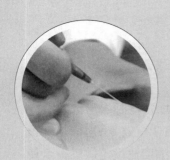

第6章
微生物与抗菌药物

第1节 基本知识

410. 什么是细菌的耐药性？

　　细菌耐药性是细菌抵抗抗生素杀菌、抑菌作用的一种防御能力，是细菌的一种生物学表型。这种生物学表型可以通过药敏试验观察和检测。耐药性可以通过细菌自身基因突变而获得，并且获得的耐药特征可以稳定地遗传给子代。此外细菌可以接受或转移耐药基因，从而导致耐药基因的扩散，耐药基因可以编码多重耐药机制来抵抗抗生素。这些观念也适用于真菌、病毒和寄生虫等微生物。

（肖亚雄　宁永忠）

411. 如何解读S（敏感）、I（中介）、R（耐药）、SDD（剂量依赖性敏感）？

　　（1）敏感（susceptible，S）：是指当使用常规推荐剂量的抗菌药物进行治疗时，该抗菌药物在患者感染部位通常所能达到的浓度可抑制分离菌株的生长。

　　（2）中介（intermediate，I）：有下列几种不同的含义：① 抗菌药物的MIC接近血液和组织中通常可达到的浓度，分离株的临床应答率可能低于敏感菌株。② 根据药代动力学资料，若某药在某些感染部位有生理性浓集，则中介意味着该药常规剂量治疗该部位感染可能有效。若某药高剂量用药安全（如β-内酰胺类），中介则意味着高于常规剂量治疗可能有效。③ 中介也意味着一个缓冲区，防止一些无法控制的技术因素导致结果解释有偏差。

　　（3）耐药（resistant，R）：指使用常规推荐剂量抗菌药物治疗时，患者感染部位所能达到的药物浓度不能抑制菌株的生长。或可能存在特殊的微生物耐药机制（如β-内酰胺酶），抗菌药物对菌株的疗效尚未得到可靠临床治疗研究的证实。

（4）剂量依赖性敏感（susceptible-dose dependent, SDD）：SDD分类提示菌株敏感性依赖于患者使用药物的剂量。当药敏结果是SDD时，为了达到临床疗效，采用的是修正用药方案（例如高剂量、增加给药频率或两者兼有），达到的药物浓度比设定敏感折点使用的用药方案所达到的药物浓度高。

（许小敏　王铮铮　宁永忠）

412. 什么叫天然耐药？了解天然耐药有什么意义？

细菌耐药可分为天然耐药（也称固有耐药）和获得性耐药。天然耐药是由染色体决定的，菌种整体上（几乎全部分离株）都表现为耐药特性。不同细菌细胞结构与化学组成不同，使其本身对某些抗生素天然不敏感，比如肠杆菌科细菌大肠埃希菌、肺炎克雷伯菌、阴沟肠杆菌等对于万古霉素就天然耐药。天然耐药以外其他的耐药，往往属于获得性耐药。细菌获得性耐药的原因可以是敏感细菌在某些环境下自身发生了基因突变产生的耐药性，或者从外源获得耐药基因所产生。比如，对苯唑西林敏感的金黄色葡萄球菌获得*mecA*基因，则会对β-内酰胺类抗生素产生耐药性。细菌的天然耐药通常是固定的，可以长期稳定遗传。实验室不必测试天然耐药。如果测试，而且在体外试验条件下没有检测出耐药，导致假敏感，向临床报告则将严重误导临床。比如铜绿假单胞菌对于复方磺胺、头孢噻肟天然耐药，但是有部分实验室采用仪器法可能得出敏感的结果。因此了解细菌天然耐药知识，可以有效规避这些错误（天然耐药信息可以在医学专业书籍、文件内查询，比如CLSIM100文件，在附录部分会提供临床常见细菌的天然耐药表）。

天然耐药是感染性疾病临床医师、临床药师的必备知识。临床微生物学从业人员应该积极宣传，避免错误。

（肖亚雄　宁永忠）

413. 什么是正常菌群与机会致病菌？

人类与自然环境接触密切，因此正常人体的体表及与外界相通的腔道（口腔、鼻咽腔、肠道、泌尿生殖道）中，都存在着不同种类和数量的微生物，当人体免疫功能正常时，这些微生物对宿主无害甚至有益，是人体正常微生物群，通称为正常菌群。

人体各部位的正常菌群，离开原来的寄居场所，进入身体的其他部位，或当机体有损伤和抵抗力降低时,原来为环境或人体正常菌群的细菌也可引起疾病,这些细菌称为条件致病菌或机会致病菌。栖居于人体皮肤和黏膜的兼性厌氧菌(如肠杆菌科细菌、肠球菌、葡萄球菌等)、厌氧菌(如类杆菌、梭菌等)以及广泛存在于外环境中的假单胞菌属、不动杆菌属等细菌属于条件致病菌。

从微生态学角度出发,正常菌群属于一群处于人体微生态平衡、稳定状态的菌群,有口咽部菌群、小肠腔内菌群、结肠菌群、阴道菌群等,一旦这些菌群的微生态平衡被打破导致菌群发生异常变化(即菌群失调)时,就会导致很多疾病的发生与发展。

(许小敏　王铮铮　宁永忠)

---

414. 临床常见炎症诊断指标有哪些？主要分子标志物的临床意义是什么？

临床常见炎症诊断指标有体温、白细胞计数和分类、PCT、CRP、IL-6、纤维蛋白原等。降钙素原(procalcitonin, PCT)已作为临床诊断细菌感染的有力证据,并且具有较高的敏感性和特异性。急性时相蛋白如C反应蛋白(C-reactive protein, CRP)和细胞因子白细胞介素-6(interleukin-6, IL-6)等在诊断感染性疾病中发挥着重要作用。

其中CRP和PCT是细菌感染性疾病分子标志物中使用频率较高的两个指标。首先,CRP在许多急性感染中可作为最有效使用抗菌药物治疗的依据;在高危患者缺少微生物学诊断时,CRP高低可作为进行抗菌药物治疗的依据;在CRP下降至正常时,一般可中断抗菌药物治疗。其次,PCT与感染的程度和严重程度相关,且比CRP具有更有利的动力学曲线,在刺激后4~12小时水平增加,当感染被控制后PCT水平则每天减半;PCT比任何其他可用的脓毒症标志物更有潜能区分感染性和非感染性全身性炎症反应;最新国际脓毒症指南建议,PCT检测结果可用于指导治疗呼吸道感染患者时抗菌药物的使用和终止。但PCT升高,并不一定是细菌感染造成的,心力衰竭、尿毒症和甲状旁腺肿瘤等都可引起PCT升高。

(许小敏　王铮铮　宁永忠)

---

415. 临床上常见的丝状真菌包括哪些？直接镜检的临床意义是什么？

丝状真菌即霉菌,它们往往能形成分枝繁茂的菌丝体。菌种的鉴定主要依靠菌落的形态特征及镜下结构,现今的分子生物学技术也有助于正确鉴定,并分类至亚种、变种。临床常见的丝状真菌有以下几种：① 皮肤癣菌：体股癣、手足癣、甲癣、头癣。② 孢子丝菌：孢子丝菌病。③ 暗色真菌：着色芽生真菌、暗色丝孢霉病。④ 接合菌：接合菌病、毛霉病。⑤ 曲霉、青霉、镰刀菌：系统性感染(也叫深部真菌感染)。

丝状真菌直接镜检是最简单也是最实用的实验室诊断方法,通过直接镜检一般可以区分念珠菌、隐球菌、毛霉(接合菌)等的感染。如在无菌体液的直接镜检中发现真菌成分,常可确立深部真菌病的诊断。

(许小敏　王铮铮　宁永忠)

416. 细菌性腹泻常见的病原菌包括哪些? 引起抗菌药物相关性腹泻的病原菌有哪些?

细菌性腹泻常见病原菌包括沙门菌属某些种、志贺菌属、弯曲菌属、弧菌属、气单胞菌属、耶尔森菌属、致病性大肠埃希菌和艰难梭菌等。

抗菌药物相关性腹泻(antibiotics associated diarrhea, AAD)是临床抗菌药物治疗常见的副作用,可表现为轻度腹泻到严重结肠炎甚至死亡的肠道炎症,如假膜性结肠炎(pseudomembranous colitis, PMC)。引起AAD的病原菌,目前明确的是艰难梭菌,比较明确的是产酸克雷伯菌。历史上也提到金黄色葡萄球菌、产气荚膜梭菌和念珠菌等,但证据不充分。

(许小敏　王铮铮　宁永忠)

417. 艰难梭菌是院内感染性腹泻的首要病因,什么是艰难梭菌?

艰难梭菌又称难辨梭状芽孢杆菌,属厌氧性细菌,一般寄生在人的肠道内。如果过度使用抗菌药物,艰难梭菌的菌群生长速度加快,影响肠道中其他细菌,引发炎症。艰难梭菌是主要的院内腹泻病原体,通过被污染的手、医疗设备和环境表面等造成传播。其芽孢可在环境中存活数年,通常可在环境中检测出。艰难梭菌分为产毒株和非产毒株,非产毒株不引起假膜性结肠炎。

艰难梭菌感染的治疗原则首先是停用相关可疑抗菌药物,并予以补液和补充电解质等支持治疗。大多数菌株在体外对许多抗菌药物敏感,包括青霉素、四环素和喹诺酮类。该菌引起的肠道感染通常仍应用甲硝唑、口服万古霉素来治疗。也可用单克隆抗体直接对抗艰难梭菌毒素A和艰难梭菌毒素B进行免疫调节治疗。合适的益生菌也可以通过调节肠道菌群来预防抗菌药物相关性腹泻和治疗艰难梭菌感染。对特别严重的患者也可运用外科手术切除治疗。近年来,有报道显示在使用万古霉素抗菌治疗基础上,进行粪便移植,即用生理盐水稀释正常人的粪便后灌肠,恢复正常肠道菌群来治疗复发性艰难梭菌腹泻。

(许小敏　王铮铮　宁永忠)

418. 为什么抗酸染色阳性不一定是结核分枝杆菌？分枝杆菌属中有哪些常引起人类疾病？

结核分枝杆菌仅是分枝杆菌属的一个种，所有分枝杆菌属细菌抗酸染色均为阳性，包括结核分枝杆菌复合群的人型、牛型、非洲和田鼠分枝杆菌以及麻风分枝杆菌和非结核分枝杆菌。临床分离到的非结核分枝杆菌包括偶发分枝杆菌、戈登分枝杆菌、堪萨斯分枝杆菌等。

其中人结核分枝杆菌、牛型分枝杆菌、非洲分枝杆菌对人类致病，人结核分枝杆菌感染的发病率最高。非结核分枝杆菌中常引起人类疾病的有鸟分枝杆菌复合群、嗜血分枝杆菌、堪萨斯分枝杆菌等缓慢生长分枝杆菌以及偶发分枝杆菌、脓肿分枝杆菌、龟分枝杆菌等快速生长菌种。

近年来，非结核分枝杆菌的检出率有所增加。非结核分枝杆菌中与医院感染关系密切的是偶发分枝杆菌、脓肿分枝杆菌和龟分枝杆菌。这些分枝杆菌主要引起皮肤软组织感染，尤其是手术或创伤后容易导致皮肤软组织感染。堪萨斯分枝杆菌可引起人类轻度肺结核样病变，海分枝杆菌可引起四肢皮肤脓肿和游泳池肉芽肿。

（许小敏　王铮铮　宁永忠）

◇ 参 ◇ 考 ◇ 文 ◇ 献 ◇

［1］ 张秀珍，朱德妹.临床微生物学检验问与答［M］.2版.北京：人民卫生出版社，2014.
［2］ 王辉，任健康，王明贵.临床微生物学检验［M］.北京：人民卫生出版社，2015.
［3］ 王辉，宁永忠，陈宏斌，等.常见细菌药物敏感性试验报告规范中国专家共识［J］.中华检验医学杂志，2016，39（1）：18-22.
［4］ 王端礼.医学真菌学－实验室检验指南［M］.北京：人民卫生出版社，2005.
［5］ 中华人民共和国国家卫生和计划生育委员会.WS/T 498-2017细菌性腹泻临床实验室诊断操作指南［EB/OL］.（2017-01-15）［2017-04-07］http://www.nhfpc.gov.cn/zhuz/s9492/201702/95817d3853d446e4904e75a500775b43.shtml.
［6］ 周庭银，倪语星，陈敏，等.胃肠道感染实验诊断与临床诊治［M］.上海：上海科学技术出版社，2016.
［7］ 曲芬，汤一苇.艰难梭菌感染的流行状况及诊治进展［J］.传染病信息，2010，23（1）：8-10.
［8］ Surawicz C M, Brandt L J, Binion D G, et al. Guidelines for diagnosis, treatment, and prevention of Clostridium difficile infection［J］. Am J Gastroenterol, 2013, 108: 478-498.
［9］ 全国结核病流行病学抽样调查技术组，全国结核病流行病学抽样调查办公室.2010年全国肺结核患病率现况调查［J］.中华结核和呼吸杂志，2012，35（9）：665-668.

第2节　标本采集与报告单解读

419. 采集微生物学标本时有哪些注意事项？

微生物学标本的正确采集直接关系到培养结果的准确性。采集标本前，临床医生首先应考虑是否有适应证和禁忌证。正确采集微生物学标本,需要明确以下几方面内容:① 选择适当的时机,最好在病原体浓度最高的时间点。② 留取感染的正确部位。部位不正确,结果无法解释。③ 留取标本时,注意不能造成体内感染播散或人际传播。④ 避免标本被污染,且应防止标本污染环境。⑤ 采集标本量要足够,以提高检出率。⑥ 选择无菌、无消毒剂、无污染、密封好的容器进行运送。⑦ 准确标识患者信息、标本类型和检查目的。⑧ 不同标本有不同的运送要求,温度、湿度和送检时限都应符合相关要求。⑨ 采集和运送过程要遵循生物安全规范。

在保证适应证、可行性和必要性的前提下,考虑进行微生物学检查不是盲目的。检查有针对性,临床诊断才有利无弊。

(许小敏　王铮铮　宁永忠)

420. 微生物培养的常见标本在运送过程中需注意哪些?

血培养标本采集后应立即送检,如不能立即送检,可室温保存,切勿冷藏;培养脑膜炎奈瑟菌、流感嗜血杆菌等苛养菌,脑脊液应在35℃下保温送检,不可置冰箱保存,但做病毒检查的脑脊液标本应放置在冰块上,可在4℃保存72小时;脓性分泌物进行厌氧菌培养时,运送中尽量避免接触空气;尿液标本在室温下保存不得超过2小时,淋病奈瑟菌培养时标本不能冷藏保存;生殖道标本淋病奈瑟菌培养需保温及时送检,支原体等培养无法及时送检时应4℃保存。

国内大多数医疗机构实验室标本是由护工运送,这些人员的医疗安全意识较欠缺,对特殊的微生物标本运送要求更是缺乏相关专业知识,这就要求临床护理人员与护工做好交接工作,保证标本能符合生物安全规范地被送至实验室;同时微生物室工作人员可定期对临床和运送人员进行相关知识培训,提高其对微生物学的认知,从而使分析前标本质量得到保证。

(许小敏　王铮铮　宁永忠)

421. 血培养的送检指征是什么?

血培养对感染性疾病的诊断、治疗和预后有重要的临床意义,能为临床进行血流感染和其他部位感染的诊断提供有力依据。血培养的送检指征有:

(1)菌血症:患者出现发热(≥38℃)或低温(≤36℃),或寒战;白细胞计数增多(计数>10.0×10^9/L),中性粒细胞增多;或白细胞计数减少(计数<3.0×10^9/L);有皮肤黏膜出血、昏迷、多器官衰竭、休克等全身感染症状体征,只要具备其中之一,又不能排除

细菌、真菌血流感染的,就应进行血培养。

尤其伴有以下情况之一时,应立刻进行血培养:① 医院获得性肺炎。② 留置中心静脉导管、PICC等血管导管大于48小时。③ 有免疫缺陷伴全身感染症状。

(2)感染性心内膜炎:凡原因不明的发热,持续在1周以上,伴有心脏杂音或心脏超声发现赘生物,或原有心脏基础疾病、人工心脏瓣膜植入患者,均应多次进行血培养检测。

(3)导管相关血流感染:患者带有血管内导管超过1天或者拔除导管未超过48小时,出现发热(>38℃)、寒战或低血压等全身感染表现,不能排除由血管内导管引起感染可能的,应多次进行血培养。

对新生儿可疑菌血症,还应同时做尿液和脑脊液培养。老年菌血症患者可能不发热或无低体温表现。

(韩玲样　高晓东)

----

422. 血液标本采集过程中有哪些注意事项?

血流感染是一种严重的全身感染性疾病,早期快速诊断并及时治疗对患者预后至关重要。血培养是目前诊断血流感染最直接和最可靠的方法,血培养标本质量的好坏直接影响诊断的准确性,故在血液标本采集过程中应掌握如下要点。

(1)采血时机:尽可能在患者寒战开始时,发热高峰前30~60分钟内采血;在使用抗菌药物治疗前采集血液标本,如患者已经使用抗菌药物治疗,应在下一次用药之前采集血标本。临床往往存在经验性用药后病情未得到缓解时才会考虑血培养,但是由于已经应用了广谱抗菌药物,细菌大多被杀灭或抑制,血培养结果往往为"无细菌生长",因此,掌握正确的采血时机至关重要。

(2)采血部位:通常为肘静脉。切忌在静滴抗菌药物的静脉处采血;不应从留置静脉或动脉导管内取血,除非怀疑有导管相关的血流感染,因为导管常伴有定植菌存在。

(3)采血工具:建议采用商业化的真空血培养瓶。如果血培养瓶的储存温度为2~8℃,应先将血培养瓶在室温放置30分钟左右,平衡至室温再采血。同一部位采集两瓶血培养时不建议更换针头。

(4)采血次数、血培养瓶的选择:对于成人患者,应同时分别在两个部位采集血标本;每个部位需氧和厌氧培养各一瓶。对于儿童患者,应同时分别在两个部位采集血标本,分别注入儿童瓶,一般不需要厌氧瓶,除非怀疑患儿存在厌氧菌血流感染。

(5)采血量:成人每次每培养瓶应采血5~10 ml(合计20~40 ml);婴幼儿根据患儿的体重确定采血总量,每培养瓶(儿童瓶)采血2~4 ml。采血量是影响血培养检出阳性率的重要因素,采血量过少会明显降低血培养阳性率。国内大多数医疗机构不能完全做到双侧部位采血、留取双套血液标本,这不利于血培养阳性率的提高。

（6）皮肤、血培养瓶消毒：为减少皮肤、培养瓶口等对血培养造成的污染，在穿刺前，应对皮肤和培养瓶口进行消毒并充分干燥，以减少假阳性的发生概率。

（7）避免采血管内空气注入厌氧血培养瓶。

（8）避免在静脉留置导管连接处（如肝素帽处）采集血标本。避免标本污染。

（韩玲样　高晓东）

423. 为初步诊断为感染性心内膜炎患者采集血液标本时，应注意哪些？

初步诊断或者怀疑患者为感染性心内膜炎患者时，应立即并多次采集血液标本，进一步明确诊断。采集标本时，除遵循一般血培养标本采集的注意事项外，还应关注以下两点：① 建议在经验用药前30分钟内在不同部位采集2～3套外周静脉血培养标本。如果24小时内3套血培养标本均为阴性，建议再采集3套血培养标本送检。② 怀疑左心心内膜炎时，采集动脉血，以提高血培养阳性率。

（韩玲样　高晓东）

424. 怀疑导管相关血流感染时，血液标本采集中有哪些注意事项？

随着医学的进步，血管内导管越来越多被应用于救治危重患者、实施特殊用药及治疗中，日趋成为不可或缺的诊疗手段。但血管内置管存在感染的风险，为提高患者的治愈率，尽早明确诊断并精准治疗，一旦怀疑患者发生导管相关血流感染，应及时采集血液标本进行微生物学检测。血液标本采集分为保留导管和不保留导管两种情况。

（1）保留导管：分别从外周静脉和导管内各采取1套血培养标本，在培养瓶上标注采集部位，送往微生物实验室。2套血培养检出同种细菌，且来自导管的血培养标本报阳时间比来自外周的血培养标本报阳时间早2小时以上，可诊断导管相关血流感染。

（2）不保留导管：在外周静脉采集2套血培养标本。同时，通过无菌操作剪取已拔出的导管尖端5 cm，在血平板上交叉滚动4次进行送检。或采用超声震荡法留取菌液接种。从导管尖端和外周血培养培养出同种同源细菌，且导管尖端血平皿的菌落计数超过15CFU有意义。

（韩玲样　高晓东）

425. 应该采取哪些措施来降低血培养的污染率？

采血过程中血液容易受到皮肤表面菌群的污染，如果消毒不彻底或者长期留置血管导管,都会造成血培养假阳性结果或临床假性血流感染。为了降低血培养的污染率,应做到以下几点:① 严格按照皮肤消毒步骤操作(如乙醇—碘酊—乙醇),达到足够的消毒时间,待干后进行穿刺。② 严格无菌操作,不应在消毒后用手按压静脉,除非戴有无菌手套。③ 不要更换针头,采用真空采血装置能降低污染率。

血培养污染造成的假阳性结果会误导临床,导致不必要的抗菌药物治疗,延长患者住院时间,增加医疗费用,并有可能导致耐药菌的产生。目前还没有判断血培养污染的金标准,主要根据临床表现和经验治疗效果、细菌种类、阳性检出时间、不同瓶之间的阴阳性比较及重复培养结果等进行综合判断分析。

(王铮铮　许小敏　宁永忠)

---

426. 痰液标本的微生物学检查送检指征包括哪些? 采集方法有哪几种?

痰培养仅用于下呼吸道感染,主要是肺部感染的诊断,但它不是诊断肺部感染的最佳标本。血液培养、肺泡灌洗液或经气管吸取物的培养结果更加准确。痰液标本采集前,要判断患者是否有能力配合完成深部咳痰。要向患者充分说明口腔清洁、深咳、避免口咽部菌群污染的意义,指导患者正确留取痰标本。

临床采集痰液标本的指征有:咳嗽、脓性痰,伴有发热,影像学检查出现新的或扩大的浸润影;气道开放患者,出现脓痰或血性痰。考虑下呼吸道感染患者采集痰液标本的同时宜送血培养标本。需要注意的是,痰液标本不能进行厌氧菌的培养。

(许小敏　王铮铮　宁永忠)

---

427. 采集和运输痰液标本过程中应注意哪些?

由于肺炎链球菌、流感嗜血杆菌、卡他莫拉菌等苛养菌是最常见的肺部感染病原体,标本盒内细菌在室温环境下很容易自溶死亡,如在采集标本后2小时内不能接种将明显影响检出率。因此痰标本的采集时机、运输环节都十分关键。

(1)争取首剂抗菌药物治疗使用前及更换抗菌药物前采集痰标本。

(2)标本采集后需尽快送到实验室,不能超过2小时。不及时运送可导致肺炎链球菌、流感嗜血杆菌等苛养菌由于不适应外界环境和自溶现象而死亡;不能及时送达或待处理标本应置于4℃冰箱保存(疑为肺炎链球菌和流感嗜血杆菌等苛养菌不在此列),以免杂菌生长。但不能超过24小时。

(3)只要有可能得到合格的痰标本,应马上采集、送检。

(4)宜在医护人员直视下留取合格痰液标本。采集前准备无菌杯(螺口、有盖、密封）、清水。并对患者进行口头及书面采样指导，以保证患者充分理解口腔清洁、深咳、避免口咽部菌群污染的意义和方法。留取标本前先用清水漱口2～3次，有假牙者应先取下假牙；再用力咳嗽，将深部痰液咳入无菌杯内。

（5）送检痰液标本后3天内不主张再次送检。

（6）申请单除包括患者基本信息外，还应注明患者的临床诊断、症状、是否使用了抗菌药物、检测目的；标识是普通培养、抗酸杆菌还是真菌培养。一定要注明标本采集时间。

（黄小强　赵　静　高晓东）

428. 为什么痰液标本的合格率这么低？如何做才能提高痰液标本的合格率？

人类口咽部定植大量需氧菌、兼性厌氧菌和厌氧菌等微生物。在留取痰液标本过程中，由于缺乏专业指导，患者往往不是从深部咳痰，吐口水的情况比比皆是。结果培养得到的都是口腔正常菌群，而非下呼吸道可能的致病菌。

针对这一现状，应制订改进措施，通过强化培训提高护理人员对检验标本质量控制中分析前控制的重要性认识，自觉掌握标本采集知识；强化有效宣教，取得患者及家属的配合，确保正确留取痰液标本；加强流程管理，建立反馈机制等。另外临床医生也要严格判断适应证，肺炎临床诊断不成立，或仅仅是轻度肺炎时，不必送检痰液培养标本。

（许小敏　王铮铮　宁永忠）

429. 尿培养的临床指征包括哪些？

泌尿系统感染可分为单纯性尿路感染、复杂性尿路感染及尿脓毒血症，诊断主要通过采集尿液标本进行微生物学检测，其中90%的门诊患者和50%左右的住院患者其病原菌是大肠埃希菌。尿液标本微生物学检验的目的是为尿路感染和其他部位感染提供病原学诊断依据。尿培养的指征为：① 当患者出现尿频、尿急、尿痛、血尿、肾区疼痛等症状，同时可能伴有寒战、高热、白细胞计数升高，怀疑存在泌尿系感染时。② 尿常规结果提示泌尿系感染时。③ 留置导尿管患者出现发热时。④ 无症状的患者不建议常规进行尿培养检测。

已使用过或正在使用抗菌药物可能会影响尿液标本的细菌学结果，须在抗菌药物使用前采集标本，以保证试验结果准确。对于幼儿，特别是小于3岁的幼儿，当有不明原因发热时，应在抗菌药物治疗前采集尿标本；对于妊娠女性无症状性菌尿，建议至少应在妊娠早期进行一次尿标本细菌学培养，可以降低肾盂肾炎的发生率和对胎儿的影响；老年人出现无症状菌尿,若没有临床症状,一般不建议进行抗菌药物治疗。

(许小敏 王铮铮 赵 静)

430. 尿标本的采集方法是什么?

尿标本的采集方法通常包括:留取清洁中段尿、导尿管采集和耻骨上膀胱穿刺采集。

(1)清洁中段尿:清洁的中段尿标本,是泌尿系感染诊断的主要标本;如何避免采集过程中周围皮肤黏膜及尿道定植菌的污染,是标本采集的关键。中段尿标本的采集往往由患者独立完成,因此,医护人员应向患者充分说明留取无污染中段尿的意义和具体采集方法。尽可能在未使用抗菌药物前送检,晨尿最佳。采集方法如下。

1)女性:在采集标本前充分清洗或消毒尿道口部位。① 分开两腿。② 用肥皂水清洗尿道口部位,或用碘伏消毒尿道口。③ 手持采样杯外侧,避免接触杯口边缘;先将少量尿液排掉,然后用采样杯采集半杯尿液。④ 将盖子盖好、旋紧。⑤ 检查杯盖是否密封,避免溢洒。

2)男性:在采集标本前充分清洗尿道口。① 缩回包皮(如果未割包皮),充分暴露龟头。② 用肥皂清洗尿道口。③ 手持采样杯外侧,避免接触杯口边缘。先将少量尿液排掉,然后用采样杯采集半杯尿液。④ 将盖子盖好、旋紧。⑤ 检查杯盖是否密封,避免溢洒。

(2)导尿管采集尿液:禁止从集尿袋中采集标本,因存在着极大的污染可能。可直接穿刺导尿管近端侧壁采集尿液标本。具体操作如下:① 夹闭导尿管不超过30分钟。② 用含有乙醇的棉球消毒清洁导管近端采样部位周围外壁。③ 将注射器针头穿刺进入导管腔,抽吸出尿液。④ 收集的尿液置于无菌尿杯或试管中。⑤ 检查杯盖是否密封,避免洒溢。

(3)耻骨上膀胱穿刺:如需进行厌氧菌培养或儿童及其他无法配合获得清洁尿液标本时,应采用耻骨上膀胱穿刺。具体操作如下:① 消毒脐部至尿道之间区域的皮肤。② 对穿刺部位进行局麻。③ 在耻骨联合和脐部中线部位将针头插入充盈的膀胱。④ 用无菌注射器从膀胱吸取尿液。⑤ 无菌操作将尿液转入无菌螺口杯,尽快送至实验室培养。

(黄小强 韩玲样 赵 静)

431. 尿液培养的结果显示"三种细菌以上生长,考虑污染"是什么原因?

尿路感染多数由1种致病菌所致,2种细菌混合感染占少数,罕有3种或3种以上细菌同时致病。因此，3种细菌以上生长意味着污染的可能性最大。之所以污染，主要是临床在尿液采集和运送过程中没有遵守相应规范。

尿液标本采集和运送方面应注意以下问题：① 宜采集晨尿。② 清洁中段尿采集前，先用肥皂水清洗会阴部，再用清水冲洗尿道口周围，必要时进行消毒。③ 耻骨上膀胱穿刺采集前消毒脐部至尿道皮肤，无菌操作将尿液抽出，注入无菌尿杯送至实验室。④ 72小时内留置导尿管采集要先消毒导尿管采样口，按无菌操作用注射器穿刺导尿管吸取尿液。⑤ 膀胱导尿采集时，用无菌技术插入导管后应先弃去最开始导出的15～30 ml尿液后再收集培养所需的尿液。⑥ 尿液标本应尽快送到实验室，不能及时送达时应4℃冷藏保存，但不能超过24小时。

如果标本送检不符合要求，例如标本标识与申请单不符、标识错误、标本取自集尿袋、标本送检时容器有渗漏、超过送检时限等，实验室可以拒收，并联系临床医师或护士，要求重新留取标本，同时做好记录。

（许小敏　王铮铮　宁永忠）

432. 请问下图溃疡伤口需要做微生物培养吗？伤口标本和脓液标本微生物学检查的适应证是什么？

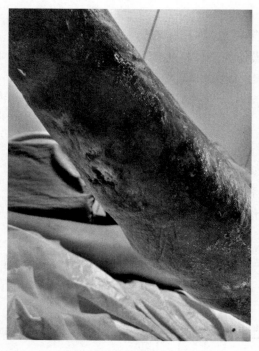

图6-1　双下肢皮肤多发溃疡，挤压伤口表面有脓液分泌

答案是肯定的。取溃疡边缘与皮肤完整组织交界处的脓液分泌物，或者深入溃疡底部的分泌物进行微生物学检查，包括涂片和培养。美国传染病协会（IDSA）推荐，软组织感染伴全身中毒症状者需做实验室检查：① 皮肤或皮下脓肿受累部位红、肿、热、痛或出现脓疱和脓性分泌物，需手术切开引流时。② 深部脓肿表现为局部疼痛和触痛并伴有全身症状，发热、畏食、体重下降等。③ 严重的皮肤软组织感染病变呈进行性加重或组织产气等。④ 手术部位感染（浅部和深部）。⑤ 人和动物咬伤后引起局部脓肿、坏死出现局部脓性分泌物时。

微生物学检查具有局限性，在处理标本时需保持实验室与临床的沟通。如标本的直接涂片找到细菌，可以向临床初步报告细菌的形态和革兰染色特征。

（许小敏　王铮铮　宁永忠）

433. 创面分泌物如何采样？有哪些注意事项？

创面感染首选组织标本。创面分泌物容易受到皮肤表面正常菌群的污染，采样前先用无菌水进行伤口冲洗清洁和处理，用拭子深入伤口，取邻近新生组织处标本，置运送培养基；应采集两份标本，分别用于涂片和培养。烧伤表面的培养可能产生误导性的结果。

其次，送检微生物学检查前应观察创面分泌物的颜色、性状、气味等，如果是单纯的蜂窝织炎常不易获得病原学依据，轻度感染无须做病原学培养。临床上所有创伤均有可能产生微生物污染，但不一定发生感染。

在采集创面分泌物时，应该注意以下事项：① 创伤出血敷有药物者应在清创2小时后采集标本，避免出现假阴性。② 严格执行无菌操作。③ 标本应在患者未使用抗菌药物前采集。④ 伤口表面分泌物不能做厌氧菌培养。

（许小敏 王铮铮 宁永忠）

---

434. 生殖道标本的特殊病原微生物检测的适应证包括哪些？

生殖道标本主要检测各种临床综合征的病原菌，包括女性外阴阴道炎、细菌性阴道病、生殖器溃疡、宫颈炎等，以及男性尿道炎、生殖器溃疡等。由于生殖道标本常被皮肤正常定植细菌（如草绿色链球菌等）污染，实验室应避免对来自标本的所有细菌进行分离鉴定。只有当培养到一些特殊病原体，临床才是有意义的。下面概述几种特殊病原体做微生物学检测的适应证。

（1）B群 β–溶血链球菌（GBS）：建议怀孕35～37周孕妇以及发生B群β–溶血链球菌感染的高风险患者，如分娩中发热、早产、胎膜早破和既往发生婴儿感染等，采集阴道拭子和肛门直肠拭子筛查GBS。

（2）淋病奈瑟菌：男性局灶性淋病奈瑟菌感染，以有症状的尿道炎最常见，采集按摩后尿道流出物或尿道拭子；女性局灶性淋病奈瑟菌感染，主要感染部位为宫颈，可导致阴道分泌物增加，外阴瘙痒或排尿困难等，采集宫颈内拭子或尿道拭子；肛门直肠淋病，大多数无症状，可采集直肠拭子；无症状黏膜淋病奈瑟菌感染，任何黏膜均可（尿道、宫颈、直肠和咽部），有口–生殖器接触史的患者应采集喉拭子筛查；播散性淋病奈瑟菌感染（DGI），血培养和体液（关节液）培养。

（3）生殖支原体感染：男性非衣原体非淋病奈瑟菌尿道炎等。

生殖道感染不全是由细菌引起，也可由寄生虫、螺旋体、衣原体等非典型微生物致病。阴道毛滴虫可以借助白带常规直接显微镜镜检，沙眼衣原体及解脲脲原体和人型支原体等也可通过分子生物学和免疫学方法进行测定。

（许小敏 王铮铮 宁永忠）

435. 何时需要采集脑脊液标本做病原学检测？

正常人的脑脊液是无菌的，当病原微生物穿透血脑屏障进入中枢神经系统时可引起感染，常见的病原微生物有细菌（脑膜炎奈瑟菌、流感嗜血杆菌、A和B群β-溶血链球菌、肺炎链球菌、葡萄球菌、产单核李斯特菌、其他链球菌、结核分枝杆菌等）、病毒（脊髓灰质炎病毒、柯萨奇病毒A和B、埃可病毒、乙型脑炎病毒等）、真菌（新型隐球菌）等，因此微生物学检查对于中枢神经系统感染的诊断至关重要。

出现下列临床表现时需要采集脑脊液做微生物学检查：① 不明原因引起的头痛、脑膜刺激征象、颈部僵直、发热、体温过低等临床症状。② 出现脑积水，尤其多见于新生儿和小婴儿。③ 脑性低钠血症，出现惊厥、昏迷、浮肿、全身软弱无力、四肢肌张力低下、尿少等症状。④ 由于脑实质损害及粘连可使颅神经受累或出现肢体瘫痪等症状。⑤ 疑似下列疾病时，如脑膜炎、脑炎、脑实质局部感染、中枢神经系统分流术后感染、硬膜下脓肿、硬膜外脓肿和化脓性颅内血栓性静脉炎等。怀疑中枢神经系统感染时，在送检脑脊液培养标本的同时，还应送检血培养标本。

怀疑分枝杆菌、隐球菌脑膜炎时，需要多次采集标本来提高检出率。脑脊液标本不可冷藏，采集后立即送至实验室做直接涂片和病原体培养。

（许小敏　王铮铮　宁永忠）

---

436. 引流液或透析液何时需要送检做微生物学检查？

引流装置和透析装置通常应用于腹部外科、心胸外科、肾内科、神经外科、骨科等，这些装置可以放置1天到数周，若不注意保持引流管与伤口或黏膜接触部位的洁净，就会发生细菌感染，严重时可进入血液引起菌血症。为辅助诊断发生感染的置管患者是否为导管相关性感染以及腹膜透析患者疑似出现腹膜透析相关性腹膜炎时，需要做病原菌培养。下列几项为引流液或透析液标本采集的适应证：① 置管患者出现无明显诱因的发热、寒战等菌血症症状。② 引流液或透析液呈浑浊、置管局部发生红肿、疼痛等感染症状。③ 持续性卧床或非卧床腹膜透析患者出现腹痛、寒战、高热等症状或出现腹泻、便秘、腹胀等消化道症状。④ 出现腹膜炎三联征：腹肌紧张、压痛和反跳痛。⑤ 局部相关器官感染时发生的体内液体积聚。

由于定植细菌和真菌的存在，置管3天以上的引流液培养结果解释比较困难，需结合引流液来源的器官感染特点并结合血培养的结果进行报告。培养的细菌如果为皮肤正常定植菌，需谨慎报告。若确定感染，则需拔去置管。

（许小敏　王铮铮　宁永忠）

437. 采集腹泻患者微生物学标本应注意些什么？

正确的标本采集和及时送检是保证胃肠道感染细菌学检验质量的关键。采集前首先考虑适应证，没有适应证不必送检。采集时应注意以下几点：

（1）粪便样本中不应混入尿液及其他异物，采集过程应尽量无菌操作。

（2）不应用厕纸收集粪便。

（3）粪便艰难梭菌培养应用10 ml无菌带盖塑料管留取2/3量以上且应尽快送检。

（4）同一患者在同一天不宜重复送检。

（5）尽可能在抗菌药物使用之前收集标本。

（6）宜在感染急性期（通常5～7天内）采集标本。

（7）下列腹泻患者应连续3天送检标本：① 社区获得性腹泻（入院前或72小时内出现症状）。② 医院内腹泻（入院72小时后出现症状），且至少有下列情况之一：大于65岁并伴有内科疾病、HIV感染、粒细胞缺乏症（中性粒细胞＜0.5×10^9/ml）及疑似院内暴发。③ 怀疑肠道感染的非腹泻性表现。

（8）肠炎和发热患者建议做血培养。

（9）伤寒沙门菌感染时骨髓培养检出率高于血培养。

标本的采集和运送具有重要意义，其质量直接关系到检验结果的可靠性。标本的采集尽可能在发病早期和应用抗菌药物治疗之前，在不同时间采集2～3份新鲜标本送检，以提高胃肠道感染的病原检出率。

（许小敏　王铮铮　宁永忠）

438. 为什么临床医生时有抱怨，患者都发热40℃了，血培养怎么会无菌生长？

血培养无菌生长的原因可归纳为以下三方面：首先，这是临床医生的错误观念。体温达40℃的原因很多。非血流感染所致的体温升高，血培养无菌生长是正常的。第二，血培养国际上阳性率不超过15%。所以即便是严格把握适应证，血培养的阳性率依然不会高。第三，微生物学实验室收到的部分血液标本并不合格。送检标本不合格，结果很可能是南辕北辙，误导临床。

血培养采集需要从以下几个方面去加强，方可提高分析前的标本质量：① 采集血培养的最佳时机。② 采血部位。③ 采血量。④ 培养瓶接种程序。⑤ 标本运送。

只有严格规范微生物标本采集程序，对采样人员定期培训，才能准确快速地鉴定病原菌种类，报告药敏试验的结果，为临床合理选择抗菌药物提供科学依据。

（许小敏　王铮铮　宁永忠）

439. 未插管患者单部位单瓶血培养检出苯唑西林耐药表皮葡萄球菌是否属于感染?

（1）从标本采集角度：从单部位单瓶血培养出表皮葡萄球菌，不符合正确采集血培养的规范，不足以证明它就是致病菌，至少应该双侧抽取4瓶（儿童除外）。

（2）从病原谱角度：凝固酶阴性葡萄球菌是导管相关性血流感染的主要致病菌之一，如果患者未插管则要考虑污染的可能。

（3）从临床角度：了解患者症状（是否发热、有无免疫缺陷等），结合其他实验室指标（白细胞计数和中性粒计数、CRP、PCT、内毒素等）进行综合分析判断。

国外研究表明，血培养检出凝固酶阴性葡萄球菌真正属于感染的只占10%左右。如何判断感染有以下几种方法：① 多套多瓶均分离到同一种细菌。② 阳性报警时间很短。③ 有感染源（比如CVC、假体），感染源分离株和血液分离株同种同源。④ 有播散继发感染灶，感染灶分离株和血液分离株同种同源。⑤ 有插管，通过匹配定量血培养或阳性报警时间差证明是插管相关血流感染。

（许小敏　王铮铮　宁永忠）

440. 如何解释部分抗菌药物体外敏感试验的药物种类与临床实际使用抗菌药物种类不一致?

抗菌药物体外敏感试验中，由某一药物的药敏结果可以"预测"或"指示"其他药物敏感或耐药的药物。若存在这种预测药或指示药，则无须加做药敏试验。临床需要掌握相关专业知识，实验室需向临床解释结果。举例：① 苯唑西林和头孢西丁：预测葡萄球菌属对β-内酰胺类药物（除头孢洛林外）的敏感性。② 苯唑西林（纸片法）：预测肺炎链球菌对青霉素的敏感性。③ 四环素敏感：预测多西环素、米诺环素敏感。④ 肠球菌对青霉素敏感：预测肠球菌属对氨苄西林、阿莫西林、哌拉西林、氨苄西林/舒巴坦等敏感。但氨苄西林敏感，不能预测青霉素为敏感。⑤ 头孢唑林：其结果可以预测非复杂性泌尿系统感染的大肠埃希菌、肺炎克雷伯菌和奇异变形杆菌对口服头孢拉定、头孢地尼、头孢克罗、头孢丙烯、头孢泊肟、头孢呋辛的敏感性。⑥ 红霉素敏感：预测克拉霉素、阿奇霉素、地红霉素敏感。⑦ 万古霉素敏感：预测替考拉宁敏感。

药物敏感性试验可以检测细菌对抗菌药物的敏感性，为临床合理用药、新药研究、监测耐药变迁、发现耐药机制等提供客观依据。国内临床与实验室的沟通存在一定不足，密切协作非常必要。

（许小敏　王铮铮　宁永忠）

441. 如何解释抗菌药物在体外敏感试验显示敏感,但临床治疗却无效?

微生物报告抗菌药物体外敏感试验显示敏感,但临床治疗却无效,可以根据以下几点解释困惑:① 分离株如果是定植菌、污染菌,则无须抗菌药物治疗。治疗无效是正常情况。② 患者免疫力、基础性疾病不改善,临床治疗常常无效。③ 如果有感染灶未发现或未予清除,单纯的抗菌药物治疗可能无效。④ 实验室结果应准确无误。如果耐药错误判断为敏感,则治疗无效。⑤ "90～60规则"告诉我们,有10%的患者敏感时治疗无效。如果统计结果比较一致,则应该视为正常情况。⑥ 药敏试验适用于浮游菌感染。如果是生物膜感染,则药敏试验不适用。⑦ 药物使用要符合说明书剂量,与CLSI M100等文件剂量一致或更高。低于M100等文件的剂量建议,则敏感可能无效。

细菌药敏试验为临床医生治疗严重细菌感染提供了最直接的依据,这就要求临床微生物学实验室提供最可靠的药敏结果。但在日常工作中,经常碰到临床医生咨询药物疗效与药敏结果不一致的问题,在排除实验无误的前提下,确实存在体外敏感而体内却无效的诸多情况,可能原因见上。若发生这种状况,先分析不一致的原因,可以建议临床医生综合考虑患者个体情况,并采取调整用药、改变剂量或用药时间、改善患者基础疾病等措施来进行针对性治疗。

(许小敏　王铮铮　宁永忠)

442. 超广谱β-内酰胺酶的临床意义是什么?

β-内酰胺酶(ESBL)是一种能水解青霉素类、广谱头孢菌素和单环类抗菌药物(如氨曲南)的β-内酰胺酶,它不水解头霉素类、碳青霉烯类,可被β-内酰胺酶抑制剂(如克拉维酸)抑制。ESBL主要见于大肠埃希菌和肺炎克雷伯菌,此外也见于肠杆菌属、变形杆菌属、沙雷菌属等其他肠杆菌科细菌、不动杆菌、铜绿假单胞菌。

临床用仪器法检测ESBL时,会因为其他耐药机制如产碳青霉烯酶等的影响而产生假阴性。如果遇到青霉素类、广谱头孢菌素和单环类抗菌药物(如氨曲南)等β-内酰胺类药物均耐药,而ESBL阴性的情况,建议用美国临床和实验室标准协会(CLSI)推荐的双纸片确证试验进行筛查ESBL。

(许小敏　王铮铮　宁永忠)

443. 血培养阳性患者,临床在获得病原学依据后调整经验性广谱用药,为什么治疗仍不佳?

在排除血液标本被污染的前提下,每个血流感染的患者都存在成功治愈的时期,叫

"治疗窗"。由于受累器官及患者情况不同,治疗窗持续时间也不一。在治疗窗以外的时期,即使感染被控制或清除,由于产生炎症级联反应或不可逆的脏器损伤,患者仍会病情加重甚至死亡,所以需要在治疗窗期间采取包括应用抗菌药物在内的适宜的治疗方案。血流感染治疗的最佳方案是首先经验性应用广谱抗菌药物,再及时根据可靠的微生物学和经验治疗效果来调整治疗。

此外,基础性疾病恶化、免疫力低下、紧急状态(如大出血)等,都会导致患者病情恶化甚至死亡。

(许小敏　王铮铮　宁永忠)

444. 如何解释痰液培养中分离到的念珠菌?

痰液中分离到的念珠菌基本都是定植菌,不能单凭痰液念珠菌培养阳性作为抗真菌治疗的指征。因此,对于痰液念珠菌培养阳性的结果,可以不予临床解释,按定植理解即可。念珠菌肺炎的诊断需依据组织学的检查。

(许小敏　王铮铮　宁永忠)

445. 如何解读腹泻患者的粪便培养报告显示"菌群失调,以阳性球菌过度生长或以真菌过度生长"这一结果?

肠道病原菌阳性检出率低是目前普遍存在的共性问题。在感染性腹泻的病例中,因细菌感染引起的腹泻其数量只占不到一半或是更少。此外不是所有的腹泻都是由感染引起,很多因素都能导致腹泻。临床医生对患者的感染特征、粪便性状不加判别,把常规粪便细菌培养用于任何腹泻,如消化不良性腹泻、病毒性腹泻、菌群失调性腹泻,都是培养阳性率低的原因。

肠道是一个庞大的细菌库,无论是球菌、杆菌还是真菌等都有定植,但主要是以革兰阴性杆菌为主。粪便培养阴性报告应该报告为:无沙门菌、志贺菌生长。"菌群失调,以阳性球菌过度生长或以真菌过度生长"只是提示性信息,不能说明阳性球菌或真菌引起的感染。

(许小敏　王铮铮　宁永忠)

446. 患者脓肿症状明显,为什么脓液培养结果经常"无细菌生长"?

首先,医生要确定是否真是脓液。镜下没有脓细胞,甚至没有白细胞,则不是脓液。其次,有白细胞存在也不一定是细菌感染。白细胞只是炎症指标,不是细菌感染指标。第三,标本要在抗菌药物使用前采集。如果使用了抗菌药物,阴性结果是正常情况。第四,标本采集需要符合规范。开放性脓肿以无菌生理盐水清洁创面,尽量抽吸深部脓液送检,标本量≥1 ml;闭合性脓肿应先对患者病灶局部的皮肤或黏膜表面彻底消毒,经无菌操作抽取脓肿内容物分别送需氧和厌氧培养;医生若只开需氧菌培养申请,往往会漏检了脓液中可能存在的厌氧菌;标本运送需及时,厌氧菌遇到氧环境存活时间短,容易死亡;即便标本采集过程一切妥当,由于脓液是人体免疫系统与微生物战斗的产物,很多白细胞和细菌已"战亡",微生物培养自然会出现无细菌生长的情况;另由于微生物学检测存在一定的局限性,某些特殊病原体需要特殊的培养条件,故无法开展。

综上所述,脓液标本推荐原始标本直接涂片和细菌培养相结合,有时候直接涂片可以第一时间抓到病原菌的形态等基本特征,但培养不一定能检测到病原菌。

(许小敏　王铮铮　宁永忠)

447. 为什么临床微生物学实验室有时候出具的报告只有细菌名,而没有出具药敏结果?

目前国内药敏报告主要参照CLSI M100标准出具药敏报告。在这个标准中只给出临床常见的细菌诸如肠杆菌科细菌、非发酵菌、葡萄球菌、肺炎链球菌、草绿色链球菌、某些厌氧菌的判读标准。一旦鉴定细菌不在这个文件范围内,往往无法给出药敏结果。比如单核细胞增生李斯特菌、诺卡菌、布鲁菌等特殊细菌,这些细菌的药敏试验要求特殊的培养基或培养条件,而许多实验室不具备这些条件,因此只能出具细菌名,而没有药敏结果。

尽管只有细菌名称,但是对于临床抗感染治疗依然具有指导意义。当然在条件允许的情况下,检验人员可以尽可能多地向临床提供该菌相关的知识,比如该菌的染色性质(革兰阳性还是阴性)、球菌还是杆菌、目前该菌国内外的临床治疗情况如何、药敏情况怎样。这些知识都有助于临床抗感染治疗。

(肖亚雄　宁永忠)

448. 为什么众多微生物学和感染病专家呼吁"慎送痰标本,多送血培养"?

在倡导抗菌药物精细化治疗的当下,微生物标本的正确送检显得尤为重要。如送检标本不正确,不仅浪费人力和物力,最重要的是会误导临床,加重不合理使用抗菌药物。

之所以呼吁慎送痰标本的原因在于痰培养结果对于临床诊断的价值有限,因为单次痰培养可能有多种细菌,而多次培养又可能为不同细菌。所以,痰培养结果阳性是感染、定植、还是污染?临床很难区分。这样不但不能帮助临床抗感染反而可能误导临床。具体来说:① 痰培养检查的前提是肺炎临床诊断成立。如果没有肺炎,不必送检。② 轻度肺炎不必病原学检查。中度、重度才需要病原学检查,才需要送检。③ 实验室要具备质量判断的能力,也应有拒收制度,并能落实到位。④ 痰培养的阴性预测值高,而阳性预测值低。所以结果为阳性时医生要具备相应的解释、应用能力。如果不具备,则检查结果可能会误导治疗。⑤ 痰的价值不如支气管肺泡灌洗液(BALF)。如果有BALF,则不必送检痰。

而血培养阳性结果对于临床抗感染的诊治具有十分重要的意义,但是目前我国的血培养送检率仍处于较低水平。血培养送检指征国内存在许多认识误区,有专家提出血培养时机不仅仅是高热、寒战、低体温和肺部、皮肤、腹腔、泌尿系感染等,只要全身存在感染症状和体征,均是送血培养的指征。资料显示,25%～50%的肺部感染可能发生菌血症,应同时做血培养。脑膜炎、骨髓炎、感染性心内膜炎,血培养都是必做检查。疑似中重度的肺炎、腹腔内感染、感染性关节炎、尿路感染等,也建议进行血培养。

(肖亚雄　宁永忠)

◇ 参 ◇ 考 ◇ 文 ◇ 献 ◇

[1] 王辉,任健康,王明贵.临床微生物学检验[M].北京:人民卫生出版社,2015.
[2] 王亚,阮燕萍.血培养双侧双瓶送检的持续质量改进[J].中华医院感染学杂志,2017,27(01):79-81.
[3] 周庭银,倪语星,王明贵,等.血流感染实验诊断与临床诊治[M].二版.上海:上海科学技术出版社,2014.
[4] 周庭银.临床微生物学诊断与图解[M].三版.上海:上海科学技术出版社,2012.
[5] Nicolle L E, Bradley S, Colgan R, et al. Infectious Diseases Society of America Guidelines for the Diagnosis and Treatment of Asymptomatic Bacteriuria in Adults[J]. Clinical Infectious Diseases, 2005, 40: 643-654.
[6] 中华人民共和国国家卫生和计划生育委员会.WS/T 489-2016尿路感染临床微生物实验室诊断[EB/OL].(2016-07-19)[2017-04-10]http://www.nhfpc.gov.cn/fzs/s7852d/201607/9a07773081c149cda352304f13f081a3.shtml.
[7] 米勒.美国微生物病学会临床微生物标本送检指南[M].马小军,周炯,杨启文,等译.北京:科学技术文献出版社,2015.
[8] 中华人民共和国卫生部医政司.全国临床检验操作规程[M].3版.南京:东南大学出版社,2006.
[9] 中华人民共和国国家卫生和计划生育委员会.WS/T 498-2017细菌性腹泻临床实验室诊断操作指南[EB/OL].(2017-01-15)[2017-04-07]http://www.nhfpc.gov.cn/zhuz/s9492/201702/95817d3853d446e4904e75a500775b43.shtml.
[10] Chandrasekar P H, Brown W J. Clinical issues of blood cultures[J]. Archives of Internal Medicine, 1994, 154(8): 841-849.
[11] Khatib R, Riederer K M, Clark J A, et al. Coagulase-negative staphylococci in multiple blood cultures: strain relatedness and determinants of same-strain bacteremia[J]. Journal of Clinical Microbiology, 1995, 33(4): 816-920.
[12] Macgregor R R, Beaty H N. Evaluation of positive blood cultures. Guidelines for early differentiation of contaminated from valid positive cultures[J]. Archives of internal medicine, 1972, 130(1): 84-97.
[13] Beekmann S E, Diekema D J, Doern G V. Determining the clinical significance of coagulase-negative staphylococci

isolated from blood cultures[J]. Infect Control Hosp Epidemiol, 2005, 26(6): 559-566.

[14] Weinstein M P, Parmigiani G. The clinical significance of positive blood cultures in the 1990s: a prospective comprehensive evaluation of the microbiology, epidemiology, and outcome of bacteremia and fungemia in adults [J]. Clinical Infectious Diseases, 1997, 24(4): 584.

[15] Souvenir D, Jr A D, Palpant S, et al. Blood cultures positive for coagulase-negative staphylococci: antisepsis, pseudobacteremia, and therapy of patients[J]. Journal of Clinical Microbiology, 1998, 36(7): 1923-1926.

[16] 王辉, 宁永忠, 陈宏斌, 等.常见细菌药物敏感性试验报告规范中国专家共识[J].中华检验医学杂志, 2016, 39 (01): 18-22.

[17] CLSI. Performance standards for antimicrobial susceptibility testing[S]. 24th ed. CLSI Supplement M100S. Wayne, PA: Clinical and Laboratory Standards Institute, 2014.

[18] 周庭银, 倪语星, 陈敏, 等.胃肠道感染实验诊断与临床诊治[M].上海: 上海科学技术出版社, 2016.

[19] 中华检验医学杂志CLSI临床检验标准编译小组.抗菌药物敏感性试验执行标准(第二十二版资料增刊)[J].中华检验医学杂志, 2012, 32(3): 9-11.

[20] 黎七绮, 张莉萍.微生物标本不合格原因分析及对策[J].国际检验医学杂志, 2014, 35(3): 374-375.

[21] 王志刚, 李海峰, 王爱华, 等.医务人员微生物标本采集知识掌握的调查[J].中华医院感染学杂志, 2013, 23 (22): 5635-5637.

[22] 姚齐龙, 柴建华, 常洪美, 等.血培养阳性结果与送检指征相关性研究[J].国际检验医学杂志, 2015, 36(22): 3332-3333.

第3节　多重耐药菌防控

449. 预防与控制多重耐药菌医院感染的主要措施包括哪些?

多重耐药菌(multi-drug resistant organisms, MDRO)感染增多是抗菌药物选择压力、耐药基因水平传播和耐药克隆菌株传播共同作用的结果。必须将医院感染防控措施与抗菌药物临床应用管理相结合才能有效阻遏多重耐药菌的传播,减少耐药菌感染。

主要预防与控制措施包括以下几方面。① 手卫生:多重耐药菌主要通过接触传播,配备适宜的手卫生设施,严格遵守手卫生规范,提高手卫生依从率,能有效切断经手传播病原体的传播途径,降低患者医院感染发病率。② 接触隔离:按照《医院隔离技术规范》要求落实接触隔离措施。患者宜单间隔离或床旁隔离,诊疗用品宜专人专用或"一用一消毒/灭菌"。接触患者时,根据可能的暴露风险级别穿戴合适的防护用品。③ 主动筛查:主动筛查是防范MDRO医院内传播、降低易感人群医院感染风险和改善预后的重要预防措施之一。有条件的医疗机构可针对高危人群开展目标菌的筛查。④ 环境表面消毒:加强MDRO感染/定植患者诊疗环境的清洁、消毒工作,尤其是高频接触的物体表面应增加清洁消毒频次。⑤ 去定植:可采用含氯己定的制剂进行擦浴;若鼻腔定植MRSA,可使用黏膜用莫匹罗星去定植;对于其他部位,目前尚无有效去定植措施。⑥ 医院感染暴发的控制:发生疑似医院感染暴发时,应积极评价、调查和采取控制措施,防止蔓延。当MDRO感染暴发采取常规措施仍难以控制时,可以考虑暂时关闭病房(区)。⑦ 抗菌药物临床应用管理:严格掌握抗菌药物应用指征,尽量在使用抗菌药物治疗前及时留取相应合格标本送病原学检测,尽早查明感染源,争取目标性抗菌治疗。

(米宏霏　韩玲样)

---

450. 多重耐药菌隔离预防措施实施的要点有哪些?

实施接触隔离预防措施能有效阻断多重耐药菌(MDRO)的传播。临床微生物实验室检出MDRO后应及时通知病区,病区对MDRO感染或定植者实施接触隔离。

(1) MDRO感染/定植患者安置: ① 应尽量单间安置MDRO感染/定植患者。② 无单间时,可将相同MDRO感染/定植患者安置在同一房间。③ 不应将MDRO感染/定植患者与留置各种管道、有开放伤口或免疫功能低下的患者安置在同一房间。④ 没有条件实施单间隔离时,应当进行床旁隔离。

(2) 隔离预防措施: ① 隔离房间诊疗用品应专人专用。② 医务人员对患者实施诊疗护理操作时应采取标准预防,进出隔离房间、接触患者前后应执行手卫生。③ 医务人员对患者实施诊疗护理操作时,应当将高度疑似或确诊多重耐药菌感染/定植患者安排在最后进行。④ 当执行有产生飞沫的操作时,在有烧伤创面污染的环境工作时,或接触分泌物、压疮、引流伤口、粪便等排泄物以及造瘘管、造瘘袋时,应使用手套和隔离衣。完成诊疗护理操作后,按照正确的顺序及时脱去手套和隔离衣,并进行手卫生。⑤ 主动筛查发现的MDRO定植患者也应采取有效隔离措施。⑥ 隔离房间或隔离区域应有隔离标识,并有注意事项提示。⑦ MDRO感染或定植患者转科、转院或离开病房做辅助检查时应当通知接诊科室,采取相应隔离措施。⑧ MDRO感染/定植患者原则上应隔离至MDRO感染临床症状好转或治愈,如为耐万古霉素金黄色葡萄球菌感染,还需连续两次培养阴性。

表6-1　常见多重耐药菌感染患者的隔离措施

项　目	MRSA	其他多重耐药菌
患者安置	单间或同种病原同室隔离	单间或同种病原同室隔离
人员限制	限制,减少人员出入	限制,减少人员出入
手部卫生	遵循WS/T 313	遵循WS/T 313
眼、口、鼻防护	近距离操作如吸痰、插管等戴防护镜	近距离操作如吸痰、插管等戴防护镜
隔离衣	可能污染工作服时穿隔离衣	可能污染工作服时穿隔离衣
仪器设备	用后应清洁、消毒和(或)灭菌	用后应清洁、消毒和(或)灭菌
物体表面	每天定期擦拭消毒,擦拭用抹布用后消毒	每天定期擦拭消毒,擦拭用抹布用后消毒
终末消毒	床单位消毒	床单位消毒
标本运送	密闭容器运送	密闭容器运送
生活物品	无特殊处理	无特殊处理
医疗废物	防渗漏密闭容器运送,利器放入利器盒	防渗漏密闭容器运送,利器放入利器盒
解除隔离	临床症状好转或治愈	临床症状好转或治愈

(米宏霏　卢　珊)

451. 多重耐药细菌感染的风险因素、感染类型及危害有哪些？

多重耐药细菌感染的风险因素主要包括：① 老年患者。② 免疫功能低下（包括先天性免疫功能缺陷、HIV感染、糖尿病、慢性阻塞性肺疾病、肝硬化、尿毒症，长期使用免疫抑制剂、接受放射治疗和（或）化学治疗的肿瘤患者）。③ 接受中心静脉插管、机械通气、泌尿道插管等各种侵入性操作。④ 近3个月内接受3种及以上抗生素治疗。⑤ 既往多次或长期住院史。⑥ 既往有多重耐药细菌定植或感染史等。

多重耐药细菌感染类型包括医院获得性肺炎、血流感染（包括导管相关血流感染）、手术部位感染、腹腔感染、导尿管相关尿路感染、皮肤软组织感染等。

多重耐药细菌医院感染的危害主要体现在：① 多重耐药细菌感染患者病死率高于敏感菌感染或未感染患者。② 感染后住院时间和入住重症监护病房（ICU）时间延长。③ 用于感染诊断、治疗的费用增加。④ 抗生素不良反应的风险增加。⑤ 成为传播源，管理不当可引起医院感染暴发。

（肖亚雄　宁永忠）

452. 多重耐药菌的监测方法和注意事项有哪些？

多重耐药菌（MDRO）监测是MDRO医院感染防控措施的重要组成部分。通过病例监测，可及时发现MDRO感染/定植患者；通过环境卫生学监测，可了解环境MDRO污染状态；通过细菌耐药性监测，可以掌握MDRO现状及变化趋势，发现新的MDRO，评估针对MDRO医院感染干预措施的效果等。

（1）监测方法：① 日常监测：包括临床标本和环境的MDRO监测。但是除科学研究需要，不建议常规开展环境MDRO监测，仅当有流行病学证据提示MDRO的传播可能与医疗环境污染相关时才进行监测。② 主动筛查：通过对无感染症状患者的标本（如鼻拭子、咽拭子、肛拭子或粪便）进行培养、检测，发现MDRO定植者。③ 暴发监测：重点关注短时间内一定区域患者分离的同种同源MDRO及其感染情况。

（2）可能影响监测结果的因素：① 感染患者标本送检率高低会影响监测结果。② 应用广谱抗菌药物后采集标本将影响目标MDRO的检出率。③ 血培养的采集套数和采集量会影响培养阳性率。④ 培养基的种类、质量和培养方法影响目标MDRO株的检出率。⑤ 不同药敏试验方法及判定标准也会影响细菌药敏检测结果。

（3）MDRO主动筛查的部位选择：① 选择细菌定植率较高，且方便采样的2个或2个以上部位采集标本。② MRSA主动筛查常选择鼻前庭拭子，并结合肛拭子或伤口采样结果。③ 耐万古霉素肠球菌（VRE）主动筛查常选择粪便、肛拭子样本。④ 多重耐药革兰阴性菌主动筛查标本为肛拭子，并结合咽喉部、会阴部、气道内及伤口部位的标本。

（4）监测指标：① MDRO感染/定植现患率：特定时间段内MDRO感染及定植例数/目标监测人群总例数。② MDRO感染/定植发病率：新发的MDRO感染及定植例数/千住院日（或例/月）。③ MDRO在总分离细菌中构成比（去除重复菌株后）。

（5）MDRO监测中需注意的问题：① 区分感染与定植、污染：需综合患者有无感染临床症状与体征，标本的采集部位和采集方法是否正确，采集标本的质量评价，分离细菌种类与耐药特性，抗菌药物的治疗反应等多方面信息进行全面分析。应高度重视血、脑脊液等无菌部位培养出的多重耐药革兰阴性杆菌的阳性结果，同时仍需注意排除因标本采集不规范造成的污染。② 分析时间段内，1名患者住院期间多次送检多种标本分离出的同种MDRO应视为重复菌株，只计算第1次阳性培养结果，以避免高估MDRO感染或定植情况。

（米宏霏　卢　珊）

453. 多学科协作管理模式的建立对于应对多重耐药菌难题的意义何在？

多重耐药菌（MDRO）发生与传播的影响因素很多，包括抗菌药物的使用情况、清洁消毒与隔离水平、手卫生依从性等；涉及多个学科与部门，诊治和预防的难度较大，故应当建立多学科协作体系。多学科协作体系在预防、发现和解决临床感染问题方面具有独特优势，可以改变传统的个体、经验式医疗模式，对预防与控制耐药菌医院感染传播具有积极意义。根据其分工，可成立临床诊治组和预防管理组。

（1）临床诊治组：① 人员：可涵盖重症医学科、呼吸科、儿科、血液科和感染病科等临床专家、临床微生物专家、临床药师和医院感染控制专职人员。② 任务：指导MDRO感染病例的检验、监测、诊治、隔离、环境清洁消毒等。

（2）预防管理组：① 人员：可考虑由医务科、护理部、医院感染管理科及后勤部门相关人员组成。② 任务：监督指导MDRO预防控制制度和措施的落实，并对重点科室和MDRO检出较多的科室定期联合查房，现场解决问题。

两组间相互配合，医院感染管理科既参与决策的制定，又参与决策执行的组织领导和检查监督。

（米宏霏　韩玲样）

454. 开展多重耐药菌教育培训的内容要点和方式有哪些？

（1）培训：① 要点：包括多重耐药菌（MDRO）概念、分类、判断标准、流行现状、传播途径及危险因素、MDRO预防与控制的管理要求及隔离措施、感染和定植等相关知识，以及手卫生、职业防护、医疗废物处理等。② 形式：包括岗前培训、继续教育、专题讲座、观看宣传片、现场指导等。

（2）宣传：① 要点：包括强调预防医院感染，预防MDRO的产生及传播，加强抗菌药物合理应用，医疗机构医务人员必须提高手卫生依从性，实施严格的无菌操作和消毒隔离措施，加强环境卫生管理等。② 形式：通过橱窗、网络视频、宣传手册、电子显示屏等，以及电视、电台、报纸、杂志和微博、微信等新媒体手段进行宣传。

（3）公众健康教育：① 要点：教育公众了解MDRO及抗菌药物合理应用的相关知识，指导住院患者及家属了解预防医院感染的相关知识；注意手卫生，尽可能避免交叉感染。② 形式：医护人员的口头宣教、开设健康教育宣传栏和讲座、患者课堂、同伴支持小组等群体性教育活动，针对MDRO感染高危人群提供具体指导。

（米宏霏　卢　珊）

455. 为什么耐甲氧西林金黄色葡萄球菌是多重耐药菌？

耐甲氧西林金黄色葡萄球菌（MRSA）除对甲氧西林耐药外，对其他所有青霉素类和头孢类（第一代到第四代）、头霉素类及含酶抑制剂抗生素均耐药，包括碳青霉烯类抗生素也耐药。另外MRSA还可通过改变抗生素作用靶位产生修饰酶，降低膜通透性机制，对氨基糖苷类、大环内酯类、四环素类、氟喹诺酮类、磺胺类、利福平均产生不同程度的耐药。因此尽管名称上读起来似乎仅对甲氧西林耐药，实际上经常对三类以上的抗生素耐药，因此应该按照多重耐药细菌进行管理。

（肖亚雄　宁永忠）

456. 什么是ESBL细菌？算多重耐药细菌吗？需要按照多重耐药菌管理吗？

严格来说"ESBL细菌"这个说法不严谨，正确说法是产ESBL的细菌。ESBL是超广谱β-内酰胺酶（extended-spectrum beta-lactamase，ESBL）的英文缩写。ESBL不是一种酶，而是一大类功能相似的酶的集合。实际上无论发酵还是非发酵革兰阴性杆菌都会产超广谱β-内酰胺酶（可能产单一种酶，也可能产多种混合酶）。临床上比较关注的是产ESBL的肠杆菌科细菌，CLSI M100文件里面推荐用于流行病学监测的产ESBL细菌主要有大肠埃希菌、肺炎克雷伯菌、产酸克雷伯菌和变形杆菌等。并在文件中对于这些细菌的初筛和确证试验都有详细的叙述。

在2010年之前，无论是临床医生还是微生物学检验人员均有一个概念，即凡是产ESBL的肠杆菌科细菌，尤其是产ESBL的大肠埃希菌及肺炎克雷伯菌都应视为对青霉素类、头孢菌素类及氨曲南耐药，尽管体外试验敏感也应修正为耐药。因此无论从全国性的细菌耐药监测数据、临床微生物学实验室数据、临床药学以及医院感染控制等各个方面，产ESBL肠杆菌科细菌均受到足够重视。因此在2010年之前，国内多数医疗机构把产ESBL细菌当作多重耐药细菌监管并严格执行隔离措施。

2010年5月，CLSI首次公布了修订的头孢唑林、头孢噻肟、头孢他啶、头孢曲松和氨曲南的判读标准，也对头孢吡肟和注射用头孢呋辛做了评估。该文献指出在使用2010年后的标准时，ESBL不再作为常规试验，也不再将青霉素类、头孢菌素类及氨曲南的药敏结果改为耐药。故在此标准出台后，从各大医院到地市级医院，逐步放松了对产ESBL的监管，部分医疗机构不再将这些细菌当作多重耐药细菌管理〔主要原因是分离率太高，某些医院产ESBL细菌构成比高达（60%～70%）〕。但对于耐药菌分离率较低，床位比较宽松的医疗机构依然把这些细菌当作多重耐药细菌监管。

这里需要强调的是，CLSI M100不建议测试，是针对临床用药——临床用药可以用新折点代替。而基于医院感染和流行病学目的，可以继续监测ESBL。所以部分医疗单位放松监管，可能是误读了CLSI M100文件。

（肖亚雄　宁永忠）

457. 什么是CRE？ 为什么医疗机构应高度重视CRE的监管？

CRE是碳青霉烯耐药的肠杆菌科细菌（carbapenem-resistant *Enterobacteriaceae*）的英文缩写，不是某一种细菌。临床上最常见的为肺炎克雷伯菌、变形杆菌、大肠埃希菌等。2015年全国细菌耐药监测网数据显示，CRE总体构成比7.6%，上海、河南和北京地区构成比≥15%。2003～2016年我国16家教学医院发现耐碳青霉烯肺炎克雷伯菌（CRKP）构成比呈明显增长，从2003年的1.5%增长到2016年的16.1%。总体来看是发达地区CRE构成比高于落后地区，当然不排除落后地区检出能力不足的原因。

为什么医疗机构应高度重视CRE的监管，一旦发现应及时向医院感染管理部门上报并认真落实相关隔离措施，这是因为该类细菌具有以下特点：① 肠杆菌科是人类各类感染的重要病原菌，几乎可以引起人体各部位的感染。② 所致感染病死率高，疾病负担重。③ 治疗方案有限，有时仅有替加环素、多黏菌素可用，而且两者效果也不理想。④ 耐药基因在不同种的肠杆菌科细菌间可以"穿梭"——水平基因转移（比如从大肠埃希菌转移到阴沟肠杆菌）。⑤ 传播速度快，可以从医院内播散到社区。

（肖亚雄　宁永忠）

458. 什么是CR-AB和CR-PA，与CRE有什么区别？

CR-AB是碳青霉烯耐药鲍曼不动杆菌的（carbapenem-resistant *Acinetobacter Baumannii*）

英文缩写,鲍曼不动杆菌在WHONET软件中缩写为ABA,因此也有人缩写为CR–ABA；CR–PA是碳青霉烯耐药铜绿假单胞菌(carbapenem-resistant *Pseudomonas aeruginosa*)的英文缩写,同理也可缩写为CR–PAE。理论上CR–AB指的是一种细菌,但实际上实验室限于实验条件无法将鲍曼不动杆菌复合群内的细菌区分开来,因此目前一般而言,CR–AB是一个复合群,而非一种细菌。CR–PA指的是一种细菌。两者均属于非发酵菌,而CRE属于发酵菌,它们在抗生素的选择使用方面存在一定的差异。临床上CR–AB、CR–PA的构成比远高于CRE。

注意:这里所讲述的对碳青霉烯类耐药是指的获得性耐药,而非天然耐药。比如鲍曼不动杆菌和铜绿假单胞菌对于厄他培南就属于天然耐药。因此正常情况下,不会用厄他培南来判断两者。如果测试了该药,也不能因为某株PAE厄他培南耐药,而判读为CR–PA。

(肖亚雄 宁永忠)

459. 没有微生物实验室的医疗机构,如何了解多重耐药菌相关信息?

没有微生物实验室的医疗机构,如家庭保健、长期护理机构、小型急救医院等,可以采用合约形式,委托其他机构微生物实验室提供药敏数据,或借助公共网络信息平台获取区域性的耐药检测数据,以了解多重耐药菌(MDRO)在本地区的流行情况及趋势。

(米宏霏 韩玲样)

◇ 参 ◇ 考 ◇ 文 ◇ 献 ◇

［1］ 黄勋,邓子德,倪语星,等.多重耐药菌医院感染预防与控制中国专家共识[J].中国感染控制杂志,2015,(01):1–9.

［2］ 王明贵.广泛耐药革兰阴性菌感染的实验诊断、抗菌治疗及医院感染控制:中国专家共识[J].中国感染与化疗杂志,2017,17(1):82–92.

［3］ 中华人民共和国卫生部.WS/T 311–2009医院隔离技术规范[S]//国家卫生和计划生育委员会医院管理研究所医院感染质量管理与控制中心.医院感染管理文件汇编(1986—2015).北京:北京人民卫生出版社,2015:214–237.

［4］ 中华人民共和国卫生部.WS/T 313–2009医务人员手卫生规范[EB/OL].(2009–04–23)[2017–04–07]http://www.nhfpc.gov.cn/zhuz/s9496/200904/40118.shtml.

［5］ 王豫平,王慕云,廖致红.多重耐药铜绿假单胞菌感染相关因素分析[J].中华医院感染学杂志,2006,16(9):1059–1060.

［6］ 汪复.多重耐药铜绿假单胞菌与鲍曼不动杆菌严重感染的防治策略[J].中国感染与化疗杂志,2007,7(3):230–232.

［7］ 吴超,张亚英,沈黎,等.气管插管全麻术后医院感染危险因素研究[J].中华医院感染学杂志,2002,12(1):4–6.

［8］ 纪风兵,卓超.老年卒中相关性肺炎发生多重耐药菌感染的危险因素及病原学分析[J].中国抗生素杂志,2012,37(10):795–800,S1,S2.

［9］ 王邦松,李庆兴,泮发愤.复数菌败血症感染的危险因素和耐药菌谱分析[J].中华医院感染学杂志,2004,14(7):741–743.

［10］ 王辉,陈宏斌.甲氧西林耐药金黄色葡萄球菌的实验室诊断[J].中国感染与化疗杂志,2011,(06):420–422.

［11］ 张秀珍,朱德妹.临床微生物学检验问与答［M］.2版.北京:人民卫生出版社,2014.

［12］ 窦红涛,谢秀丽,张小江,等.Mohnarin 2008年度报告:肠杆菌科细菌耐药监测［J］.中国抗生素杂志,2010,35(7):556-564.

［13］ 刘文静,张小江,杨文航,等.2008年北京协和医院细菌耐药性监测结果分析［J］.中国感染与化疗杂志,2010,10(4):290-296.

［14］ 陈民钧,俞云松,王辉,等.改进药敏折点标准指导临床合理选择抗菌药物［J］.中华检验医学杂志,2005,28(6):565-568.

［15］ 周建芳,杜斌.产超广谱β-内酰胺酶肠杆菌科细菌的感染与控制［J］.临床药物治疗杂志,2012,10(6):5-8,15.

［16］ 国家卫生计生委合理用药专家委员会,全国细菌耐药监测网.2015年全国细菌耐药监测报告［J］.中国执业药师,2016,13(03):3-8.

［17］ 国家卫生计生委合理用药专家委员会,全国细菌耐药监测网.2014年全国细菌耐药监测报告［J］.中国执业药师,2016,12(02):3-8.

［18］ 贾雪芝,孔焱,李岩,等.某院多重耐药菌分布与耐药性分析［J］.国际检验医学杂志,2017,38(04):560-562.

［19］ 王时云,周建军,曹毅,等.某院2015年多重耐药菌的分布情况分析［J］.中南药学,2017,15(02):246-250.

［20］ 潘本凤,董泽令,陈泽慧,等.铜绿假单胞菌多重耐药情况分析［J］.检验医学与临床,2017,14(03):399-401.

［21］ 马云华,张志军,苏芬,等.多重耐药鲍曼不动杆菌氨基糖苷类耐药基因的研究［J］.国际检验医学杂志,2017,38(02):151-152,156.

第4节　抗菌药物管理

460. 如何评价抗菌药物治疗用药的合理性?

评价抗菌药物治疗用药的合理性,可从以下四方面入手:① 判断是否需要使用抗菌药物,诊断为细菌性感染者方有指征。② 判断病原体,结合感染部位选择抗菌药物。尽早实现目标用药,抗菌药物的选择与药敏检查试验相结合,经验治疗需结合当地细菌耐药性监测数据。③ 是否按照药物的抗菌作用及其体内过程特点(PK/PD)确定使用剂量、给药次数、给药途径、疗程及联合用药。④ 针对患者特殊病理、生理情况,需密切观察、及时处理抗菌药物的不良反应。

(吴娇芬　王福斌　周　密)

461. 抗菌药物的半衰期,你了解多少?

我们通常说的半衰期是指药物的消除半衰期,是药物在血浆中最高浓度降低一半所需的时间。药物的半衰期反映了药物在体内消除(排泄、生物转化及储存等)的速度,表示了药物在体内的时间与血药浓度间的关系,它是决定给药剂量、次数的主要依据。

根据《抗菌药物临床应用指导原则(2015年版)》,围术期预防推荐的药物主要为头孢一代、头孢二代,其半衰期为1～2小时,故对手术时间较短(小于2小时)的清洁手术术前给药一次即可。如手术时间超过3小时或超过所用药物半衰期的2倍以上，或成人出血量超过1 500 ml，术中应追加一次。

（吴娇芬　王福斌　周　密）

---

462. 同一类药物，抗菌谱越广越好吗？

同一类抗菌药物一般都有相似之处，但又有各自的特点。如氟康唑和伏立康唑虽然同为三唑类，但伏立康唑比氟康唑的抗菌谱广。在治疗念珠菌尿路感染时，伏立康唑主要通过肝脏代谢，仅有少于2%的药物以原形经尿排出。而氟康唑主要自肾排泄，以原形自尿中排出占给药量的80%以上，在尿路浓度较高。故伏立康唑并不适用，反而氟康唑更适用于真菌性泌尿系统感染。由此可见，同一类药物，并不是抗菌谱越广越好，应综合考虑。

（吴娇芬　王福斌　周　密）

---

463. 增加药物剂量和增加使用频率，两者应该如何权衡？

按抗菌药物杀菌作用对浓度和时间要求的侧重点不同，可将抗菌药物分为浓度依赖型和时间依赖型。① 浓度依赖型：要求药物峰值浓度 C_{max} 与MIC的比值 > 10（如氨基糖苷），或AUC与MIC的比值即AUIC > 125（如喹诺酮类）等。② 时间依赖型：杀菌活力取决于血药浓度高于MIC的时间，即细菌的暴露时间＞给药间歇时间的40%，主要是青霉素及半合成青霉素、头孢菌素、单胺类、碳青霉烯类、大环内酯类、林可霉素类。

细菌耐药性的改变会明显影响抗菌药物的药效－药代动力学指标，从而影响抗菌药物药效。如：MIC升高时，时间依赖型抗菌药物的血药浓度高于MIC的时间将会明显缩短；浓度依赖型抗菌药物的 C_{max} 与MIC的比值或AUIC（AUC与MIC的比值）也明显下降。

故对于耐药菌，为了确保临床治疗效果，建议对于时间依赖型抗菌药物增加使用频率，对于浓度依赖型抗菌药物增加单次给药剂量。

（吴娇芬　王福斌　周　密）

---

464. 围术期抗菌药物预防使用的给药方法和维持时间有哪些要求？

围术期抗菌药物的给药方法：① 给药途径大部分为静脉输注，仅有少数为口服给药。② 静脉输注应在皮肤、黏膜切开前0.5～1小时内或麻醉开始时给药，在输注完毕后开始手术,保证手术部位暴露时局部组织中抗菌药物已达到足以杀灭手术过程中沾染细菌的药物浓度。③万古霉素或氟喹诺酮类等由于需输注较长时间,应在手术前1～2小时开始给药。

围术期预防用药维持时间要求:抗菌药物的有效覆盖时间应包括整个手术过程。手术时间较短(<2小时)的清洁手术术前给药一次即可。如手术时间超过3小时或超过所用药物半衰期的2倍以上,或成人出血量超过1 500 ml,术中应追加一次。清洁手术的预防用药时间不超过24小时,心脏手术可视情况延长至48小时。清洁−污染手术和污染手术的预防用药时间亦为24小时,污染手术必要时延长至48小时。过度延长用药时间并不能进一步提高预防效果,且预防用药时间超过48小时,耐药菌感染机会增加。

465. 一表看懂常见外科手术围术期抗菌药物选什么

表6−2 抗菌药物在围手术期预防应用的品种选择[1][2]

手术名称	切口类别	可能的污染菌	抗菌药物选择
脑外科手术(清洁,无植入物)	Ⅰ	金黄色葡萄球菌,凝固酶阴性葡萄球菌	第一、二代头孢菌素[3],MRSA感染高发医疗机构的高危患者可用(去甲)万古霉素
脑外科手术(经鼻窦、鼻腔、口咽部手术)	Ⅱ	金黄色葡萄球菌,链球菌属,口咽部厌氧菌(如消化链球菌)	第一、二代头孢菌素[3]±[5]甲硝唑,或克林霉素+庆大霉素
脑脊液分流术	Ⅰ	金黄色葡萄球菌,凝固酶阴性葡萄球菌	第一、二代头孢菌素[3],MRSA感染高发医疗机构的高危患者可用(去甲)万古霉素
脊髓手术	Ⅰ	金黄色葡萄球菌,凝固酶阴性葡萄球菌	第一、二代头孢菌素[3]
眼科手术(如白内障、青光眼或角膜移植、泪囊手术、眼穿通伤)	Ⅰ、Ⅱ	金黄色葡萄球菌,凝固酶阴性葡萄球菌	局部应用妥布霉素或左氧氟沙星等
头颈部手术(恶性肿瘤,不经口咽部黏膜)	Ⅰ	金黄色葡萄球菌,凝固酶阴性葡萄球菌	第一、二代头孢菌素[3]
头颈部手术(经口咽部黏膜)	Ⅱ	金黄色葡萄球菌,链球菌属,口咽部厌氧菌(如消化链球菌)	第一、二代头孢菌素[3]±[5]甲硝唑,或克林霉素+庆大霉素
颌面外科(下颌骨折切开复位或内固定,面部整形术有移植物手术,正颌手术)	Ⅰ	金黄色葡萄球菌,凝固酶阴性葡萄球菌	第一、二代头孢菌素[3]
耳鼻喉科(复杂性鼻中隔鼻成形术,包括移植)	Ⅱ	金黄色葡萄球菌,凝固酶阴性葡萄球菌	第一、二代头孢菌素[3]

（续　表）

手术名称	切口类别	可能的污染菌	抗菌药物选择
乳腺手术（乳腺癌、乳房成形术，有植入物如乳房重建术）	I	金黄色葡萄球菌，凝固酶阴性葡萄球菌，链球菌属	第一、二代头孢菌素[3]
胸外科手术（食管、肺）	II	金黄色葡萄球菌，凝固酶阴性葡萄球菌，肺炎链球菌，革兰阴性杆菌	第一、二代头孢菌素[3]
心血管手术（腹主动脉重建、下肢手术切口涉及腹股沟、任何血管手术植入人工假体或异物、心脏手术、安装永久性心脏起搏器）	I	金黄色葡萄球菌，凝固酶阴性葡萄球菌	第一、二代头孢菌素[3]，MRSA感染高发医疗机构的高危患者可用（去甲）万古霉素
肝、胆系统及胰腺手术	II、III	革兰阴性杆菌，厌氧菌（如脆弱拟杆菌）	第一、二代头孢菌素或头孢曲松[3]±[5]甲硝唑，或头霉素类
胃、十二指肠、小肠手术	II、III	革兰阴性杆菌，链球菌属，口咽部厌氧菌（如消化链球菌）	第一、二代头孢菌素[3]，或头霉素类
结肠、直肠、阑尾手术	II、III	革兰阴性杆菌，厌氧菌（如脆弱拟杆菌）	第一、二代头孢菌素[3]±[5]甲硝唑，或头霉素类，或头孢曲松±[5]甲硝唑
经直肠前列腺活检	II	革兰阴性杆菌	氟喹诺酮类[4]
泌尿外科手术：进入泌尿道或经阴道的手术（经尿道膀胱肿瘤或前列腺切除术、异体植入及取出，切开造口、支架的植入及取出）及经皮肾镜手术	II	革兰阴性杆菌	第一、二代头孢菌素[3]，或氟喹诺酮类[4]
泌尿外科手术：涉及肠道的手术	II	革兰阴性杆菌，厌氧菌	第一、二代头孢菌素[3]，或氨基糖苷类+甲硝唑
有假体植入的泌尿系统手术	II	葡萄球菌属，革兰阴性杆菌	第一、二代头孢菌素[3]+氨基糖苷类，或万古霉素
经阴道或经腹腔子宫切除术	II	革兰阴性杆菌，肠球菌属，B组链球菌，厌氧菌	第一、二代头孢菌素（经阴道手术加用甲硝唑）[3]，或头霉素类
腹腔镜子宫肌瘤剔除术（使用举宫器）	II	革兰阴性杆菌，肠球菌属，B组链球菌，厌氧菌	第一、二代头孢菌素[3]±[5]甲硝唑，或头霉素类
羊膜早破或剖宫产术	II	革兰阴性杆菌，肠球菌属，B组链球菌，厌氧菌	第一、二代头孢菌素[3]±[5]甲硝唑
人工流产–刮宫术 引产术	II	革兰阴性杆菌，肠球菌属，链球菌，厌氧菌（如脆弱拟杆菌）	第一、二代头孢菌素[3]±[5]甲硝唑，或多西环素
会阴撕裂修补术	II、III	革兰阴性杆菌，肠球菌属，链球菌属，厌氧菌（如脆弱拟杆菌）	第一、二代头孢菌素[3]±[5]甲硝唑
皮瓣转移术（游离或带蒂）或植皮术	II	金黄色葡萄球菌，凝固酶阴性葡萄球菌，链球菌属，革兰阴性菌	第一、二代头孢菌素[3]

（续　表）

手术名称	切口类别	可能的污染菌	抗菌药物选择
关节置换成形术、截骨、骨内固定术、腔隙植骨术、脊柱术（应用或不用植入物、内固定物）	Ⅰ	金黄色葡萄球菌，凝固酶阴性葡萄球菌，链球菌属	第一、二代头孢菌素[3]，MRSA感染高发医疗机构的高危患者可用（去甲）万古霉素
外固定架植入术	Ⅱ	金黄色葡萄球菌，凝固酶阴性葡萄球菌，链球菌属	第一、二代头孢菌素[3]
截肢术	Ⅰ、Ⅱ	金黄色葡萄球菌，凝固酶阴性葡萄球菌，链球菌属，革兰阴性菌，厌氧菌	第一、二代头孢菌素[3] ±[5]甲硝唑
开放骨折内固定术	Ⅱ	金黄色葡萄球菌，凝固酶阴性葡萄球菌，链球菌属，革兰阴性菌，厌氧菌	第一、二代头孢菌素[3] ±[5]甲硝唑

注：[1]所有清洁手术通常不需要预防用药，仅在有前述特定指征时使用。[2]胃十二指肠手术、肝胆系统手术、结肠和直肠手术、阑尾手术、Ⅱ或Ⅲ类切口的妇产科手术，如果患者对β-内酰胺类抗菌药物过敏，可用克林霉素+氨基糖苷类，或氨基糖苷类+甲硝唑。[3]有循证医学证据的第一代头孢菌素主要为头孢唑啉，第二代头孢菌素主要为头孢呋辛。[4]我国大肠埃希菌对氟喹诺酮类耐药率高，预防应用需严加限制。[5]表中"±"是指两种及两种以上药物可联合应用，或可不联合应用。

（吴娇芬　王福斌）

466. 为什么强调围术期抗菌药物应在术前0.5～1小时使用？

围术期预防性使用抗菌药物要求一般为静脉输注。1992年国外一项研究对1 708例手术患者预防用药与手术部位感染（SSI）发生率的前瞻性研究发现，在术前2小时给药，SSI发生率最低为0.6%（见下表）。结合循证证据，我国《抗菌药物临床应用指导原则（2015年版）》指出抗菌药物应在皮肤、黏膜切开前0.5～1小时内或麻醉开始时给药，在输注完毕后开始手术。这是由于我国围术期预防推荐的药物主要为第一、二代头孢菌素，该类药物一般以小容积量溶剂稀释，在0.5～1小时内滴注完毕，从而保证在短时间内尽快达到血浆峰浓度，确保手术部位暴露时局部组织中抗菌药物已达到足以杀灭手术过程中沾染细菌的药物浓度。

表6-3　1 708例手术患者预防用药时机与SSI发生率

给药时间	定义与描述	SSI发生率（%）
早期	手术前2～24小时	3.8
术前	手术前2小时	0.6
术中	手术后0～3小时	1.4
术后	手术后3～24小时	3.3

（吴娇芬　王福斌　周　密）

467. 围术期预防性使用抗菌药物时机"0.5～1小时"与"0.5～2小时"有冲突吗？如何理解和落实这一要求？

围术期预防性使用抗菌药物一般为静脉输注，应在皮肤、黏膜切开前0.5～1小时或麻醉开始时给药，在输注完毕后开始手术，保证手术部位暴露时局部组织中抗菌药物已达到足以杀灭手术过程中沾染细菌的药物浓度。万古霉素或氟喹诺酮类等由于需输注较长时间，应在手术前1～2小时开始给药。故之前的《卫生部办公厅关于继续深入开展全国抗菌药物临床应用专项整治活动的通知》（卫办医政发〔2012〕32号）第六条规定：住院患者手术预防使用抗菌药物时间控制在术前30分钟至2小时（剖宫产手术除外）。

《抗菌药物临床应用指导原则（2015年版）》更改为术前30分钟至1小时是基于如下考虑：根据指导原则围术期预防推荐的药物主要为头孢一代、头孢二代，在MRSA感染高发医疗机构的高危患者可用（去甲）万古霉素。而目前耐甲氧金黄色葡萄球菌（MRSA）感染高发医疗机构较少。此外，泌尿科手术除了选择第一、二代头孢菌素外，还可以选择氟喹诺酮类，但我国大肠埃希菌对氟喹诺酮类耐药率高，预防应用需严加限制。

故万古霉素、氟喹诺酮类仅为少数人群选择，除万古霉素、氟喹诺酮类药物，一般抗菌药物可在0.5～1小时内滴完，半衰期在1～2小时。故改为0.5～1小时，对于多数人群更为合理。

综上所述，"0.5～1小时"与"0.5～2小时"并无矛盾，具体的给药时间要根据药物类别来决定。

（吴娇芬　王福斌　周　密）

---

468. 剖宫产手术"术前0.5～1小时"和"脐带结扎后"给抗菌药物，有什么不同与利弊？

《卫生部办公厅关于抗菌药物临床应用管理有关问题的通知》（卫办医政发〔2009〕38号）明确指出剖宫产抗菌药物使用时机为结扎脐带后给药。这样优点在于能避免新生儿接受抗菌药物，但有可能增加产妇术后手术部位感染风险。

根据最新随机对照试验（RCT）研究，比较了剖宫产术前0.5～1小时给药与脐带结扎后给药两种预防用药方法对产妇及新生儿术后感染并发症的影响，结果发现与脐带结扎后给药相比，术前预防给药显著降低产妇术后感染的发生率，新生儿的相关不良反应无明显差异。因此建议剖宫产手术应在术前预防给药，但对新生儿近期或远期的副作用还需进一步研究。

故在《抗菌药物临床应用指导原则（2015年版）》并未对剖宫产抗菌药物使用时机做

强制性要求。实际工作中,我们要进行风险评估,在产妇感染和对新生儿产生副作用中进行权衡,合理选择时机。

(吴娇芬　王福斌　周　密)

469. 为了预防耐药菌产生,患者症状一改善就可以停药吗?

不可以。抗菌药物使用疗程因感染不同而异,一般宜用至体温正常、症状消退后72~96小时,有局部病灶者需用药至感染灶控制或完全消散。但血流感染、感染性心内膜炎、化脓性脑膜炎、伤寒、布鲁菌病、骨髓炎、B组链球菌咽炎和扁桃体炎、侵袭性真菌病、结核病等需较长的疗程方能彻底治愈,并减少或防止复发。如感染性心内膜炎疗程需4~6周或更长,溶血性链球菌咽炎或扁桃体炎用青霉素疗程不宜少于10天,以防止或减少风湿热发生。

(吴娇芬　王福斌　周　密)

470. 如何理解和执行"抗菌药物耐药率超过75%时,停止该药物的临床应用"这一要求?

《卫生部办公厅关于抗菌药物临床应用管理有关问题的通知》(卫办医政发〔2009〕38号)这样要求:对于目标细菌耐药率超过75%的抗菌药物,应暂停该类抗菌药物的临床应用。这句话不能简单理解为抗菌药物的耐药率超过75%时,医疗机构要停止使用该药物。

该句话的关键在于"临床应用"这几个字,我们以头孢曲松为例,头孢曲松的临床应用有很多种:用于敏感致病菌所致的下呼吸道感染、尿路、胆道感染,以及腹腔感染、盆腔感染、皮肤软组织感染、骨和关节感染、败血症、脑膜炎等及手术期感染预防治疗。从这段话我们可以看出敏感菌、感染部位、治疗性等这些关键词组合构成了头孢曲松的各种临床应用。

例如:在新生儿重症监护治疗病房中下呼吸道感染分离到的肺炎克雷伯菌对头孢曲松的耐药率超过75%,我们可以停止新生儿重症监护治疗病房使用头孢曲松治疗肺炎克雷伯菌引起的下呼吸道感染,但是如果头孢曲松在其他科室仍然保持着较高的敏感性,我们依然可以继续该药物的临床应用。此外,药物对于细菌的耐药率应是具体到某一种细菌,如头孢曲松对肺炎克雷伯菌耐药,但是对于颅内感染的链球菌仍有很好的敏感性,仍然可以继续使用。

(吴娇芬　王福斌　周　密)

471. 经验性使用的抗菌药物临床有效的话,是否一定要再根据药敏试验结果更换药物?

不需要。对于临床诊断为细菌性感染的患者,在未获知细菌培养及药敏结果前,或无法获取培养标本时,可根据患者的感染部位、基础疾病、发病情况、发病场所、既往抗菌药物用药史及其治疗反应等推测可能的病原体,并结合当地细菌耐药性监测数据,先给予抗菌药物经验治疗。待获知病原学检测及药敏试验结果后,结合先前的治疗反应调整用药方案。

若实验室分离出的微生物,如果临床认为致病菌:① 经验性使用的药物即为敏感药物,可以考虑不用换药,可根据患者临床表现或药敏进行降阶梯。② 经验性使用的药物为非敏感药物,临床治疗确实有效,可考虑继续治疗和观察。若实验室分离的微生物,临床判定为定植菌或污染菌,则药敏试验结果是无意义的。

故治疗药物的调整需结合临床实践结果进行调整,而不是完全根据药敏试验结果,药敏试验结果仅为临床用药提供参考。

(吴娇芬 王福斌 周 密)

----

472. 临床常用的部分抗菌药物品种不在药敏试剂(纸片、药敏条、药敏板)中,该如何参考药敏结果,合理使用?

药敏试验中的选药原则,美国临床和实验室标准协会(CLSI)建议根据国家地区指南为基础、由临床医师(如感染科或儿科医师)、临床药师或药学工作者、感染控制从业者和临床微生物学工作者等形成工作组,结合本单位具体情况:患者、病区、感染类型、菌株、药物使用的法规和供给等确定,每年一更新。目前国内主要由实验室根据CLSI文件和仪器药物选择为基础,根据指南、天然耐药、低耐药、指示药等设置。把所有药物都进行试验,这也是没有必要的。

如药物在药敏试验中没有测试,需考虑其抗菌谱,该菌是否是对其天然耐药,如嗜麦芽窄食单胞菌对亚胺培南、美罗培南天然耐药。另外,药敏试验中没有测试也有可能是该药物的敏感性被其他药物所预报。如除了新的具有抗耐甲氧西林金黄色葡萄球菌(MRSA)活性的头孢菌素(如头孢洛林)外,耐苯唑西林葡萄球菌对目前所有β-内酰胺类药物耐药。因此,对各种β-内酰胺类抗菌药物敏感或耐药结果,可以通过只检测青霉素和头孢西丁或苯唑西林而推测得到。又如肠杆菌科细菌对第三、四代头孢菌素耐药,那么可以推断其对第一、二代头孢菌素不会敏感。

(吴娇芬 王福斌 周 密)

473. 新生儿窒息,是否有应用抗菌药物的指征?

新生儿窒息是指胎儿因缺氧发生宫内窘迫或娩出过程中引起的呼吸循环障碍。常见的窒息原因有母体原因、胎盘原因、脐带原因、胎儿原因,还有出生时的分娩原因。母体原因如吸烟、酗酒,都可以影响到胎儿,引起缺氧,产生窒息。胎盘原因是由胎盘功能的不足引起的。脐带原因影响到血流的过程。胎儿原因包括胎儿生长发育状况,是否有先天畸形,是否有宫内感染的脑损伤等。

故新生儿窒息很多不是感染引起,没有抗菌药物的使用指征,只有合并感染或感染高危险因素的新生儿方可使用抗菌药物。对于发生感染的新生儿早期应进行微生物学培养和药敏试验,先根据经验行抗菌药物治疗,并及时根据检查结果调整用药,改善其预后。

(吴娇芬 王福斌 周 密)

---

474. 面对棘手的CRE,如何选择抗菌药物?

CRE是对碳青霉烯类抗菌药物耐药[即多利培南、美罗培南或亚胺培南最小抑制浓度(MIC)≥4 mg/L,或厄他培南MIC≥2 mg/L]或产碳青霉烯酶的肠杆菌科细菌。一般CRE的抗菌药物治疗选择有碳青霉烯类抗菌药物(体外敏感或中介)、多黏菌素、替加环素、磷霉素及头孢他啶/阿维巴坦(Avibactam)。建议联合治疗,对于产金属酶的CRE可考虑联合的基础上再加上氨曲南,如下表。

表6-4 CRE联合治疗中药物选择

两药联合(考虑金属酶: +氨曲南)	三药联合(考虑金属酶: +氨曲南)
多黏菌素为基础的联合: MIC≤2 mg/L 　+碳青霉烯类 　+替加环素 　+磷霉素: MIC≤32 mg/L 替加环素为基础的联合: MIC≤1 mg/L 　+碳青霉烯类 　+氨基糖苷类: 庆大/妥布MIC≤2 mg/L;丁卡MIC≤4 mg/L 　+磷霉素 　+多黏菌素 碳青霉烯类为基础的联合: MIC≤4 mg/L 　+多黏菌素 　+替加环素 　+氨基糖苷类 其他联合: 　双碳青霉烯类(厄他培南联合美罗培南、多利培南等)	替加环素+多黏菌素+碳青霉烯类

(吴娇芬 王福斌 周 密)

◇参◇考◇文◇献◇

［ 1 ］ 国家卫生计生委办公厅,国家中医药管理局办公室,解放军总后勤部卫生部药品器材局.抗菌药物临床应用指导原则（2015年版）［EB/OL］.（2015-08-27）［2017-04-07］http：//www.gov.cn/foot/site1/20150827/9021440664034848.pdf.

［ 2 ］ 中华人民共和国卫生部医政司.国家抗微生物治疗指南［M］.北京：人民卫生出版社,2012.

［ 3 ］ 卫生部合理用药专家委员会.中国医师药师临床用药指南［M］.重庆：重庆出版社,2014.

［ 4 ］ 童荣生,刘跃建,杨勇.药物比较与临床合理选择（呼吸科疾病分册）［M］.北京：人民卫生出版社,2014.

［ 5 ］ Classen D C, Evans R S, Pestotnik S L, et al. The timing of prophylactic administration of antibiotics and the risk of surgical-wound infection［J］. N Engl J Med, 1992, 326: 281-286.

［ 6 ］ 中华人民共和国国家卫生和计划生育委员会.卫生部办公厅关于抗菌药物临床应用管理有关问题的通知［EB/OL］.（2009-03-23）［2017-04-07］http：//www.moh.gov.cn/mohbgt/s9508/200903/39723.shtml.

［ 7 ］ Mackeen A D, Packard R E, Ota E, et al. Timing of intravenous prophylactic antibiotics for preventing postpartum infectious morbidity in women undergoing cesarean delivery［J］. Cochrane database Syst Rew, 2014, 5: 12.

［ 8 ］ CLSI.Clinical and Laboratory Standards Institute (CLSI) 2015［EB/OL］.（2015-01-31）［2017-04-06］http：//us.findeen.com/clsi_m100_s25.html.

［ 9 ］ 赵国华.新生儿窒息的产科原因分析与对策［J］.当代医学,2011,17（3）: 89.

［10］ 鄢碧玉,李永文,朱小凤.孕妇胎膜早破与新生儿感染的临床分析及抗菌药物应用［J］.中华医院感染学杂志,2014,24（13）: 3337.

［11］ Centers for Disease Control and Prevention. Facility guidance for control of carbapenem-resistant Enterobacteriaceae (CRE), November 2015 update-CRE toolkit. Atlanta (GA): United States Department of Health and Human Services［EB/OL］.（2016-08-20）［2017-04-09］http：//www.cdc.gov/hai/pdfs/cre/CRE-guidance-508.pdf.

［12］ Falagas M E, Lourida P, Poulikakos P, et al. Antibiotic treatment of infections due to carbapenem-resistant Enterobacteriaceae: systematic evaluation of the available evidence［J］. Antimicrob Agents Chemother, 2014, 58(2): 654-664.

［13］ Morrill H J, Pogue J M, Kaye K S, et al. Treatment options for carbapenem-resistant enterobacteriaceae infections［J］. Open Forum Infectious Diseases, 2015, 2(2): ofv050.

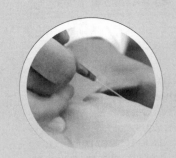

第 7 章
医疗废物与污水管理

475. 医疗废物暂存场地有哪些要求?

有住院病房的医疗机构应建立专门的医疗废物暂存库房,并应满足以下要求:① 必须与生活垃圾分开存放,有防雨淋的装置,地基高度应确保设施内不受雨洪冲击和浸泡。② 必须与医疗区、食品加工区和人员活动密集区隔开,方便医疗废物的装卸及运送车辆的出入。③ 应有严密的封闭措施,设专人管理,避免非工作人员进出,防鼠、防蚊蝇、防蟑螂、防盗以及预防儿童接触等安全措施。④ 地面和 1.0 m 高的墙裙须进行防渗处理,地面有良好的排水性能,易于清洁和消毒,产生的废水应采用管道直接排入医疗卫生机构内的医疗废水消毒、处理系统,禁止将产生的废水直接排入外环境。⑤ 库房外宜设有上下水设施,以供清洗贮存库房。⑥ 应有良好的照明设备和通风条件,但应避免阳光直射库房内。⑦ 库房内应张贴"禁止吸烟、饮食"的警示标识。⑧ 应按 GB 15562.2 和卫生、环保部门制定的专用医疗废物警示标识要求,在库房外的醒目处同时设置危险废物和医疗废物的警示标识。

不设住院病房的医疗卫生机构,如门诊部、诊所、医疗教学和科研机构,当难以设置独立的医疗废物暂时贮存库房时,应设立专门的医疗废物专用暂时贮存柜(箱),并应满足:① 医疗废物专用暂时贮存柜(箱)必须与生活垃圾分开存放,并有防雨淋、防扬散措施,同时符合消防安全要求。② 将分类包装的医疗废物盛放在周转箱内后,置于专用暂时贮存柜(箱)中。柜(箱)应密闭并采取安全措施,如加锁和固定装置,做到无关人员不可移动,外部设置警示标识。③ 可用冷藏柜(箱)作为医疗废物专用暂时贮存柜(箱);也可用金属或硬质塑料制作,具有一定的强度,防渗漏。

(米宏霏 卢 珊)

476. 医疗废物交接登记内容包括哪些？资料如何保管？

医疗废物交接登记包括两个方面，一个是医疗废物产生科室与医疗废物专职人员的交接登记，另一个是医疗机构与医疗废物集中处置单位的交接登记。

医疗废物产生科室与医疗废物专职人员的交接登记内容包括：医疗废物的来源、种类、重量或数量、交接时间、最终去向以及经办人签名等项目。登记资料至少保存3年。

医疗机构与医疗废物集中处置单位的交接登记可采用简化的《危险废物转移联单》（医疗废物专用）（表7-1）。一式两份，每月一张。登记资料由医疗卫生机构和处置单位分别保存，保存时间为5年。

表7-1 《危险废物转移联单》（医疗废物专用）格式

医疗卫生机构名称：
医疗废物处置单位：

时间：　　　年　　　月

日　期	感染性废物及其他		损伤性废物		医疗卫生机构交接人员签名	废物运送人员签名	交接时间
	体积（箱）	重量（kg）	体积（箱）	重量（kg）			

（米宏霏　卢　珊）

477. 三种医疗废物标识分别适用于哪些地方？各有何要求？

医疗废物标识共有三种，黄色菱形、黄色三角形、橘红色菱形，分别适用于不同的地方，不可以混淆使用。

黄色菱形标识适用于医疗废物专用包装袋、利器盒和周转箱（桶）。为直角菱形，警告语与警示标志组合使用。带有警告语的警示标志的底色为包装袋和容器的背景色，边框和警告语的颜色均为黑色，长宽比为2:1，其中宽度与警示标志的高度相同。具体要求如下表所示。

表7-2 警示标志的颜色和规格

标志颜色		
	菱形边框	黑色
	背景色	淡黄（GB/T 3181中的Y06）
	中英文文字	黑色
标志规格		
包装袋	感染性标志	高度最小5.0 cm
	中文文字	高度最小1.0 cm
	英文文字	高度最小0.6 cm
	警示标志	最小12.0 cm×12.0 cm
利器盒	感染性标志	高度最小2.5 cm
	中文文字	高度最小0.5 cm
	英文文字	高度最小0.3 cm
	警示标志	最小6.0 cm×6.0 cm
周转箱（桶）	感染性标志	高度最小10.0 cm
	中文文字	高度最小2.5 cm
	英文文字	高度最小1.65 cm
	警示标志	最小20.0 cm×20.0 cm

　　黄色三角形标识为医疗废物警示性标牌，适用于医疗废物暂时贮存场所。具体要求如下表所示。

表7-3 医疗废物警示牌的要求

要　　求	
材料	坚固、耐用、防风化、淋蚀
颜色	背景色-黄色
	文字和字母黑色
尺寸	
警示牌	等边三角形边长≥400 mm
主标识	高≥150 mm
中文文字	高≥40 mm
英文文字	高≥40 mm

　　橘红色菱形标识，适用于对已经定型的保温车、冷藏车进行适当改造，专门用于转运医疗废物的专用货车。标志图形和文字颜色为黑色，底色为醒目的橘红色。

（米宏霏　卢　珊）

478. 医疗废弃物管理人员如何做好个人防护？防护用品如何消毒？

　　医疗废物管理人员在医疗废物收集过程中，有可能直接接触到医疗废物，被锐器刺伤,或沾染到患者的血液、体液、分泌物等,因此必须重视个人防护。国家规范对此有明确的要求,运送人员在运送过程中须穿戴防护手套、口罩、工作服、靴等防护用品;运送人员每年体检2次,必要时进行预防性免疫接种。

在国家卫生行政部门发布的重大传染病疫情流行期间,根据不同传染病的传播风险,运送及焚烧处置装置操作人员的防护要求应达到卫生行政部门规定的一级防护要求,即必须穿工作服、隔离衣、防护靴、戴工作帽和防护口罩,近距离处置废物的人员还应戴护目镜;每次运送或处置操作完毕后立即洗手和手消毒,并洗澡。

帽子、口罩等一次性防护用品应一次性使用。复用的防护用品的消毒建议结合实际情况,参考产品说明书及可疑暴露的病原体选择合适的方法。通常无明显污染的情况下选择有效氯为500 mg/L的消毒液浸泡消毒,遇到重大传染病疫情流行期间,按照当时发布的指南进行消毒处理。

(米宏霏 卢 珊)

479. 使用后的玻璃(一次性塑料)输液瓶(袋),是否属于医疗废物? 应如何处置?

判断使用后的玻璃(一次性塑料)输液瓶(袋)是否属于医疗废物,应评估其是否具有医疗废物的核心要素"感染性、毒性及其他危害性"。通常情况下,未被患者血液、体液、排泄物污染的玻璃(一次性塑料)输液瓶(袋),不属于医疗废物。这在原卫生部《关于明确医疗废物分类有关问题的通知》中已经明确,并提出这类废物回收利用时不能用于原用途,用于其他用途时应符合不危害人体健康的原则。

医疗机构应建立并健全此类废物回收责任制度,指定专门部门、专人负责,将使用后未被患者血液、体液、排泄物等污染的玻璃(一次性塑料)输液瓶(袋)严格分类收集,交由卫生行政部门或者环保部门指定的单位统一回收、无害化处置,并做好交接、登记和统计等工作,保证可追溯性。当无指定的回收机构时,可建议政府有关部门指定回收机构。在过渡期间,可暂交由取得营业执照等相关证件的废品回收企业处置,不得随意买卖,应与回收企业签订合同,保证不用于原用途,用于其他用途时应符合不危害人体健康的原则(图7-1)。

而对于内含"毒性或其他危害性"药物的玻璃(一次性塑料)输液瓶(袋),仍需按照医疗废物管理。

(杜 玲 卢 珊 刘 滨)

480. 未被污染的青霉素瓶、安瓿是否属于医疗废物? 如何进行管理?

未被患者血液、体液、排泄物污染的青霉素及头孢类抗生素的废弃瓶不属于感染性废

甲方：**医院

乙方：***

根据原国家卫生部办公厅和国家环保总局办公厅《关于明确医疗废物分类有关问题的通知》【卫办医发（2005）292号】等法律法规要求，乙方***承担甲方**医院使用后且未被患者血液、体液、排泄物污染的输液瓶（袋）集中回收和处置任务，双方达成并签订如下协议：

（一）乙方必须取得国家法定资质，提供给甲方复印件，并合法经营，遵守国家的法律法规及规章制度，提倡绿色环保。

（二）甲方不向乙方出售或转让任何属于医疗废物的物品，乙方如发现有应按医疗废物处理的物品混入时应及时退还甲方。

（三）乙方承诺将严格按照国家法律法规及有关规定做好回收物品的回收处置工作，保证回收处置合法依规安全（不用于原用途，用于其他用途时应符合不危害人体健康的原则），否则乙方承担全部责任。

（四）甲方将科室使用后且未被患者血液、体液、排泄物污染的医用输液瓶（袋）、玻璃瓶集中分类存放，乙方每周到相关科室回收二次，当场现金结算，并提供存放袋。

（五）甲方使用后且未被患者血液、体液、排泄物污染的医用输液瓶（袋）全部交由乙方集中回收。

（六）甲方有权对乙方的回收处置工作进行监督和访查，乙方应予以配合。

（七）回收价格：（略）

（八）甲乙双方约定，存在下列情况之一的，甲方有权提出解除本合同：

1. 乙方因违法、违规处理回收物品受到行政或司法处理的，乙方不再具有回收物品回收处置合法资质的；

2. 乙方因回收处置回收物品不当，致使甲方权益受到影响的；

3. 根据法律法规和相关行政部门政策规定和通知要求，不能继续履行合同的。

（九）本协议一式两份，双方签字盖章后生效，有效期为1年。

甲方盖章：   乙方盖章：

  甲方签字：   乙方签字：

日期：   日期：

                                联系电话：

图7-1　医用输液瓶（袋）处置协议模板（仅供参考）

［感谢"上海国际医院感染控制论坛" http://bbs.icchina.org.cn/forum.php注册会员"钟摆"提供"输液瓶（袋）处置协议"模板。］

物,不必按医疗废物要求处理。但不能混入其他废物和生活垃圾中,应单独收集后交由规范的废品回收企业处理。

对于玻璃安瓿,因其具有"能够刺伤或者割伤人体"的特性,在《医疗废物分类目录》里视为损伤性废物。而江苏省卫生和计划生育委员会在《省卫生厅关于玻璃安瓿处理归类的批复》(苏卫医〔2010〕78号)中指出,未被患者血液、体液、排泄物污染的玻璃安瓿不属于医疗废物,不必按照医疗废物进行管理。该批复请示了原卫生部,其分类依据是原卫生部《关于明确医疗废物分类有关问题的通知》(卫办医发〔2005〕292号)。因此,笔者认为,未被患者血液、体液、排泄物污染的玻璃安瓿因其未携带病原微生物,不具有直接或间接感染性、毒性以及其他危害性,因此不属于医疗废物。但由于易碎,应放入耐刺、防渗漏容器中单独收集。需要说明的的是,由于各地在医疗废物分类中存在理解方面的差异,因而,在处理废弃物时,还应符合地方规定。

(杜　玲　卢　珊　刘　滨)

481. 一次性医疗器械使用后需要在医疗机构内毁形吗?

具备集中处置医疗废物条件的医疗机构不需要对使用后的一次性医疗器械毁形。而不具备集中处置医疗废物条件的偏远地区医疗机构或个体诊所需要对使用后的一次性医疗器械进行毁形。

一次性医疗器械使用后由医疗机构毁形是特定形势下的特殊要求。在实施医疗废物集中处置之前,存在一次性医疗器械使用后被不规范处置,甚至重复使用的情况,增加了患者医院感染的风险。当时的这种要求有其存在的合理性。随着《医疗废物管理条例》和《医疗卫生机构医疗废物管理办法》的实施,医疗机构产生的感染性医疗废物由医疗废物集中处置中心进行回收和集中处置,不存在流向市场重复使用的可能,也不存在增加患者被感染的风险。相反,如果医疗机构医务人员对使用后的一次性使用的医疗器械进行毁形处理,则可能增加医护人员发生职业暴露的风险。2014年国务院发布的《医疗器械监督管理条例》(国务院令第650号)中也要求"一次性使用的医疗器械不得重复使用,对使用过的应当按照国家有关规定销毁并记录",但未要求由医疗机构进行毁形。因此将使用后一次性医疗器械交医疗废物集中处置机构进行集中的焚烧处置,也是销毁的一种形式,两者并不矛盾。

但是,不具备集中处置医疗废物条件的偏远地区医疗机构或个体诊所,在按照当地卫生行政主管部门和环境保护主管部门的要求对医疗废物自行处置时,应对使用后的一次性医疗器具和容易致人损伤的医疗废物消毒并做毁形处理。在消毒和毁形过程中,要做好个人防护,以免发生职业暴露。

(张立国　王世浩　韩玲样)

482. 产妇的胎盘如何处置？

原卫生部《关于产妇分娩后胎盘处理问题的批复》（卫政发〔2005〕123号）指出，产妇分娩后胎盘应当归产妇所有。产妇放弃或者捐献胎盘的，可以由医疗机构进行处置。任何单位和个人不得买卖胎盘。如果胎盘可能造成传染病传播的，医疗机构应当及时告知产妇，按照《传染病防治法》《医疗废物管理条例》的有关规定进行消毒处理，并按照医疗废物进行处置。

因此，产妇如需要拿回胎盘，医疗机构应交产妇处理。当产妇为传染病患者、疑似传染病患者及突发原因不明的传染病患者时，胎盘按照医疗废物处置。需要注意的是，无论何种处置方式，均需做好胎盘的去向登记和交接工作，产妇带走时需要签署知情同意书。

（杜　玲　陈修文　卢　珊）

----

483. 死胎、死婴能按病理性废物处置吗？

《医疗机构新生儿安全管理制度（试行）》（国卫办医发〔2014〕21号）明确规定，对死胎和死婴，严禁按医疗废物处理。医疗机构应当与产妇或其他监护人沟通确认，并加强管理。对有传染性疾病的死胎、死婴，经医疗机构征得产妇或其他监护人等同意后，产妇或其他监护人等应当在医疗文书上签字并配合办理相关手续，医疗机构应当按照《传染病防治法》《殡葬管理条例》等妥善处理，不得交由产妇或其他监护人等自行处理。

目前，对于死婴不作为医疗废物处理没有争议。但死胎在法律上是未被规范的模糊概念，近年来，围绕着死胎的法律属性、所有权归属以及医疗机构在其中扮演角色的失当等问题，已经发生了多起法律上的纠纷。对于死胎的界定，我国《殡葬管理条例》和《医疗废物管理条例》均未涉及，《妇产科学》中定义为妊娠20周后的胎儿在子宫内死亡称死胎，胎儿在分娩过程中死亡，称为死产，是死胎的一种。*Emotions As Bio-Cultural Processes*一书中指出，在德国一般而言，死胎体重＞1 kg时，可视为尸体来处理；如果死胎的父母提出相关要求，体重＞500 g而＜1 kg的死胎也可以被允许视为尸体来处理；体重＜500 g的胎儿不应被视为尸体，可按病理性医疗废物处理。

国外多以胎龄、重量或有无生命体征界定死胎，胎龄在20～24周，体重在350～1 000 g，无生命体征。中国台湾地区将胎龄16周以上者视为死胎，因为胎儿发育到第16周时已完全成形，可分辨性别，大脑发育趋于完善。

结合国外及中国台湾等地的法规经验，建议确定为16周以上、胎重＞500 g的死胎按照《殡葬管理条例》处理；16周以下、胎重＜500 g则按病理性废物处理。

（卢　珊　韩玲样）

484. 人流组织属于医疗废物吗？如何处理？

人工流产是指妊娠3个月内采用人工或药物方法终止妊娠，包括手术流产和药物流产。人流不同于引产，人流组织物主要是胚胎组织，依据《医疗废物分类目录》，手术及其他诊疗过程中产生的废弃的人体组织、器官等属于病理性废物。因此，应将吸出物倒入滤网内清洗过滤，检查完整性后放入医疗废物袋。由于吸出的胚胎组织很小，可选择合适大小的医疗废物袋。如果放入标本袋，则还应再次放入医疗废物袋中并标注"病理性废物"，及时送医疗废物暂存处进行低温存放。

引流瓶内液体和清洗液可直接排入有医院污水处理系统的下水道，如无污水处理系统，或污水处理系统未能正常运行时，可先加入含氯消毒剂进行无害化处理后，再排入污水处理系统。

（孔晓明　王世浩　卢　珊）

485. 肿瘤患者化疗用过的输液瓶（袋）属于什么废物？如何处理？

我国《医疗废物分类目录》中药物性废物包括废弃的细胞毒性药物和遗传毒性药物。但药物性废物是指过期、淘汰、变质或者被污染的废弃的药品。由此可见，内有极少量化疗药物残留的输液瓶（袋）不符合药物性废物的特征。而未被患者血液、体液、排泄物污染的输液瓶（袋）也不属于医疗废物。因此，肿瘤患者化疗用过的输液瓶（袋）、药瓶等废弃物分类在我国并不明确。

而在中国香港《医疗废物管理工作守则——医疗废物收集商及大型医疗废物产生者》中指出细胞毒性药物属于化学废物，不属于医疗废物。大量或容器内剩余的细胞毒性药物超过容器容量的3%时（如在盛载药水用的小玻璃瓶或针筒内未经使用或部分使用的药物）属于化学废物，其处理方式需要遵循《废物处置（化学废物）（一般）规例》的规定。盛载药水用的小玻璃瓶或针筒内的细胞毒性药物若少于容器容量的3%，可以放置于利器盒收集，该利器盒应以焚烧的方法处置，而不能用其他方法处置。

虽然我国目前对肿瘤患者化疗用过的输液瓶（袋）、药瓶等废弃物未明确分类，但鉴于其毒性，建议可参考中国香港的做法，与其他医疗废物分开收集，并标明为"细胞毒性废弃物"，最终交由医疗废物处置中心处置。

（杜　玲　陈修文　卢　珊）

486. 废弃的麻醉药品、第一类精神药品如何处置？

我国《医疗废物分类目录》中药物性废物未包括麻醉药品、第一类精神药品等处方药,因此应按照《麻醉药品和精神药品管理条例》《医疗机构麻醉药品、第一类精神药品管理规定》要求,指定专人对本单位的麻醉药品、第一类精神药品进行管理,定期检查药品有效期和质量情况,保证质量合格。对于过期、破损的麻醉药品和第一类精神药品进行登记造册,单独存放并有明显标识。进行销毁时,应当向所在地卫生行政部门提出申请,在卫生行政部门监督下进行销毁,并对销毁情况进行登记。卫生行政部门接到医疗机构销毁麻醉药品、第一类精神药品申请后,应当于5日内到场监督医疗机构销毁行为。

(杜 玲 于国平 卢 珊)

487. 戊二醛、二甲苯废液可以倒入下水道吗?

接触戊二醛溶液会对皮肤黏膜、眼睛、喉咙和肺产生刺激,导致皮肤炎、鼻炎、结膜炎和哮喘等。实验室通常使用的二甲苯在《国家危险废物名录2016》中列为易燃、易爆危险品,其蒸气与空气可形成爆炸性混合物。按照医疗废物分类目录,使用后大量的戊二醛、二甲苯废液为有毒有害的化学性废物,直接倒入下水道会污染水源与环境,影响人类健康,因此原则上应限制直接倾倒入下水道。

建议的处置方法:① 按照危险化学品处理:将此类废液盛放于防渗漏的密闭容器内,交由与本单位签有合同的有资质的回收机构进行统一回收处理,并做好有关的交接登记工作,资料至少保存3年。② 消毒液可采用化学药品进行中和:如戊二醛使用硫代硫酸钠或甘氨酸中和,然后倾倒入医院下水管道。③ 消毒液可选择替代产品:如用其他高水平消毒剂或灭菌剂替代戊二醛,季铵盐消毒剂替代苯酚进行低水平消毒。

(于国平 卢 珊)

488. 废弃的含有汞的体温计、血压计该如何处理? 电子产品是最佳替代品吗?

《医疗废物分类目录》中明确规定,废弃的含有汞的体温计、血压计属于化学性废物,对批量的含有汞的体温计、血压计等医疗器具报废时,使用部门应单独收集起来交本单位指定的管理部门,并及时交由本单位签订此类废物处置协议的专门机构进行处置,同时做好交接、登记等工作。但事实上,该类物品的回收处理是个难题,许多地区并不了解或未明确哪些机构具有回收资质,因此选择电子体温计、电子血压计等无汞产品逐步替代含汞体温计、血压计将是最佳解决方案。

汞非常容易挥发,是在自然生态系统中能完善循环的唯一重金属。汞污染可以随着大气环流或洋流在全球范围内流动传播,由于其具有这种跨国污染属性,已被联合国环境规划署(UNEP)列为全球性污染物。汞排入水中,通过食物链在细菌的作用下形成甲基汞进入生物体,排除缓慢不易分解,易溶于脂类,是一种高神经毒剂,多在脑组织内积累。含汞的医疗废物被焚烧时,会把汞排放到大气中,直接增加全球的汞负荷。因此许多国家都在积极采取"限期汞"措施,其中包括限制、甚至禁止使用含汞体温计和含汞血压计。《水俣公约》具体开出了有关限制汞排放的清单,2020年前应逐步淘汰某些非电子医疗设备,如温度计、血压计。

目前国内对于医疗器械带来的汞污染还缺乏应有的重视,不论医院还是社会,大家都没有形成正确对待汞污染的观念。医院在减少汞污染中有着不可替代的责任,提高医务人员对汞污染的认识并完善处理汞泄漏的措施,同时选用安全的无汞替代品是最终的发展趋势。

（卢　珊　于国平）

---

489. 废弃的紫外线灯管如何处置？

紫外线灯作为空气消毒的一种方法,由于其具有价格低廉的优势,在医院应用非常广泛,尤其是在基层医疗机构。紫外线灯的工作原理、构造与荧光灯基本一样,两者均是利用低压汞蒸气被激发后发射紫外线。尽管废旧的紫外线灯管内汞蒸气的含量极少,但是一旦破裂也会向环境中释放,对环境和人体的健康都会造成危害。

对于废旧灯管的处理,发达国家一般通过立法、行政、教育等手段,提高国民素质和环境危害意识,同时会有专门的机构,通过特定的技术来集中处理。我国在立法方面陆续出台了一系列法规标准,1995年颁布了《中华人民共和国固体废物污染环境防治法》,此后陆续颁布《国家危险废物名录》《危险废物鉴别标准》,形成我国危险废物管理的依据。依据《全国危险废物和医疗废物处置设施建设规划》,全国规划建设了功能齐全的综合性废物处置中心,主要采用混合焚烧处理的方式。遗憾的是,此类处置中心通常集中在大城市,不能满足边远地区的实际需要。

考虑到目前国内实际情况,建议废旧的紫外线灯管由医院专门的部门收集,然后交由具有回收资质的机构或者由生产厂家回收处理。如果交由医疗废物集中处置机构进行焚烧处理时,需要考虑汞排放造成的二次污染问题。在收集存放过程中,注意避免打碎,最好放入塑料袋或密闭容器中,这样即使不慎破碎,汞蒸气也会限制在容器内,不会挥发至空气中,这也是目前在缺乏回收体系和科学处置方法情况下尽量减少汞危害的切实可行的办法。

（于国平　卢　珊）

---

490. 血压计、体温计等水银意外泄露后,应该如何处置？

由于汞具有易挥发的特点,在常温下即可蒸发出汞蒸气,水银温度计破损或水银血压计泄漏是汞蒸气吸入的重要途径。吸入的汞有80%左右被肺组织吸收,汞蒸气很容易透过血脑屏障。

因此,如果发生血压计、体温计等水银意外泄露后,应立即对泄漏场所进行隔离,疏散人员。打开门窗通风换气,降低室温,处理人员戴上口罩及手套,使用硬纸片将水银聚集到一起,用注射器抽吸放入密封的药瓶或塑料瓶中,加入水并拧紧瓶盖。如果汞滴较小或不易清理时,用硫黄粉覆盖后收集到瓶里密封。清扫打碎的玻璃,装于密闭瓶中。若汞滴散落在被褥、衣服上面,应尽快找出汞滴,并按上述方法处理,还要将被污染的被褥和衣服在太阳下充分晾晒。收集的汞交到医院指定部门按化学性废物单独收集,交由环保部门处理。

(杜 玲 于国平 卢 珊)

491. 医疗废物袋如何正确封口?

《医疗卫生机构医疗废物管理办法》第十三条要求:医疗废物包装物当盛装容量达到3/4时,应当使用有效的封口方式,使包装物或容器的封口紧实、严密。有效的封口方式可使用"鹅颈式"封扎(图7-2):① 将医疗废物袋近开口端部分进行扭转。② 牢固扭转后对折。③ 紧握已扭转部分。④ 把封扎带套在医疗废物袋反折下部。⑤ 将封扎带拉紧形成有效的密封。⑥ 封扎后的医疗废物袋形成"鹅颈结"。⑦ 粘贴标签(图7-3)。

(米宏霏 卢 珊)

492. 如何正确使用利(锐)器盒?

利(锐)器盒是用于盛装损伤性医疗废物的一次性专用硬质容器,其整体材料为硬质材料制成,封闭且防刺伤,正常情况下盛装物不撒漏。并且一旦被封口,在不破坏的情况下无法再次被打开;利(锐)器盒整体颜色为GB/T 3181中Y06要求的淡黄色。利(锐)器盒侧面明显处印制有"警告!损伤性废物"警告标志。正确使用利(锐)器盒可有效防止和减少操作者锐器伤发生率。

利(锐)器盒是损伤性医疗废物专用容器,只能盛放以下物品:① 医用针头、缝合针。② 各类医用利器,包括:解剖刀、手术刀、备皮刀、探针、手术锯等。③ 载玻片、玻璃试管、玻璃安瓿等。利(锐)器盒内不能盛装其他用物,也不能打开盖当作容器使用。

除了正确盛装医疗废物,正确使用利(锐)器盒也是非常必要的,主要包括:① 使用前检查利(锐)器盒是否完好无损。② 安装利(锐)器盒时应将盒体与盒盖对接并用力下压旋转,安装成整体,切忌因扣盖不严实导致锐器撒漏。③ 收集注射器针头时可将针

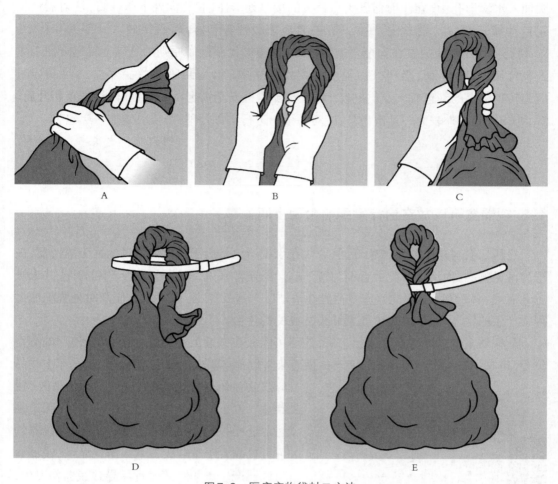

图7–2　医疗废物袋封口方法

A. 盛装3/4时,将医疗废物袋近开口端部分进行扭转; B. 牢固扭转后对折; C. 紧握已扭转部分; D. 把封扎带套在医疗废物袋反折下部; E. 将封扎带拉紧形成有效的密封

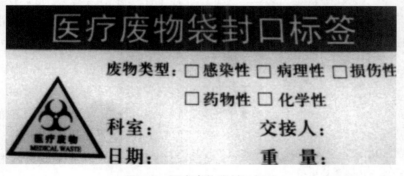

图7–3　医疗废物袋封口标签

头伸入水滴形孔中,在注射器乳头与针头的接口处卡住,轻轻向外下压针筒,注射器针头就自动掉入利(锐)器盒内。④ 刀片或者玻璃载片等利器,可直接放入顶部大开孔中。⑤ 利器盒使用中应放置在安全合适的地方,在遵循无菌操作原则的基础上置于方便工作人员使用的位置。⑥ 当利(锐)器盒内物品达3/4满时,应封闭利(锐)器盒。⑦ 封口时应旋转顶盖上的红色旋转盘,使整个利(锐)器盒被安全锁定。一旦封口,严禁重新开启。⑧ 利(锐)器盒外表面一旦被污染,应对污染物进行消毒处理,必要时增加一层包装。

(孙淑梅 史庆丰 韩玲样)

493. 锐器盒可以放在治疗室配液台面上吗?

之所以会对这个问题产生疑问,原因在于锐器盒是用于盛放使用过的针头等锐器,被视为污染物品,而治疗室配液台面为清洁区。但通常来说,配液过程中产生的针头并未被患者血液、体液污染,因此盛放容器放在清洁区未违反原则,且可以方便及时处置配液过程中产生的锐器,减少因集中处置针头造成的锐器伤。

从锐器盒的功能和安全内涵来讲,应尽可能放在靠近工作场所、方便安全使用的醒目位置,以减少锐器伤。《基层医疗机构医院感染管理基本要求》规定:治疗车、换药车上物品应摆放有序,上层为清洁区、下层为污染区;锐器盒放置于治疗车的侧面。由此来看,无论是注射还是换药等在治疗过程中产生的锐器均可直接放置于车载锐器盒。研究显示,锐器盒与锐器产生点的距离过远易导致锐器伤发生,(37.97±6.03)cm能够保证锐器使用后得到及时、安全的处理,使操作者用完锐器能够立即放入锐器盒,而不需要移动身体。

在工作实践中,锐器盒如果放置于治疗台面上,则必须保持其清洁。同时也可以充分利用车载锐器盒放置于距离治疗台近的位置,方便配药后及时处理针头;或者制作锐器盒架,将锐器盒单独置于盒架内(图7-4)。

锐器盒不管放置于何处,其规范管理更为重要。应选择合适的尺寸和容积,保持清洁,避免过满溢出造成职业暴露危险和周边环境污染。

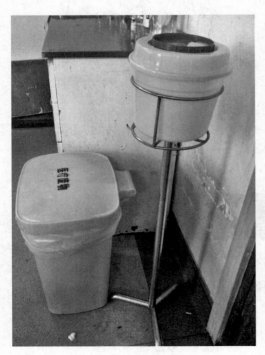

图7-4 锐器盒放置位置

(米宏霏 卢 珊)

494. 锐器盒可以放在地上吗？

不推荐将锐器盒放在地上。研究表明,锐器伤发生的原因与锐器盒放置高度有关。

锐器盒放置过低,如放在治疗车下层,特别是放在地上,须弯腰操作,有时锐器不能一次准确放入锐器盒中,导致环境污染,增加刺伤机会,且易引起腰肌劳损。锐器盒放置过高,须踮脚操作,且使用者看不到锐器盒入口和当前锐器盒装满程度,不能保证一次性投入,存在刺伤隐患,又不省力。

我国有研究显示,为保证锐器使用后及时、安全地放入,站位时锐器盒最合适的放置高度(即从地面到锐器盒开口处)为(91.52±7.51)cm,此高度低于使用者视平线的空间范围,能够清楚看到锐器盒入口,且能够满足使用者手臂可触及的需求(图7-5)。该研究的锐器盒放置高度与美国报道(1.32~1.42 m)的有差异,可能与美国女性平均身高(1.63 m)比我国西南地区女性的平均身高(1.55 m)高有关,以及美国锐器盒多采用透明塑料,直接将注射器、输液器连同针头一起放入锐器盒内,而我国锐器盒多为不透明塑料,且要分离注射器、输液器针头有关。

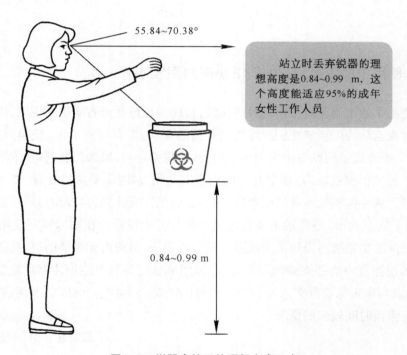

图 7-5　锐器盒放置的理想高度示意

因此,以上研究可以作为参照,在设计锐器盒放置高度时,尚需考虑工作人员的平均身高和锐器投放方式。

(米宏霏　卢　珊)

495. 锐器盒该何时封口？需要标明产生科室和使用日期吗？

锐器盒封口指的是旋转顶盖上的红色旋转盘,使锐器投放口闭锁。临床上常见的锐器使用错误有:使用过程未将盒盖与盒体按压成为一个整体,从而失去了锐器盒预防针刺伤的功能。

根据《医疗卫生机构医疗废物管理办法》规定:盛装的医疗废物达到包装物或容器的3/4时,应当使用有效的封口方式,使包装物或者容器的封口紧实、严密。在实际工作中,如果从锐器盒外不容易看清楚锐器实际盛装量,可以在锐器盒启用时在盒体外部先画上3/4容积量线。

《医疗卫生机构医疗废物管理办法》中要求:盛装医疗废物的每个包装物、容器外表面应当有警示标识,在每个包装物、容器上应当系中文标签,中文标签的内容应当包括:医疗废物产生单位、产生日期、类别及需要的特别说明等。

由此可见,锐器盒在启用时即标注启用日期,既符合国家相关要求,也方便管理,避免了封口时再标注可能导致的污染等情况。

(米宏霏　卢　珊)

496. 科室使用中的锐器盒,也应48小时内回收吗？

科室使用中的锐器盒应该何时封口回收,目前的规范并未有明确的说明,因此争议也比较多。有观点认为应当参照医疗废物暂存处的要求,贮存时间不得超过48小时。放置时间过长,会导致大量病原微生物滋生繁殖,从而污染环境,威胁患者、医务人员的健康和医疗安全。另一种观点认为,锐器盒中的内容物达到3/4时需要封口处置,并不需要受到时间的限制。从环保和成本等角度考虑,锐器盒盛装没有达到3/4即封口既增加了环保负担,也增加了成本支出,临床的依从性较低。并且关于锐器盒在临床科室使用超过48小时会导致细菌滋生繁殖污染环境造成潜在风险的说法,目前尚无足够的研究证据支持。

考虑到锐器盒内的针头多含有血液,已被明确认定为具有感染传播危险性的医疗废物,因此建议临床根据实际需求选择合适容量的锐器盒,避免长时间仍不能达到3/4封口量而在科室滞留时间较长的情况。

(米宏霏　卢　珊　韩玲样)

497. 取下的石膏属于医疗废物还是生活垃圾？

我国医疗废物分类目录中,使用后的一次性使用医疗用品及一次性医疗器械视为感染性废物。一次性医疗器械是指《医疗器械管理条例》及相关配套文件所规定的用于人体的一次性仪器、设备、器具、材料等物品。按照《医疗器械分类目录》，石膏绷带为 I 类医疗器械。由此来看，使用后应作为感染性废物处理。

但是，随着医疗废物产生量的增加，医疗废物处理过程中带来的环境危害让大家在逐步转变医疗废物管理的理念和做法。在我国实施的"中国医疗废物可持续环境管理项目"中，本着"减量化"的原则，将医疗活动中产生的无害、无毒的普通废物按照生活垃圾处理。因此，建议未被血液、体液污染的石膏或不是来自传染病患者取下的石膏按照生活垃圾处理；被污染时按照感染性废物处理。

（卢　珊　陈修文）

---

498. 外敷的中药药膏属于医疗废物吗？

按照我国《医疗废物分类目录》，患者使用后的外敷中药药膏不属于药物性废物，只有当过期、淘汰、变质、污染批量废弃时才属于药物性废物；当被血液、体液污染时，属于感染性废物。在上述情况之外，可列为生活垃圾。

另外，我国对于医疗废物的定义是指：医疗卫生机构在医疗、预防、保健以及其他相关活动中产生的具有直接或者间接感染性、毒性以及其他危害性的废物。患者在家自行外敷的中药药膏不属于医疗废物。

（陈修文　卢　珊）

---

499. 普通患者使用后的一次性尿布属于感染性废物吗？

我国《医疗废物分类目录》中，被患者血液、体液、排泄物污染的一次性使用卫生用品，属于感染性废物。在 GB 15979–2002《一次性使用卫生用品卫生标准》中，一次性使用卫生用品是指使用一次后丢弃的，与人体直接或者间接接触的，并为达到人体生理卫生或者卫生保健目的而使用的各种日常生活用品。一次性卫生用品包括的产品非常广泛，如一次性使用手套或指套（不包括医用手套或指套）、纸巾、湿巾、电话膜、帽子、口罩、内裤、妇女经期卫生用品、尿布等排泄物卫生用品、避孕套等，但是很多一次性卫生用品并不存在传播疾病的风险。

因此，对于该类物品进行分类时，不能够仅仅是因为属于一次性卫生用品即全部归入医疗废物管理。需要满足感染性废物界定的前提"是否携带病原微生物，是否具有引发感染性疾病传播危险"。对于这个问题，江苏省已有明确规定，非传染性疾病患者使用后的尿不湿、卫生巾、一次性尿垫等物品作为生活垃圾放入黑色垃圾袋，不必作为医疗废物放入黄色垃圾袋。

（卢　珊　陈修文　韩玲样）

500. 一次性换药盘里的镊子按哪种医疗废物处理?

凡能够刺伤或者割伤人体的废弃的医用锐器均应按损伤性废物进行处置。镊子尖端相对锐利,有刺伤人体的可能性,故应按损伤性医疗废物处置,使用后及时放入耐刺的容器内收集处理。

在实际工作中,类似的利器还包括一次性口腔科检查盘中的探针、外科手术后取出的克氏针等。这些利器由于尺寸较长,应选择合适的利器盒盛装,不允许暴露在利器盒外。

（杜　玲　卢　珊　刘　滨）

501. 一次性鞋套是否属于医疗废物?

一次性鞋套是供医务人员、患者或其他人员进入洁净区使用,起到防尘作用,采用无纺布或用塑料薄膜制作。

在《医疗废物分类目录》里指出,一次性使用卫生用品、一次性使用医疗用品、一次性医疗器械属于医疗废物。对于这三类物品有着详细的说明:① 一次性使用卫生用品是指需要与人体直接或间接接触的各种日常生活用品。② 一次性使用医疗用品是指用于患者检查、诊断、治疗、护理时所用到的接触完整黏膜、皮肤的各类一次性医疗、护理用品。③ 一次性医疗器械指《医疗器械管理条例》及相关配套文件所规定的用于人体的一次性仪器、设备、器具、材料等物品。

在国家食品药品监督管理总局关于《体外冲击波心血管治疗系统等产品分类界定的通知》(国食药监械〔2007〕71号)中指出,一次性鞋套不作为医疗器械管理。

从以上定义来看,我们普遍使用的一次性鞋套既不直接或间接接触人体,也不属于医疗器械,因此不属于医疗废物。但需要注意的是,用于防止液体喷溅的"防护鞋套"作为Ⅱ类医疗器械管理,若为一次性使用,使用后应按医疗废物处理。

（杜　玲　卢　珊　刘　滨）

502. B超室产生的带有耦合剂的卫生纸属于哪一类废物?

应视具体情况而定。通常情况下,B超室产生的带有耦合剂的卫生纸仅与患者完整皮肤直接接触，未被患者血液、体液、分泌物、排泄物等污染，不具有引发感染性疾病传播的危险，目前亦没有循证医学证据证明B超室产生的带有耦合剂的卫生纸会导致院内感染，因此应属于生活垃圾。

但阴式B超或被患者血液、体液、分泌物等污染的B超后用纸，因其可能携带病原微生物，故应按感染性医疗废物进行处置。

（杜　玲　卢　珊　刘　滨）

503. 梅毒、乙型肝炎等传染病患者产生的生活垃圾该如何处理？

梅毒、乙型肝炎是我国《传染病防治法》规定的法定传染病，《医疗废物管理条例》《病区医院感染管理规范》中明确规定：医疗卫生机构收治的传染病患者或者疑似传染病患者产生的生活垃圾、医疗垃圾按感染性医疗废物进行处置，使用专用的感染性废物收集袋双层包装并及时密封。

但在国外，对于传染病患者产生的生活垃圾如何分类与我国有着不同的要求。美国疾病预防与控制中心（CDC）指南提出，受管理的医疗垃圾有五类（微生物学的、病理学的、被污染的动物尸体、血液和锐器）；1986年美国环境保护署（EPA）的指南中医疗废物还包括了传染病患者的生活垃圾，但在医疗垃圾追踪法案（MWTA）中，EPA改变了对传染病患者生活垃圾的立场，仅把某些含有高度传染性疾病（马尔堡病毒、埃博拉病毒和拉沙病毒）患者的生活垃圾作为受管理的医疗垃圾。在我国香港的医疗废物分类中亦未包括梅毒患者的生活垃圾。

目前，医疗废物焚烧产生的二噁英对环境的污染问题越来越受到重视，需要更多的研究来支持医疗废物减量化。

（卢　珊　韩玲样）

504. 无医疗废物转运车，社区医院的医疗废物如何进行转运？

《医疗卫生机构医疗废物管理办法》中要求：运送医疗废物应当使用防渗漏、防遗撒、无锐利边角、易于装卸和清洁的专用运送工具。由此可见，医院内的医疗废物转运不是必须要使用转运车。对于社区医院来说，院区范围小，医疗废物产生量不多，使用符合要求的容器如密闭的塑料箱即能满足要求。

医疗废物暂存点与医疗废物集中处置机构进行交接时的转运，可由医疗废物集中处置机构提供的医疗废物暂存周转箱实现。

（米宏霈　卢　珊）

505. 无专门的污物电梯，医疗废物如何运送？

《医疗废物管理条例》规定：医疗卫生机构应当使用防渗漏、防遗撒的专用运送工具，按照本单位确定的内部医疗废物运送时间、路线，将医疗废物收集、运送至暂时贮存地点。若没有专门的污物电梯，需要结合本机构的实际情况，在不违背防渗漏、遗撒和扩散的核心原则下，选择相对固定的时间、人流较少的路径，使用密闭式转运箱或转运车进行运送。

（米宏霏　卢　珊）

506. 北方冬季病理性废物可以不用冰柜吗？

北方的冬季较为寒冷，出于成本控制的考虑，可能会有观点认为不需要使用冰柜即能够达到病理性废物低温储存的目的。《医疗卫生机构医疗废物管理办法》中规定，暂存病理性废物，应当具备低温贮存或防腐条件。由此可见，冰柜只是作为实现低温存放，避免病理性废物过快腐败变质的手段之一，而并不是必备设施。

对于低温储存的要求，我国香港《医疗废物管理工作守则——医疗废物收集商及大型医疗废物产生者》中则有更为详细的说明：若贮存时间不超过10天，冷藏装置温度须保持在5℃以下；如果需要贮存更长时间（长达1个月），冷藏装置温度须保持在0℃以下。

综上所述，当医疗废物暂存间内温度能持续恒定在冷藏温度范围，可以不用冰柜，但需关注医疗废物暂存间的温度监测。但事实上，自然环境保持相对恒定的温度较难实现，因此，仍推荐北方冬季继续使用冰柜存放病理性废物。一是使用冰柜贮存病理性废物在经济成本上没有高出太多，但贮存条件更加稳定安全；另外也减少了医疗废物暂存间温度监测的人力成本。

（米宏霏　卢　珊）

507. 患者将使用后的输液贴放入生活垃圾桶内怎么办？

使用后的输液贴因其沾染了患者的血液，可能携带病原微生物，按照《医疗废物分类目录》属于感染性废物。因此，按照我国相关的法律规定，不能放入生活垃圾桶。

但在国内各级医疗机构，如在检验科采血处、病房输液或采血等操作后，患者将使用后的输液贴放入生活垃圾桶的现象很常见。杜绝患者将使用后的输液贴放入生活垃圾桶内的行为，需要从管理角度结合医疗机构实际情况进行管理，例如，加强宣教明确告知患者生活垃圾与感染性废物丢弃处，两者不可混放；在由患者处置棉球及输液贴等医疗废物较为集中的地点放置医疗废物专用收集容器，粘贴图片或文字标识进行提醒等。

对于该类废物的处置，不同的国家或地区有不同的要求。例如在我国香港，仅有滴血及凝血块的敷料属于医疗废物,而带有少量血液的敷料则不算医疗废物。美国耶鲁大学雅礼协会《感染控制手册》中对于"被血浸透或是还在滴血的敷料、纸巾和其他的一次性用物,或者是被干血迹包裹着的物品"归入医疗废物。随着医疗废物数量的增长,基于环境考虑,医疗废物的管理与处置将会面临许多新的问题。

(米宏霏 卢 珊)

508. 居家医疗服务时产生的医疗废物如何盛放、处理?

家庭医生或社区医务人员到患者家中进行医疗服务时可能会产生一些医疗废物如棉签、注射器、针头等。随身携带医疗废物袋和锐器盒并不现实,建议可以就地取材,用防刺穿、防渗漏的小塑料瓶盛放针头,塑料袋盛放棉签、敷料等感染性废物,医疗行为结束后带回医院分类存放。

对于当时无法及时带回的医疗废物,要对患者做好宣传指导,治疗结束后使用塑料袋或塑料瓶分别盛装感染性废物和锐器,妥善保管,等下次医务人员上门治疗时再回收,不可以随意丢弃。

(杜 玲 于国平 卢 珊)

509. 居家胰岛素注射针头、血糖监测仪针头如何处理?

由于糖尿病发病率逐年上升,许多糖尿病患者需要在家长期注射胰岛素、监测血糖,但随之而来问题是,针头该如何处理?

在医疗机构有明确的规定,为防止针刺伤带来的职业暴露风险,针头需要放入利器盒收集、转运、处理。利器盒要满足密封性、防刺穿、防渗漏、防摔、易于焚烧等一系列要求。对于居家糖尿病患者,可以使用矿泉水瓶、塑料盒等具备防刺穿、防渗漏、防摔、可密封等特点的容器盛放使用后的针头,并妥善保管,到医疗机构复诊时交给医务人员进行无害化处置。

(杜 玲 于国平 卢 珊)

510. 社区服务站的医疗废物可以存放多少天?

我国《医疗废物管理条例》规定:医疗卫生机构的医疗废物暂时贮存时间不得超过2天,医疗废物集中处置单位应当至少每2天到医疗卫生机构收集、运送一次医疗废物。

我国《医疗废物集中处置技术规范》要求:① 应防止医疗废物在暂时贮存库房和专

用暂时贮存柜（箱）中腐败散发恶臭，尽量做到日产日清。② 确实不能做到日产日清，且当地最高气温高于25℃时，应将医疗废物低温暂时贮存，暂时贮存温度应低于20℃，时间最长不超过48小时。该规范适用于医疗废物的产生者和集中处置者。

由于我国技术规范的制定处于2003年SARS暴发的特定历史背景下，面对含有强烈传染性非典病毒的医疗废物，出于快速、安全处置医疗废物、防止疫情进一步扩散的目的，加上当时医疗废物处置设施建设处于落后的局面，因此要求暂存时间较短。对于带有病原微生物的废物应该如何贮存，世界各国在制定本国的医疗废物管理规定时，依据医疗废物的特性，本着防止病原菌扩散、产生异味等原则，分别对医疗废物贮存时间和温度予以了明确规定（表7-4）。从表中可以看出，我国香港地区的分类较细，不同类别的医疗废物贮存时间和温度要求都有差别；我国台湾地区的做法相对明确，不同机构贮存的时间和温度有差别，但基本上呈现5℃低温下可延长至7天的规律。

表7-4　不同组织、国家和地区关于医疗废物贮存时间和温度规定

国家/地区/组织	贮存时间的规定	贮存温度的规定	资料来源
中国大陆	医疗卫生机构：1天/2天 医疗废物处置厂：1天/3天	室温/低于2℃ 5℃以上/5℃以下	原技术规范
中国台湾	产出机构：1天/7天/30天	5℃以上/5℃以下/0℃以下	《事业废弃物贮存处理方法及设施标准》（2006年12月14日台湾地区环境保护署废字第0950098458C号令修正发布）
	清除机构：不得贮存，特殊情况下7天 处理机构：7天/30天	5℃以下 0～5℃/0℃以下	
中国香港	利器14天，若产生量少，最长可贮存1个月 化验所废物、敷料及传染性物料1天，若产生量少，最长可贮存1个月	室温 室温	《医疗废物管理工作守则—医疗废物产生者及医疗废物收集者》（2010年6月）
	人和动物组织1天/10天/1个月	室温/5℃以下/0℃以下	
	与其他废物一起收集或尽快收集	室温	
英　国	贮存时间在合理可行的情况下尽可能短	未作规定	Safe management of healthcare waste（2013年3月）
美　国	建议贮存时间尽可能短	未作规定	Medical Waste Tracking Act of 1998
	未冷藏的感染性废物的贮存时间为7天或更短，冷藏的感染性废物的贮存时间可适当地延长	未作规定	各州环境保护局
巴塞尔公约	温带：冬季最长72小时，夏季最长48小时 热带：凉爽季节最长48小时，炎热季节最长24小时 所有传染性废物存储时间不超过7天	未作规定 3～8℃（解剖废物必须遵守）	《生物医疗和卫生保健废物无害环境管理技术准则（Y1；Y3）》2002年
世界卫生组织	如果无法建造冷藏堆放库，感染性废弃物应满足：温带：冬季最长72小时，夏季最长48小时 热带：凉爽季节最长48小时，炎热季节最长24小时	未作规定	《卫生保健废弃物的安全处理》1999年

对于基层医疗机构来说,面临的最大难题是,多种原因造成医疗废物集中处置中心难以做到2天收取一次医疗废物,处于管理失控的状态。

解决困境的方法可考虑:改善贮存条件,使用冷藏柜(箱)作为医疗废物专用暂时贮存柜(箱),以解决不能做到2天回收的问题;根据医疗废物产生量、储存条件、当地管理要求等与医疗废物集中处置中心协商合适的回收周期,必要时寻求行政主管部门的帮助;根据不同的原因采取更具针对性的解决措施。

(米宏霏 卢 珊)

511. 患者的引流液该如何处理?

对于患者的引流液,有将医患双方直接暴露在血源性污染物、感染性液体和气溶胶中的风险,我国医疗废物分类目录中对此并未单独分类,也没有给出明确的处置办法,因此,通常情况下,人们便将其直接倒入下水系统。WS/T 510–2016《病区医院感染管理规范》对此类废物处置有了明确规定:具有污水消毒处理设施并达标排放的医疗机构,患者的引流液、体液、排泄物等,可直接排入污水处理系统;无污水消毒处理设施或不能达标排放的,应按照国家规定进行消毒,常用的化学消毒剂有含氯消毒剂、酸、碱、醛、过氧乙酸等,达到国家规定的排放标准后方可排入污水处理系统。如有条件,建议可采用负压抽吸方式将引流袋内的液体引流出来进行处置,避免直接排放过程中发生喷溅;或者采用可凝固液体的引流袋,将引流液固化后直接扔入黄色垃圾袋内。

(杜 玲 于国平 卢 珊)

512. 社区服务站治疗室的污水需要消毒后排放吗?

医疗机构污水是指医疗机构门诊、病房、手术室、各类检验室、病理解剖室、放射室、洗衣房、太平间等处排出的诊疗、生活及粪便污水。通常含有病原体、重金属、消毒剂、有机溶剂、酸、碱以及放射性物质等,不同部门产生的污水成分各不相同。我国对于防治医院污水排放对环境的污染发布了《医院污水处理技术指南》,但对于社区卫生服务站来说,并未列入该指南的适用范围。社区医院、社区卫生站等医疗机构,由于观念、资金、设施、环境等种种原因,医疗污水往往未做到有效治理。按照医疗机构污水处理原则,对以下不同的情况建议采取不同的处理方式。

(1)按照我国沿袭多年的叫法,治疗室通常是指护理人员进行配药的房间,其产生的污水中含有病原性微生物或有毒、有害的物理化学污染物极为少见,本着减量化、分类指导、生态安全的原则,无须就地消毒,可直接排放。

（2）根据《医疗机构内通用医疗服务场所的命名》，治疗室是指为患者实施治疗操作，如关节腔内注射、鞘内注射、骨髓穿刺、腰椎穿刺、胸腔穿刺、换药等的房间，因此产生的污水可能包括：各类穿刺液、引流液和（或）冲流液以及导尿液等。对于该类污水，当具有污水消毒处理设施并能达标排放者，可直接排放；无污水消毒处理设施或不能达标排放的，应就地进行消毒，达到排放标准后方可排入污水处理系统。

（杜　玲　于国平　卢　珊）

◇ 参 ◇ 考 ◇ 文 ◇ 献 ◇

［1］国家环境保护总局.医疗废物集中处置技术规范（试行）［EB/OL］.（2003-12-26）［2017-04-10］http：//www.zhb.gov.cn/gkml/zj/wj/200910/t20091022_172250.htm.

［2］中华人民共和国卫生部.医疗机构医疗废物管理办法［EB/OL］.（2003-10-15）［2017-04-10］http：//www.nhfpc.gov.cn/mohyzs/s3576/200804/18353.shtml.

［3］中华人民共和国国务院.医疗废物管理条例［EB/OL］.（2003-06-16）［2017-04-10］http：//www.gov.cn/banshi/2005-08/02/content_19238.htm.

［4］国家环境保护总局.HJ 421-2008医疗废物专用包装袋、容器和警示标志标准［S］//国家卫生和计划生育委员会医院管理研究所医院感染质量管理与控制中心.医院感染管理文件汇编（1986—2015）.北京：人民卫生出版社,2015：163-169.

［5］中华人民共和国卫生部.关于明确医疗废物分类有关问题的通知［S］//国家卫生和计划生育委员会医院管理研究所医院感染质量管理与控制中心.医院感染管理文件汇编（1986—2015）.北京：人民卫生出版社,2015：603.

［6］中华人民共和国卫生部,中华人民共和国国家环境保护总局.医疗废物分类目录［S］//国家卫生和计划生育委员会医院管理研究所医院感染质量管理与控制中心.医院感染管理文件汇编（1986—2015）.北京：人民卫生出版社,2015：601-602.

［7］俞佳傲,李博.关于死胎的法律问题研究［J］.医学与哲学（人文社会医学版）,2010,31（12）：51-53.

［8］Rutala W A, Weber D J. Healthcare Infection Control Practices Advisory Committee（HICPAC）.Guideline for Disinfection and Sterilization in Healthcare Facilities［EB/OL］.（2009-12-29）［2017-04-10］https：//www.cdc.gov/hicpac/pdf/guidelines/Disinfection_Nov_2008.pdf.

［9］中华人民共和国国家环境保护总局.国家危险废物名录［EB/OL］.（2016-06-14）［2017-04-10］http：//www.mep.gov.cn/gkml/hbb/bl/201606/t20160621_354852.htm.

［10］江智霞,张咏梅,酒井顺子,等.医疗锐器容器放置位置对其易接性和易见性的影响［J］.中华医院感染学杂志,2008,18（5）：690-692.

［11］江苏省卫生局.医疗卫生机构医疗废物管理规定（试行）［EB/OL］.（2011-08-23）［2017-04-10］http：//www.jswst.gov.cn/gb/jsswst/gzdt/bmdt/yzgl/userobject1ai27937.html.

［12］国家食品药品监督管理局.国家食品药品监督管理局明确体外冲击波心血管治疗系统等产品的分类界定［EB/OL］.（2017-02-16）［2017-04-10］http：//www.sda.gov.cn/directory/web/WS01/CL0269/24360.html.

［13］国家食品药品监督管理总局.医疗器械分类规则［EB/OL］.（2015-07-14）［2017-04-10］http：//www.sda.gov.cn/WS01/CL1101/124222.html.

［14］文策尔.医院内感染的预防与控制［M］.第4版.李德淳,汤乃军,李云,译.天津：天津科技翻译出版社,2005.

［15］赵丽娜,姚芝茂,戴天有,等.《医疗废物集中处置技术规范》修订关键点研究［J］.环境工程技术学报,2015,5（4）：315-322.

［16］中华人民共和国国家卫生和计划生育委员会.WS/T 510-2016病区医院感染管理规范［EB/OL］.（2017-01-05）［2017-04-10］http：//www.nhfpc.gov.cn/fzs/s7852d/201701/b11cdd47e5624d698f0d1f3e25e0c9b8.shtml.

［17］中华人民共和国环境保护总局.医院污水处理技术指南［EB/OL］.（2003-12-10）［2017-04-10］http：//www.zhb.gov.cn/gkml/zj/wj/200910/t20091022_172241.htm.

［18］中华人民共和国国家标准.WS/T 527-2016.医疗机构内通用医疗服务场所的命名［EB/OL］.（2016-12-13）［2017-04-10］http：//www.nhfpc.gov.cn/fzs/s7852d/201612/4003e1f301cf446aa7b3e4030efe6ecc.shtml.

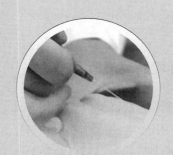

第8章
居家患者的感染预防

第1节　腹膜透析与血液透析

513. 居家腹膜透析需要准备单独的操作房间吗?

　　居家进行腹膜透析的患者如果家庭条件允许,最好准备一个单独的房间作为操作室进行腹膜透析,面积至少5 m²,透析液交换、腹腔内用药及腹透管道出口处理均应在此进行,操作室和储藏室宜分开。因为:① 进行腹膜透析的患者都是终末期肾脏病患者,进行腹膜透析是患者维持生存的必要手段,并且可能终生进行,所以房间内有可能需要安装紫外线消毒灯等消毒装置以备长期使用。② 进行腹膜透析时,因为腹膜腔开放而容易受到环境细菌的污染而发生感染,所以应安排专门的房间,以减少除患者外的无关人员在房间内的走动以及因人员走动而引起的浮尘对腹腔的污染,并方便对房间进行通风和对物品表面进行清洁消毒。③ 进行腹膜透析患者有多种治疗用物,包括腹膜透析液、消毒剂、碘伏帽、无菌敷料、无菌手套、消毒棉签等。房间固定后,这些物品可有序摆放,方便腹膜透析操作时使用。④ 房间内可以安装温度湿度的调控设备,利于房间保持适宜的温度和湿度。⑤ 房间采光充足,或配备相应的充足的照明设备。⑥ 如果家庭养宠物,应禁止宠物进入。

　　如果没有条件安排专门的房间,共用的房间应每天进行整理,所有腹膜透析用品应集中储存,不得与生活用品混放。每日进行房间自然通风和环境清洁或消毒,减少腹膜透析时微生物及其他因素的污染,从而降低腹膜透析相关感染的风险。

(张立国　王世浩)

514. 腹膜透析、血液透析患者如何进行家庭空气净化和环境的清洁消毒?

做好家庭空气净化和环境的清洁消毒是降低腹膜透析相关感染的重要保障,虽然操作简单,但对腹膜透析患者来说意义重大,往往起到事半功倍的作用。

进行腹膜透析的房间每天进行物品表面的清洁,当物品表面受到血液、体液等污染时,应及时清洁并进行消毒。可使用含有效氯250～500 mg/L的消毒液进行擦拭消毒。空气净化的方式首选开窗自然通风,每天上午9∶00～11∶00,下午14∶00～16∶00各一次,每次至少30分钟。山区或乡村因汽车尾气等污染相对较轻,上午的通风时间可以提前至清晨。当室外空气出现重污染预警等不宜开窗通风时,应采用紫外线消毒灯每天中午进行空气消毒1小时或空气净化器进行空气净化。

总之,彻底有效的空气净化和环境物品表面的清洁消毒可以大大减少环境微生物的种类和数量,降低腹膜透析患者感染的风险。

（张立国　王世浩）

515. 居家进行腹膜透析时操作者应该注意哪些方面?

腹膜透析是一项医疗技术操作,虽然居家腹膜透析的操作可能由没有经过医学教育的患者或家属执行,但不能因此降低腹膜透析操作中各个环节无菌操作的要求。

（1）接受腹膜透析的患者及家属应一同接受医院进行的腹膜透析培训,家属规范操作,患者全力配合,才能圆满地完成一次腹膜透析治疗。

（2）操作前使用流动水和洗手液洗手,因固体肥皂通常污染较重,不推荐使用。洗手后使用擦手纸擦干双手,如果使用毛巾,应每次用后清洗、消毒、晾干,备下次使用。

（3）进行腹膜透析时,操作者应戴帽子和一次性医用口罩。帽子应罩住全部头发,避免操作时头发污染腹膜透析物品,防止头屑脱落。口罩应罩住口鼻,以避免呼出气流中的细菌污染腹透物品。

（4）建议为进行腹膜透析操作者准备专用的操作服装。腹膜透析操作前换上,操作结束后换下,包装袋内保存,至少每周清洗1次,以减少操作过程中操作者衣服上的尘粒脱落污染腹透液、导管或其他无菌物品。

（5）在对腹膜透析管出口部位、腹膜透析导管与透析液袋导管连接部位进行消毒时,应先清除污渍,再进行消毒。消毒剂自然干燥后方可进行下一步的操作。消毒剂应在有效期内使用,一次性小包装的消毒剂,启封后使用时间不超过7天。

（6）居家进行腹膜透析时,必须将无菌技术操作贯彻始终:① 进行无菌技术操作前半小时,须停止清扫地面等工作,避免不必要的人群流动,减少人员走动,以降低室内空气中的尘埃,防止尘埃飞扬。进行腹膜透析操作的房间必须每日通风或用紫外线灯照射消毒一次,时间不少于30分钟。② 无菌物品与非无菌物品应分别放置,防止无菌物品受到污染。③ 无菌物品按照有效期的先后顺序保存摆放,避免无菌物品过期。④ 无菌物品一经使用、过期、潮湿或疑有污染即不得使用。⑤ 进行操作时,操作者的手臂和非无菌物品不得跨越无菌区,手和无菌物品必须保持在腰以上水平。

（7）腹膜透析结束后用碘伏消毒剂对腹膜透析外接短管末端进行消毒,更换碘伏帽。

（8）整理用物,将透析液倒进厕所,注意防止飞溅。

（张立国　王世浩）

516. 居家进行腹膜透析操作时需要戴无菌手套吗?

手上的细菌包括常居菌和暂居菌。常居菌是能从大部分人体皮肤上分离出来的微生物,是皮肤上持久的固有的寄居菌,不易被机械的摩擦清除,包括凝固酶阴性葡萄球菌、棒状杆菌类、丙酸杆菌属、不动杆菌属等,一般情况下不致病。暂居菌是寄居在皮肤表层,常规洗手可被清除的微生物,直接接触患者或被污染的物体表面时可获得,可通过手传播,与医院感染密切相关。洗手只能去除部分暂居菌,并不能去除常居菌,并且洗手后,常居菌还可以通过向体表转移而变为暂居菌,所以洗手后的手并不是无菌的。如果徒手进行腹膜透析操作,手上的细菌污染腹膜透析导管和透析液,有引起腹膜炎的可能。同时,操作人员的手也有被体液污染的可能。所以,居家进行腹膜透析操作时,必须戴无菌手套。

（张立国　王世浩）

517. 腹膜透析患者常用消毒剂有哪些? 配制和使用消毒剂时应注意什么?

腹膜透析患者常用的消毒剂有碘伏、安尔碘、氯己定醇消毒剂以及手消毒剂。碘伏、安尔碘或氯己定醇消毒剂用于腹膜透析导管和导管出口处周围的消毒;手消毒剂用于手消毒。

居家腹膜透析推荐即开即用型消毒剂。取消配制环节,防止配制比例不当导致消毒剂达不到预期的消毒效果,也可防止因操作不当导致消毒剂污染。消毒剂应阴凉处保存,含醇类的手消毒剂开启后使用不超过30天,不含醇类的手消毒剂开启后使用不超过60天。碘伏、复合碘消毒剂、氯己定醇类消毒剂开瓶后的有效期应遵循厂家的使用说明。连续使用最长不应超过7天。推荐使用小包装。消毒剂使用过程中应拧紧瓶盖,防止消毒剂污染或有效成分挥发、浓度降低而影响消毒效果。

（张立国　王世浩）

518. 腹膜透析液等腹膜透析材料的管理和存放有哪些要求?

腹膜透析液属于药品,其他材料均属于医疗器械。管理和存放应注意:① 应存放于阴凉、通风、干燥、清洁的位置或房间,温度一般不超过30℃,相对湿度35%～75%。② 存放时应注意不要贴墙放置,与房间墙、顶、温度调控设备及管道等设施间距应不小于30 cm,与地面间距不小于10 cm。③ 堆码高度符合药品包装箱的提示要求,一般不超过5层。④ 经常查看有效期以防止过期,使用时应从近效期开始使用。

(张立国　王世浩)

519. 居家治疗时,腹膜透析管如何进行维护?

腹膜透析管始终处于良好的状态是进行腹膜透析的前提条件,维护好腹膜透析管是保持腹膜透析管处于良好状态的必要手段。具体维护措施如下:① 保持管路的卫生清洁,对腹膜透析管进行任何操作之前均应认真洗手、戴口罩和帽子,执行无菌操作时,必须戴无菌手套。② 腹膜透析管及导管出口处严禁被打湿。带管期间至少每周1次清洁和消毒导管。③ 患者应避免剧烈运动,导管应妥善固定,以避免导管受到牵拉发生移位甚至脱出。可将腹膜透析导管装入特制的布袋内固定,既可以防止牵拉脱出,又可以减轻污染。布袋每周清洗更换。④ 外接短管应连接紧密,防止脱落,定期用碘伏棉球进行清洁消毒,一般至少每周一次。外接短管亦应定期更换,一般不超过6个月。⑤ 进行导管维护时应尽量避免使用刀片、剪刀等锐利物,以免造成导管意外损坏。⑥ 不得直接在腹膜透析导管上粘贴胶布。

(张立国　王世浩)

520. 腹膜透析液一次用不完可以下次接着用吗? 为什么?

腹膜透析液一次用不完不可以留下次使用。

首先,腹膜透析液的基本成分包括葡萄糖、钠离子、氯离子、钙离子、镁离子和醋酸根等,营养丰富,温度适宜时非常适合细菌繁殖。其次,腹膜透析患者进行腹膜透析的房间不是无菌环境,在进行腹膜透析操作的过程中很难保证腹膜透析液不被污染。一旦腹膜透析液被污染,保存期间细菌大量繁殖,下次使用时被灌进腹腔,将有引起腹膜炎的风险。因此,剩余的腹膜透析液应丢弃,而不应下次接着使用。

(张立国　王世浩)

521. 腹膜透析导管是否需要更换？多长时间更换一次？更换时应注意什么？

腹膜透析导管包括两部分：置入腹腔的腹膜透析导管和在体外与腹膜透析导管相连的腹膜透析外接短管。如果不是发生难治性的腹膜透析相关感染、腹膜衰竭、严重的腹膜透析并发症等严重情况，一般不需要拔出腹膜透析导管。留置期间也不需要定期更换导管。腹膜透析导管外接短管则应定期更换，一般6个月更换一次，遇有破损等特殊情况立即更换。外接短管更换时，不能居家由家属或者患者本人更换，而应由医疗机构医护人员严格遵循无菌技术操作原则进行更换。

（张立国　王世浩）

522. 腹膜透析液应该怎么加热？

每次进行腹膜透析要向腹腔内灌注0.5～2.5L不等的腹膜透析液。腹膜透析液过冷或过热，都可能导致腹部不适或腹痛。所以，腹膜透析液应进行加温，一般应加热到37℃左右，但应根据患者对腹膜透析液温度高低的敏感度进行调节，夏季也有必要对腹膜透析液加温，加温温度可以适当降低1～2℃。

腹膜透析液加温方式推荐使用干式恒温加热箱，禁止用恒温水浴箱，以防止腹膜透析液包装袋破损，腹膜透析液及包装袋上的导管、接口受到污染，增加发生腹膜炎的风险。恒温加热箱应至少每年检测校对一次，以免因恒温加热箱故障导致透析液过热，使腹膜透析液发生不可知的理化变化而影响透析效果，或导致患者体温增高。腹膜透析液加热时切勿去除外包装。

（张立国　王世浩）

523. 腹膜透析管出口处如何护理？

腹膜透析导管出口处根据局部的愈合情况分为早期出口（≤6周）和长期出口（＞6周）两种。出口处在不同的阶段有不同的护理要求。

（1）早期出口处护理：包括以下内容：① 护理工作应由医生、护士或接受过培训的患者及家属完成。② 出口处一般每日换药一次，操作过程严格遵守无菌操作原则。更换敷料时如果纱布与组织粘在一起，不要用力拉扯，应用无菌棉签蘸生理盐水湿润粘连处，等候数分钟再轻轻取下纱布。如果有渗出、导管脱出等特殊情况随时进行换药。③ 清洁消毒时先用无菌棉签蘸生理盐水以出口处为圆心由内向外轻轻擦拭清洁，待干后再用碘伏消毒。注意应避免生理盐水和消毒剂进入隧道内，以免影响组织愈合。④ 待消毒剂干燥后用大小合适的无菌纱布覆盖,胶布固定,禁止将胶布直接粘于导管上。⑤ 切口出现渗液、损伤、感染或出血以及任何新出现的局部不适和异常情况均应及时到社区医疗中心或医疗机构进行处理,以免造成严重后果。⑥ 切口愈合、拆线之前禁止洗澡。切口拆线后洗澡时,可将导管卷成小团塞入肛袋,在肛袋保护下进行淋浴。洗澡后用生理盐水清洁出口处周围皮肤,并更换敷料。禁止盆浴和池浴。淋浴后查看出口处情况,并换药一次。着装宜宽松,不穿紧身衣裤。

（2）长期出口处护理:目的在于预防出口处和隧道感染,减少腹膜炎的发生。包括以下内容:① 护理必须由接受过培训的患者本人或家属完成。一般每日或隔日沐浴换药一次,发生感染时每日换药。沐浴液应为患者专用。② 准备好用物,取下旧敷料后洗手,戴帽子和口罩。按照"一看二按三挤压"的顺序对出口处进行观察。③ 如果出口处正常,可用沐浴液或生理盐水以出口处为中心由内向外进行环形清洁擦拭。若出口处发生出血渗出、形成肉芽或发生出口处感染,应到社区卫生服务中心或医疗机构进行进一步处理。④ 选择大小合适的敷料覆盖于出口处并妥善固定。⑤ 导管应妥善固定防止牵拉致导管脱出。⑥ 洗澡时应使清洁的水从上到下淋浴,禁止盆浴和池浴,禁止将出口处浸在水中。⑦ 着装宜宽松,不穿紧身衣裤。护理后将导管装入清洁保护袋中,妥善固定。

（张立国　王世浩）

524.腹膜透析导管固定时应注意什么？腹膜透析管脱出如何紧急处理？

妥善固定腹膜透析导管,避免导管牵拉,防止导管移位甚至脱出是保证腹膜透析正常进行的前提。居家腹膜透析患者应掌握正确的导管固定方式,防止发生意外情况。腹膜透析导管固定时应注意:① 每次腹膜透析后、更换短管后、更换敷料后均应妥善固定。② 固定腹膜透析导管的胶布不可直接粘贴在腹膜透析导管上,防止与导管发生反应或胶粒遗留在导管上形成顽渍,增加感染风险。③ 长期腹膜透析患者,推荐使用可调节式透气性腹带或自制小腰带固定短管,保护导管出口处,也可用长尾夹固定腹膜透析导管。④ 腹膜透析患者应向医务人员学习腹膜透析导管脱出的应急处理方法,以应对各种意外情况导致的腹膜透析导管脱出。

一旦发生导管意外脱出,患者应采取积极的保护措施并尽快到达医疗机构进行处理。当导管部分脱出,可先用无菌敷料将脱出的导管覆盖,用胶布固定敷料,并妥善固定导管防止进一步脱出;当导管全部脱出时,应使用无菌敷料进行出口处局部的加压包扎,防止腹膜透析液外渗。

（张立国　王世浩）

525. 居家腹膜透析时碘伏帽、腹膜透析短管、短管接头或钛接头被污染如何处理?

腹膜透析中如果发生无菌物品被污染,应进行如下处理: ① 如果操作中碘伏帽被污染,应弃去并更换新的碘伏帽。碘伏帽一经旋开,即不可再重复使用。② 腹膜透析短管表面被污染,应立即更换短管。③ 腹膜透析短管破损,应立即夹闭近端腹膜透析导管,到医院进行消毒处理,并更换短管。④ 如果短管接头被污染,立即对污染部位进行消毒,用蓝夹子夹闭近端导管,尽快到社区医疗中心或医院进行消毒处理,更换短管。⑤ 如果钛接头被污染,应先对钛接头进行消毒,再尽快到医院进行处理,必要时更换钛接头。

(张立国　王世浩)

526. 腹膜透析时引流出的腹膜透析液浑浊怎么办?

正常情况下腹膜透析引流出来的透析液为清亮、淡黄色液体,有时液体中有少许的絮状物,为蛋白质析出物。术后早期亦可因术中血管结扎不彻底,导致血液进入腹腔而呈现血性腹透液,但长期腹膜透析的患者透析液浑浊很可能是发生了腹膜透析相关腹膜炎。

一旦出现腹膜透析液浑浊的情况,应观察有无其他腹部异常情况,并尽快就医。可使用无菌容器留取混浊的引流液送医院进行细菌培养,以明确致病菌,并按照医生制订的治疗方案进行抗感染治疗。

(张立国　王世浩)

527. 腹膜透析液中可以加入抗菌药物吗?

腹膜透析患者发生腹膜炎时可以在腹膜透析液中加入抗菌药物,但不建议以预防感染为目的常规在腹膜透析液中添加抗菌药物。

腹膜透析液是腹膜透析的重要组成部分,主要由渗透剂、缓冲液、电解质三部分构成。腹膜透析液符合以下基本要求: ① 电解质成分与正常人血浆成分相近。② 缓冲液(如醋酸盐、乳酸菌、碳酸氢盐)用于纠正机体的酸中毒。③ 无菌、无毒、无致热原。④ 生物相容性良好。⑤ 允许加入适当的药物以满足不同病情的需要。

发生细菌性腹膜炎时可根据致病菌种类和药物敏感试验结果选用适当的抗菌药物加入腹膜透析液中,并根据病情变化随时调整剂量。但添加的抗菌药物种类、剂量、用法和疗程均应严格按照医生制订的方案执行,用药过程中出现任何不适应及时向医护人员汇报,或住院进行进一步治疗。

(张立国　王世浩)

528. 腹膜透析相关腹膜炎有什么临床表现？如何早期发现？

腹膜透析相关腹膜炎是腹膜透析最常见的并发症,也是导致腹膜透析失败的常见原因之一。腹膜炎大致可分为细菌性腹膜炎、真菌性腹膜炎、化学性腹膜炎、硬化性腹膜炎等,尤以细菌性腹膜炎最常见。

引起腹膜透析相关腹膜炎的主要致病菌以革兰阳性菌最为常见,但革兰阴性菌有逐渐增多的趋势。导致腹膜透析相关腹膜炎主要原因有:① 接触污染:包括透析液污染、未严格无菌操作、碘伏帽重复使用、透析液袋破损及透析导管或连接导管破损或脱落以及未认真进行洗手导致的环境污染而引起。② 皮肤出口处和隧道感染未及时控制,沿隧道向腹腔蔓延。③ 腹泻或接受肠镜检查导致肠道细菌移位。④ 其他原因:如牙科手术、静脉留置针、腹膜透析内导管生物膜形成、子宫手术等。高龄、糖尿病、残余肾功能减退、低白蛋白血症及营养不良等均为腹膜透析相关腹膜炎的危险因素。

一般细菌侵入腹腔引起腹膜炎的潜伏期为24～48小时,腹膜透析相关腹膜炎最早临床表现多为透析液混浊,有时也可以以腹痛为最早的症状。一般表皮葡萄球菌引起的腹膜炎腹痛较轻,而金黄色葡萄球菌、革兰阴性杆菌引起的腹膜炎腹痛较剧;部分患者可伴有恶心、呕吐、腹痛并逐渐加重,表现为局限性或广泛性。多数患者有发热,由于炎症反应形成的蛋白凝块堵塞腹膜透析管,会导致透析液引流不畅。

居家进行腹膜透析时,认真细致地观察引流液的性状改变,并认真记录。当发现引流液由淡黄色透明液体变浑浊或者为血性液体时,应及时报告医生,并接受进一步的治疗。

(张立国　王世浩)

529. 腹膜透析管出口处感染发生的原因是什么？如何早期发现？

当腹膜透析导管出口出现红肿、触痛、压痛或有异常分泌时,隧道部位疼痛或有异常分泌物时,即发生了出口处感染。

早期的出口处感染是由于手术造成的局部创伤、腹透液渗漏、操作污染或出口处护理不到位所致;晚期的出口处感染主要由于汗液、淋浴水污染出口处,或反复牵拉导管外端致轻微损伤所引起。

患者及家属应每日观察腹膜透析管出口处的皮肤,当皮肤出现红、肿、痛以及局部皮肤温度增高时,应尽快与医师联系。

(张立国 王世浩)

530. 什么是隧道感染? 有哪些表现? 出现隧道感染后该怎么办?

隧道感染是发生于腹膜透析导管皮下隧道周围软组织的感染性炎症,常常由出口处感染未得到及时控制发展而来,因而与出口处感染有相同的发病原因。病原菌主要是金黄色葡萄球菌,另外大肠埃希菌、表皮葡萄球菌、铜绿假单胞菌和真菌感染也多见。

隧道感染的临床表现常比较隐匿,有时可仅有低热,一般表现为沿隧道走行有压痛、周围组织肿胀硬结,隧道周围皮肤有烧灼感,一旦发生脓肿触之有波动感,挤压隧道时出口处溢脓。可伴有高热和寒战、乏力、头疼、恶心、呕吐,血白细胞升高等全身中毒症状。引起腹膜透析相关腹膜炎者,还有腹膜炎的临床表现。

腹膜透析导管隧道位于皮下深部,导管与皮肤之间还有脂肪组织相隔,因此感染时临床表现较为隐匿,尤其是慢性感染常缺乏红、肿、热、痛等典型表现,只表现为出口处脓性渗出,常与出口处感染混淆。患者应经常性观察和触摸隧道部位,观察有无皮肤发红、肿胀、皮温高和疼痛,触摸隧道时出口处有无渗液和脓液溢出,仔细感觉触诊上的任何变化,有任何新出现的异常感觉都应及时向医生和护士汇报,及早进行正确的处理,防止造成严重后果。

(张立国 王世浩)

531. 腹膜透析导管周围漏液怎么办?

腹膜透析导管周围漏液是指腹膜透析液沿着腹膜透析导管经过导管隧道流出体外。导管周围漏液常发生于腹膜透析导管置入30天以内。发生导管周围漏液的危险因素有:肥胖、糖尿病、年龄>60岁、长期应用类固醇类药物、多次置管等。导管周围漏液的直接原因有: ① 可能与术中缝合结扎不牢有关。② 患者活动较多且剧烈,经常出现增加腹压的动作。③ 早期腹膜透析时每次灌入腹透液量较多。④ 管路连接不良或管路破裂,表现为导管周围渗漏、前腹壁局限性水肿及引流量减少。

出现早期渗漏会增加隧道感染和腹膜炎的风险。所以发生漏液后应查找原因进行针对性的处理。首先应查看管路有无连接不良和破裂。改善连接不良,更换或剪去破裂的管路重新连接;控制增加腹压的动作,降低腹压;减少每次腹膜透析的灌入量,并适当增加腹膜透析次数。对于难治性的导管周围渗漏可能需要进行手术修补或重置腹膜透析导管。

(张立国 王世浩)

532. 腹膜透析出口处长肉芽或出现脓肿怎么办？

腹膜透析出口处长肉芽或出现脓肿均为出口处或隧道感染的表现。

不论是出口处感染还是隧道感染，均应到社区医疗中心或医院进行处理。处理的方法一般包括换药、清创、引流、留取分泌物或脓液进行微生物培养，可局部应用抗菌药物，如果有菌血症等全身感染表现，则需要全身应用抗菌药物。

从卫生经济学的角度，预防腹膜透析导管相关感染比治疗感染有更高的社会价值和经济学价值，所以腹膜透析患者应该重视导管出口处护理和隧道护理。

（张立国　王世浩）

533. 腹膜透析后产生的废弃物如何处理？

依据《医疗废物管理条例》中对于医疗废物的定义：医疗废物，是指医疗卫生机构在医疗、预防、保健以及其他相关活动中产生的具有直接或者间接感染性、毒性以及其他危害性的废物。居家腹膜透析后产生的废物应不属于医疗废物范畴，对于这一点，中国香港卫生署也认为"患者居家进行透析治疗所产生的废物为家居废物（都市废物）"。

但由于接触了患者的体液，这些腹膜透析后产生的透析液、使用后的一次性医疗用品等有可能携带病原微生物，因此具有一定的感染传播风险，而且在腹膜透析中有可能用到注射器针头等锐器，如果处置不当，会引发垃圾处置人员的伤害，因此建议妥善处理腹膜透析后产生的废物。

居家腹膜透析结束后，应将引流出的腹膜透析液倒入马桶排放，马桶定时清洁消毒；发生腹膜透析相关腹膜炎时，引流液排放后及时消毒马桶。引流袋排空后将引流管打结形成密闭系统后放入生活垃圾中。使用后的注射器针头等建议放入硬质塑料桶（如饮料瓶）中，注意盛放量不得超过容器最大容量的70%～80%。由于针头易刺伤他人，建议尽量在复诊时带到医院作为医疗废物处理。使用后的纱布、敷料等其他废物置于垃圾袋密封包装，随生活垃圾一同处理即可。

（张立国　王世浩）

534. 血液透析患者在血液透析间期发热了怎么办？

维持性血液透析患者由于机体免疫力下降，容易发生呼吸道及其他部位的感染，另外血液透析时动静脉内瘘穿刺造成的伤口、留置中心静脉导管以及上、下机过程中血路开放,都是患者发生血流感染的高风险因素。

发热可由感染性疾病引起,也可见于非感染性疾病。维持性血液透析患者一般抵抗力低下,容易发生感染性疾病、日常应重视预防。患者应适当运动,提高机体免疫力;医护人员应不断提高动静脉内瘘穿刺水平,以减少局部组织损伤;在患者上机和下机过程中严格遵守无菌技术操作原则,避免血液污染,缩短血路开放时间。

患者在血液透析间期一旦发生发热,应先为患者测量体温,并采取保暖措施。体温超过38.5℃时,给予物理降温,可用45%～50%的乙醇进行擦浴。物理降温效果不理想或者无效时可进行药物降温。使用退热药后应避免受凉发生上呼吸道感染,出汗较多者应口服补液甚至静脉补液以免虚脱。

患者在居家对症处理后应尽快到医院就诊,查明原因,进行治疗。

(张立国 王世浩)

535. 留置中心静脉导管患者可以洗澡吗? 淋浴时如何预防感染?

维持性血液透析是终末期肾脏病患者得以生存的必要条件,根据血管通路使用的时间,分为临时性血管通路和永久性血管通路两大类。临时性血管通路包括:动静脉直接穿刺、中心静脉留置导管;永久性血管通路包括动静脉内瘘、移植血管内瘘。目前临床常用的血管通路有动静脉内瘘、中心静脉留置导管、聚四氟乙烯(PTFE)人造血管通路等。

动静脉内瘘血液透析患者在穿刺点敷料去除、穿刺点针眼完全愈合后可以正常洗澡;临时性非隧道式中心静脉导管患者不推荐淋浴和洗澡,以免导管和隧道受到污染发生导管相关感染而影响正常血液透析的进行,可以采用擦浴或其他方式进行个人卫生;对于永久性隧道式带cuff的中心静脉导管,cuff与组织愈合后患者可以进行淋浴,淋浴时应先将导管及皮肤出口处用无菌敷贴封闭,以免淋湿后导致感染,淋浴后及时更换无菌敷贴,防止淋浴水打湿和污染导管,导致导管相关感染发生的风险增加。推荐淋浴,禁止盆浴和池浴。最终是否淋浴,还应结合患者的实际身体状况,避免因淋浴发生感染、跌倒或其他意外事件。

(张立国 王世浩)

536. 透析间期可以到公共场所吗? 需要采取哪些保护措施?

维持性血液透析患者身体抵抗力低下,有动静脉内瘘或血液透析用的中心静脉导管,这都是透析患者发生感染的危险因素。所以,血液透析患者出入公共场所还是需要采取一些必要的保护措施：① 尽量减少不必要的进入公共场所。② 必须进入公共场所时应佩戴一次性医用口罩；在冬季流感流行期间应佩戴医用外科口罩。③ 在公共场所内应选择通风良好的位置。④ 与他人保持至少1 m的社交距离。⑤ 尽量减少与公共场所环境物体表面的接触，意外接触后应按照六步洗手法进行认真彻底的洗手。推荐随身携带小装量手消毒剂以备必要时进行手消毒。⑥ 随环境温度的变化随时增减衣服，避免着凉感冒。

（张立国　王世浩）

537. 动静脉内瘘穿刺点渗血如何居家处理？

血液透析患者由于尿毒症毒素作用、代谢性酸中毒以及因合并高血压而服用扩血管药物等因素均可以引起血管收缩功能减退、加之内皮细胞损伤而引起内皮细胞收缩能力降低，使得血管对损伤刺激的收缩反应不足，以及代谢产物等毒素作用引起血小板黏附和聚集功能低下而发生凝血功能异常等原因，尿毒症患者时常合并出血倾向，特别是创面、伤口处。因此，动静脉内瘘穿刺点渗血是血液透析后最常见的短期并发症，如不能妥善处理，可能会造成局部血肿、感染，甚至影响以后血液透析内瘘的使用。

动静脉内瘘穿刺点渗血应根据不同的原因采取不同的处理方法：① 对于由于凝血功能障碍所致的内瘘穿刺点出血，应延长压力绷带的压迫时间，并相应延长止血贴或创可贴的使用时间。② 对于止血压力绷带压力偏低所致的动静脉内瘘穿刺点渗血，应在严密观察内瘘远端动脉搏动的情况下，适当增加止血绷带压力，控制内瘘穿刺点针眼渗血。③ 对于止血棉块压迫位置不当或移位所致的穿刺点渗血，可在洗手并手消毒后，用手指压迫动静脉内瘘近端阻断血流的同时，立即调整止血棉块的位置，使之压迫于内瘘血管穿刺点所对应的体表部位，而非皮肤上的进针部位（有时这两个点可能会重叠），才能有效地制止动静脉内瘘穿刺点渗血。④ 居家对动静脉内瘘穿刺点渗血紧急处理后，应就近到社区医疗中心或开展血液透析的医院再次进行规范处理。

（张立国　王世浩）

538. 可以居家更换血液透析用中心静脉导管敷料吗？ 更换敷料时需要注意哪些？

血液透析用中心静脉导管的敷料更换是一项非常专业的工作，一般不推荐居家更换敷料。但如遇到大量渗血导致敷料已经湿透、敷料受到意外的大量污染或敷料完全脱落等特殊情况发生，不立即更换敷料可能会导致出血、感染等严重后果，并且患者又不能短时间内到达社区医疗中心或医院时,患者家属应立即更换敷料。

先揭去松动、移位或脱落的敷料,认真按照六步洗手法进行洗手,戴口罩,用消毒棉签以穿刺点为中心由内向外消毒两次,消毒范围的直径应 > 15 cm,或根据敷料的尺寸,至少应大于敷料面积,待消毒剂自然干燥,然后戴无菌手套,将无菌纱布覆盖于穿刺点和导管之上,用胶布固定敷料。进行紧急的居家处理后还应到社区医疗中心或进行血液透析的医院进行规范的处理,以降低感染的风险。

保留中心静脉导管的血液透析患者,居家应常备独立包装的无菌敷料、胶布(橡皮膏)、碘伏消毒剂棉球、一次性无菌镊子、一次性口罩和无菌手套等材料。在更换敷料的过程中,非灭菌物品不得触碰导管的任何部位,更换敷料的房间应干净、整洁;现场应宽敞,减少在场人员数量。

患者和家属也应了解中心静脉导管的居家护理要点:① 保留导管期间避免剧烈活动以防牵拉导管。② 采用适当的休息体位。避免搔抓导管局部以免敷料松动和移位,甚至导管脱出。③ 穿脱衣服时尤其特别注意防止将导管敷料撕脱甚至造成导管脱落。④ 除非血液透析,居家期间不能将导管用作其他用途。

(张立国　王世浩)

539. 中心静脉导管隧道口使用创可贴会增加感染机会吗?

创可贴的面积比较小,不能对血液透析用的中心静脉导管穿刺点和近段导管进行有效的覆盖,不能有效阻隔环境微生物的污染,因此不可以使用创可贴。

经隧道置入的带 cuff 的永久性中心静脉导管 cuff 与皮下组织愈合之后不需要任何敷料包扎。所以,这种情况下创可贴在血液透析中心静脉导管几乎无实用意义。

(张立国　王世浩)

540. 如何早期发现血液透析用中心静脉导管相关感染?

维持性血液透析患者因免疫功能低下、营养不良、留置中心静脉导管、应用免疫抑制剂、动静脉内瘘穿刺等多种因素而容易发生感染。据国外资料统计,感染是导致终末期肾衰竭透析患者死亡的第二位病因。血液透析中心静脉导管相关感染包括:导管相关血流感染、导管出口感染和隧道感染。为了延长维持性血液透析患者的生存期和提高生活质量,尽早发现、及时控制感染就显得非常重要。

(1)血液透析患者在非透析期间以及透析初期出现发热和寒战,不能用其他原因来解释,即可能为导管相关血流感染。经中心静脉导管进行血液透析患者应每日监测体温变化,血液透析过程中和透析间期有寒战和发热,体温高于38℃,同期无其他部位感染的征象,应首先考虑中心静脉导管相关血流感染,并及时到医疗机构进行进一步诊治。

(2)导管出口感染是指导管出口周围2 cm内出现皮肤红、肿、痛及脓性分泌物或分泌物培养阳性。中心静脉导管血液透析患者居家期间出现置管部位肿痛或渗出,置管部位新出现任何不适和异常感觉,均应及时到医院请血液透析医师对中心静脉导管进行诊查,尽早发现导管出口感染,给予及时处理。

(3)隧道感染一般是由于导管出口感染未能及时控制,沿隧道向内发展波及cuff,即为隧道感染。隧道感染常常会引起菌血症,通常需要拔出导管。对于经隧道置入的带cuff的永久性中心静脉导管保留导管期间,患者应知晓皮下隧道的位置,隧道走行的部位出现红、肿、痛,或出现新的任何不适,均应尽早到进行血液透析的医院进行诊查。一旦确诊,及早进行抗感染治疗,争取保留导管继续进行维持性血液透析。

(张立国　王世浩)

541. 血液透析患者需要注射乙肝疫苗吗?

血液透析患者可以注射乙肝疫苗,以避免因血液透析而感染乙型病毒性肝炎。

终末期肾脏病血液透析患者因自身免疫功能缺陷、长期血液透析的血液暴露、贫血、营养不良和反复输血等原因,感染乙型肝炎的风险较高。为预防血液透析患者感染乙型肝炎,对未感染乙型肝炎的血液透析患者可以进行乙肝疫苗接种。但对于血液透析患者,传统的经肌内注射乙肝疫苗的方式诱导病毒血清转换效果并不理想,因此推荐四步免疫法,即分别于0、1、2、6个月时每次肌内注射40 µg疫苗,亦可改肌内注射为皮下注射。每年跟踪随访,检测疫苗应答情况。对于不产生乙型肝炎表面抗体或抗体水平低的患者,应查找原因,重复接种或加大疫苗剂量,具体接种方案应由血液透析科医师和(或)感染性疾病科医师做出决定。

医务人员应充分告之使用疫苗的利弊并建议其接种,最终是否接种乙肝疫苗,需要患者同意。

(张立国　王世浩)

542. 乙型病毒性肝炎和丙型病毒性肝炎血液透析患者需要与家属隔离吗?

一般情况下,乙型肝炎(简称"乙肝")、丙型肝炎(简称"丙肝")血液透析患者不需要与家属进行隔离。

乙肝和丙肝主要经血液传播,不会经呼吸道、消化道和日常接触传播,只有当输入乙肝或丙肝患者的血液时才会发生传播,乙肝、丙肝血液透析患者与家属之间不存在这种传播的可能性,不需要隔离。通常需要注意的是,当家庭成员有皮肤破损时应避免接触。

研究证实,乙肝、丙肝会通过性接触传播,所以乙肝、丙肝患者与配偶间应该进行性接触传播的隔离。最简便有效的隔离措施就是性生活时戴避孕套,禁止异常性行为,鼓励配偶注射乙肝疫苗进行预防。

(张立国 王世浩)

◇参◇考◇文◇献◇

[1] 刘伏友,彭佑铭.腹膜透析[M].北京:人民卫生出版社,2011.
[2] 中华人民共和国卫生部.WS/T 311-2009医院人员手卫生规范[S]//国家卫生和计划生育委员会医院管理研究所医院感染质量管理与控制中心.医院感染管理文件汇编(1986—2015).北京:人民卫生出版社,2015:255-261.
[3] 芦丽霞,赵慧萍,武蓓,等.门诊治疗腹膜透析相关性腹膜炎的有效性研究[J].中国血液净化,2016,15(10):527-530.
[4] 文艳秋.实用血液净化护理培训教程[M].北京:人民卫生出版社,2010.
[5] 陈香美.腹膜透析标准操作规程[M].北京:人民军医出版社,2012.
[6] 兰脆霞,魏淑萍.肛袋妙用[J].护理研究,2003,17(10):1175.
[7] 龚妮容,胡丽萍,杨聪,等.可调式透气性腹带在腹膜透析术后导管固定中的作用[J].齐鲁护理杂志,2016,22(12):120.
[8] 陈梅,黄宏敏.自制小腰带在腹膜透析外接短管固定中的应用[J].护理学杂志,2012,27(21):73.
[9] 黎姣.巧用长尾夹固定腹膜透析导管[J].护理学杂志,2011,26(3):73.
[10] 王质刚.血液净化学[M].3版.北京:科学技术出版社,2013.
[11] 中华人民共和国卫生部.WS/T 367-2012医疗机构消毒技术规范[S]//国家卫生和计划生育委员会医院管理研究所医院感染质量管理与控制中心.医院感染管理文件汇编(1986—2015).北京:人民卫生出版社,2015:262-293.
[12] 马秀英,姚云清.乙型肝炎病毒性传播的研究现状[J].中国当代医药,2013,20(33):24-26.
[13] 李杰,陈杰,庄辉.丙型肝炎的流行病学[J].实用肝脏病杂志,2012,15(5):379-381.

第2节　水痘和手足口病

543. 水痘是如何传播的？易感人群有哪些？发病和季节有关系吗？

水痘患者是主要的传染源,在水痘出疹前1～2天至皮疹干燥结痂时均有传染性。病毒存在于患者上呼吸道和疱疹液中,主要通过打喷嚏、咳嗽时的飞沫经呼吸道传播,也可通过直接接触疱疹液或被患者疱疹液污染的玩具或物品间接传播。水痘一年四季均可发生,发病高峰在冬末初春。人类普遍易感,学龄前儿童最多,主要集中于5～9岁年龄组,6个月以下的婴儿较少见。孕妇患水痘时,胎儿可被感染。

(张培金 彭志亮 韩玲样)

544. 水痘患者有哪些典型临床表现?

　　水痘是由水痘-带状疱疹病毒所引起的急性呼吸道传染病,以斑疹、丘疹、疱疹、结痂为主要特点,多见于儿童。出疹前有的患儿会表现为低热、头痛、乏力、食欲不振等,出疹时多伴有轻度至中度发热,持续2~4天。皮疹连续分批出现,先出现头皮、面部或躯干,呈向心性分布,手掌、足底少见。最初的皮疹为瘙痒性的红色斑疹,继之为深红色的丘疹,然后发展为充满透明液体的水泡疹,似"露水滴",24~48小时内疱内液体变浑浊,且疱疹出现脐凹现象。当最初的疱疹结痂时,又可出现新的皮疹。分批出现、同时存在不同时期的皮疹是水痘的特征。

　　　　　　　　　　　　　　　　　　　　　　　　(张培金　彭志亮　韩玲样)

545. 水痘流行季节,如何预防儿童感染水痘?

　　水痘是一种传染性很强的疾病,易感儿童接触后90%发病,在幼儿园、小学等幼儿较为集中的地方容易引起流行。因此,做好水痘的预防非常重要。

　　(1)尽量避免接触患者:水痘患者为主要传染源,如已知周围有水痘患者,应尽量避免与患者近距离面对面交流,以免被对方飞沫中的病毒感染。在水痘流行季节,避免去人群聚集的场所。

　　(2)保持室内空气流通:水痘流行期间,在学校、幼托机构等场所中,人群聚集的地方被感染的可能性比较大,因此,这些场所要经常开窗通风,湿式扫除,保持环境整洁,空气流通。

　　(3)做好清洁消毒:被患者呼吸道分泌物或疱疹液污染的被服和用具,应利用紫外线照射、暴晒、煮沸等方法消毒。

　　(4)接种疫苗:目前水痘没有特效的治疗方法,最简单有效的预防策略是接种水痘疫苗。对于未患过水痘、未接种过水痘疫苗且无疫苗接种禁忌证的儿童可接种疫苗。对于免疫功能低下、正在使用免疫抑制剂治疗的患者或孕妇等,如有水痘患者接触史,可肌内注射丙种球蛋白或肌内注射带状疱疹免疫球蛋白。

　　(5)隔离:对于水痘患者,应进行隔离治疗,隔离至全部皮疹结痂或出疹后7天方可解除。如果直接接触过患者疱疹液、被污染过的用具或是有被患者飞沫碰触到的可能,应隔离观察2~3周。在隔离期间避免去公共场所,以免感染他人。

　　　　　　　　　　　　　　　　　　　　　　　　(张培金　彭志亮　韩玲样)

546. 家里如有水痘患儿,需要隔离吗? 隔离多长时间?

　　需要隔离,一般应隔离至全部皮疹结痂或出疹后7天。隔离治疗是传染病治疗的首要原则,目的是为了避免患者将疾病传播给其他的易感人群。水痘患儿咳嗽、打喷嚏时,病毒就会随着呼吸道分泌物喷出体外,飘浮在空气中,易感人群接触后有被感染的可能;水痘的水疱壁薄,易破裂,健康人接触了疱疹液,也有被感染的可能。

水痘虽然属于可以自愈的传染病,但是也不可轻视:一是其传染性很强,经常在托幼机构和小学低年级班级出现流行,影响了孩子正常的学习和生活;二是如果孩子抵抗力差,就可能引起一系列的并发症,如继发感染、病毒性脑膜炎、心肌炎等,严重危害孩子健康。

(张培金　韩玲样)

---

547. 水痘疫苗在预防水痘发病方面有效吗?

水痘疫苗在预防水痘发病方面的效果是值得肯定的。美国是世界上开展水痘疾病监测最早的国家,也是最先实施水痘疫苗接种的国家。美国自1995年开始使用水痘疫苗,1998年全面推行疫苗接种。水痘疫苗接种政策实施以来,各年龄组人群的水痘发病率明显降低,其中降幅最为显著的是1～4岁年龄组人群,并且很大程度上减少了因患水痘导致的住院率。接种1剂疫苗后大约78%的人可获得免疫保护,接种2剂后免疫保护率可达到99%。

目前国内还未将水痘纳入儿童常规免疫规划。建议1～12岁儿童按照自愿自费的原则接种水痘疫苗。

(张培金　韩玲样)

---

548. 手足口病的传染源有哪些特点? 疾病是如何传播的?

手足口病患者和隐性感染者为本病的传染源,通常发病后1周内传染性最强。Chung等对12例肠道病毒感染患儿进行排毒检测,结果显示,感染后2周内仍可在咽部检出病毒,在感染后的第11周仍能从粪便中排出病毒。因为隐性感染者难以鉴别和发现,因此散发期间,隐性感染者为主要传染源。

手足口病主要经粪—口途径传播,其次是经呼吸道飞沫传播,如打喷嚏、咳嗽等,也可通过接触传播。患者和病毒携带者的粪便、呼吸道分泌物及患者的疱疹液中含有大量病毒,接触由其污染的手、毛巾、手绢、牙具、玩具、食具、奶具、床上用品、内衣以及医疗器具等均可能被感染。其中,污染的手是传播中的关键媒介。疾病流行期间,要重点针对上述环节采取合理的消毒措施。

(张培金　彭志亮　韩玲样)

549. 哪些人群容易得手足口病？手足口病发病和季节有关系吗？

人群对人肠道病毒普遍易感，不同年龄组均可感染发病，以5岁及以下儿童为主，尤以3岁及以下儿童发病率最高。全年均可发病，一般5～7月为发病高峰，符合肠道病毒适合在湿、热环境下生存与传播的特点；且在这个季节中人群户外活动增加、人与人之间接触机会增多，更增加了病毒传播机会。

幼托机构等易感人群集中单位可发生暴发。肠道病毒传染性强、隐形感染比例较大、传播途径复杂、传播速度快，控制难度大，容易出现暴发和短时间内较大范围流行。

（张培金　彭志亮　韩玲样）

550. 手足口病有哪些典型临床表现？

手足口病是由一组肠道病毒引起的急性传染病，主要表现为手、足、口腔等部位的斑丘疹、疱疹。一般急性起病，发热，口腔黏膜出现散在疱疹，婴儿可表现为流涎拒食。手、足和臀部出现斑丘疹、疱疹，疱疹周围可有炎性红晕，疱内液体较少。可伴有咳嗽、流涕、食欲不振等症状。部分患者无发热，仅表现为皮疹或疱疹性咽峡炎。多在一周内痊愈，一般预后良好。少数患儿可出现脑膜炎、脑炎、脑脊髓炎、呼吸道感染和心肌炎等，病情严重者可致死亡或留有后遗症。

（张培金　彭志亮　韩玲样）

551. 居家隔离的手足口病患儿，出现哪些情况应立即去医院就诊？

大多数手足口病患儿症状轻微，预后良好，一般居家隔离治疗即可。但也有少数患儿病情严重，迅速进展为重症病例，如不积极治疗可导致死亡。重症病例诊疗的关键在于及时准确的早期识别，得到及时救治。下列指标提示可能发展为重症病例：① 持续高热，体温（腋温）大于39℃，常规退热效果不佳。② 过度嗜睡、容易惊醒、烦躁不安、肢体抖动、无力、站立或坐立不稳等。③ 频繁呕吐，极个别病例出现食欲亢进。④ 呼吸增快、减慢或节律不整。⑤ 出冷汗、四肢发凉、皮肤花纹。

如出现以上表现，家长应立即带患儿去医院就诊，不得拖延。特别是3岁以下的患儿更应引起警惕。

（韩玲样　王世浩）

552. 在手足口病流行期间,普通家庭如何预防幼儿感染手足口病?

手足口病传播途径较多,婴幼儿和儿童普遍易感。做好儿童个人、家庭的卫生是预防本病感染的关键。① 每天开窗通风至少2次,每次不少于30分钟;每天对地面及桌椅台面、床围栏、门把手、电话等物体表面进行清洁擦拭,必要时消毒。② 儿童在饭前便后、外出回家后要用流动水及洗手液或肥皂洗手,持续至少40～60秒;洗手后应使用独立毛巾或干手纸擦干手。③ 家长及看护人员在接触儿童前、替儿童更换尿布、处理儿童粪便及呼吸道分泌物后均要洗手。④ 餐饮具、奶瓶应煮沸20～30分钟或高温消毒。⑤ 玩具应每周清洗;尿布、毛巾、衣物、被褥等应经常换洗与晾晒。⑥ 早晚探摸儿童额头,如有发热要测体温;手足口病流行季节,应同时留心观察儿童的口腔、手、足、臀部等是否有疱疹或斑丘疹。⑦ 手足口病流行期间应尽量避免带儿童到人群聚集、空气流通差的公共场所。⑧ 儿童出现发热、出疹等症状应及时到正规医院就诊,根据医生建议住院或居家隔离治疗。⑨ 居家治疗的患儿避免与其他儿童接触,以减少交叉感染;父母要及时对患儿的衣物进行晾晒或消毒,对患儿粪便及时进行消毒处理。

(张培金 韩玲样)

---

553. 手足口病患儿居家隔离期间,有哪些注意事项?

手足口病患儿大部分症状轻微,一般居家隔离治疗。在居家隔离期间,除做好日常预防措施外,还须注意:① 家长及看护人员应密切留意患儿身体状况,学会"二摸"和"二看"法。"二摸":摸患儿额头是否高烧,摸皮肤是否发冷;"二看":看患儿是否精神萎靡不振,看肢体是否颤抖抽搐。如发现上述症状或其他一些提示重症的表现,应立即将患儿送至手足口病重症病例定点救治医院进行治疗。② 地面、家具表面、玩具等应每天清洁,每周消毒1～2次,遇污染时及时消毒,消毒可选用含氯消毒液(如84消毒液),具体用法参考说明书。③ 被患儿粪便、疱疹液以及呼吸道分泌物污染的物品或表面,清洁后进行擦拭或浸泡消毒。④ 家中如有其他儿童,食宿、玩具和生活用品等应尽量分开,同时密切关注其健康状况。⑤ 居家隔离治疗时限为患儿全部症状消失后1周。在此期间患儿应尽量避免外出,不与其他儿童接触。

(张培金 韩玲样)

---

554. 手足口病患儿居家隔离期间,餐具、玩具如何消毒?

含氯消毒剂(如84消毒液)、紫外线照射(如晒太阳)、高温消毒(如煮沸)均有效。

家庭中宜少用含氯消毒剂,因为其对皮肤刺激性较大,对织物有腐蚀作用。餐具(奶瓶、奶嘴等）、玩具如耐高温，尽量选择煮沸消毒法或流动蒸汽消毒法。煮沸时将待消毒物品完全浸没水中，加热至水沸腾后维持≥15分钟，煮沸时间从水沸腾时算起，中途加入物品应重新计时。玩具能拆卸的可尽量拆卸后煮沸。流动蒸汽消毒可选择普通蒸锅，当水沸腾后产生水蒸气，作用时间15～30分钟，计时应从水沸腾后有蒸汽冒出时算起。不耐高温的玩具、物品可选择含有效氯500 mg/L消毒液浸泡或者擦拭消毒，具体作用时间和配制方法可参照产品说明书，使用含氯消毒剂对物品消毒后一定要用流动水彻底冲洗，去除残留消毒剂。

需要特别注意的是：常用的75%乙醇对手足口病病毒没有杀伤力。

（张培金　张望宁　韩玲样）

555. 预防手足口病有疫苗吗？

手足口病是由一组肠道病毒引起的急性传染病，其中以柯萨奇A组16型（Cox A16）和肠道病毒71型（EV71）感染最常见。在我国，EV71在手足口病的流行过程中逐渐成为流行的优势菌株，并且由于其独特的嗜神经性，往往引起80%以上的重症病例和90%以上的死亡病例。因此，研制出针对EV71的疫苗，可以防控占比较大的手足口病病例的发生，尤其是重症和死亡病例。

根据中国疾病预防控制中心印发的EV71型灭活疫苗使用技术指南报道，已开展的Ⅰ、Ⅱ、Ⅲ期临床试验显示，疫苗具有良好的免疫原性和保护效力。两剂次EV71疫苗接种对EV71感染相关手足口病的保护效力在90%以上。但对Cox A16感染手足口病和其他肠道病毒感染手足口病无保护效力。

（张培金　彭志亮　韩玲样）

◇ 参 ◇ 考 ◇ 文 ◇ 献 ◇

［1］ Katz J, Cooper E M, Walther R R, et al. Acute pain in herpes zoster and its impact on health-related quality of life［J］. Clinical Infectious Diseases, 2004, 39(3): 342–348.
［2］ 庄思齐.儿科疾病临床诊断与治疗方案［M］.北京：科学技术文献出版社,2010.
［3］ 李兰娟,任红.传染病学［M］.8版.北京：人民卫生出版社,2013.
［4］ 楼乐平,汪水良.学校传染病疫情发生的特点及对策［J］.中国公共卫生管理,2004,20(6)：532–533.
［5］ Davis M M, Patel M S, Gebremariam A. Decline in varicella-related hospitalizations and expenditures for children and adults after introduction of varicella vaccine in the United States［J］. Pediatrics, 2004, 114(3): 786–792.
［6］ 郭宁燕.水痘防控［J］.临床和实验医学杂志,2010,9(6)：468–469.
［7］ 中华人民共和国国家卫生和计划生育委员会.手足口病诊疗指南（2010年版）［S］//国家卫生和计划生育委员会医院管理研究所医院感染质量管理与控制中心.医院感染管理文件汇编(1986—2015).北京：人民卫生出版社,2015：498–502.
［8］ 中华人民共和国卫生部.WS/T 367–2012医疗机构消毒技术规范［S］//国家卫生和计划生育委员会医院管理研究所医院感染质量管理与控制中心.医院感染管理文件汇编(1986—2015).北京：人民卫生出版社,2015：262–293.
［9］ 张莹,郭磊.中国有了全球首个手足口病疫苗［J］.大众健康,2016(3)：44–45.
［10］ 安志杰,刘艳,廖巧红,等.肠道病毒71型灭活疫苗使用技术指南［J］.中国疫苗和免疫,2016(4)：458–464.

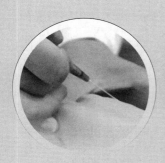

附录

医院感染管理相关法律法规、规范、指南名录

分　　类	法规规范名称	文　　号	颁布年度	颁布机构
传染病管理	《医院预防与控制传染性非典型肺炎（SARS）医院感染的技术指南》	卫医发〔2003〕308号	2003	中华人民共和国卫生部
传染病管理	《中华人民共和国传染病防治法》	中华人民共和国主席令第17号	2004	全国人民代表大会常务委员会
传染病管理	《医疗机构传染病预检分诊管理办法》	中华人民共和国卫生部令第41号	2005	中华人民共和国卫生部
传染病管理	《人禽流感疫情预防控制技术指南（试行）》	卫发电〔2004〕15号	2004	中华人民共和国卫生部
传染病管理	《艾滋病防治条例》	国务院第457号	2006	中华人民共和国卫生部
传染病管理	《手足口病预防与控制指南（2009年版）》	卫办疾控发〔2009〕91号	2009	中华人民共和国卫生部
传染病管理	《甲型H1N1流感医院感染控制技术指南（修订版）》	卫发明电〔2009〕124号	2009	中华人民共和国卫生部
传染病管理	《发热伴血小板减少综合征防治指南（2010年版）》	卫办应急发〔2010〕163号	2010	中华人民共和国卫生部
传染病管理	《疟疾控制和消除标准》	GB 26345–2010	2011	中华人民共和国卫生部　中国国家标准化管理委员会
传染病管理	《手足口病聚集性和暴发疫情处置工作规范（2012年版）》	卫办疾控发〔2012〕80号	2012	中华人民共和国卫生部
传染病管理	《基孔肯雅热预防控制技术指南（2012年版）》	卫办疾控发〔2012〕128号	2012	中华人民共和国卫生部
传染病管理	《人感染H7N9禽流感医院感染预防与控制技术指南（2013年版）》	卫发明电〔2013〕6号	2013	中华人民共和国国家卫生和计划生育委员会
传染病管理	《人感染H7N9禽流感疫情防控方案（第三版）》	国卫办疾控发〔2014〕9号	2014	中华人民共和国国家卫生和计划生育委员会
传染病管理	《埃博拉出血热医院感染预防与控制技术指南（第二版）》	国卫办医发〔2014〕70号	2014	中华人民共和国国家卫生和计划生育委员会

（续　表）

分　类	法规规范名称	文　号	颁布年度	颁布机构
传染病管理	《登革热防治技术指南》	中疾控传防发〔2014〕360号	2014	中国疾病预防控中心
传染病管理	《中国季节性流感疫苗应用技术指南（2014—2015）》	中疾控传防发〔2014〕404号	2014	中国疾病预防控中心
传染病管理	《诺如病毒感染暴发调查和预防控制技术指南（2015年版）》	中疾控传防发〔2015〕184号	2015	中国疾病预防控中心
传染病管理	《寨卡病毒病防控方案（第二版）》	国卫办疾控函〔2016〕311号	2015	中华人民共和国国家卫生和计划生育委员会
传染病管理	《中东呼吸综合征医院感染预防与控制技术指南（2015年版）》	国卫发明电〔2015〕32号	2016	中华人民共和国国家卫生和计划生育委员会
传染病管理	《传染病信息报告管理规范（2015年版）》	国卫办疾控发〔2015〕53号	2015	中华人民共和国国家卫生和计划生育委员会
传染病管理	《黄热病防控方案（2016年版）》	国卫办疾控函〔2016〕382号	2016	中华人民共和国国家卫生和计划生育委员会
传染病管理	《突发急性传染病防治"十三五"规划（2016—2020年）》	国卫应急发〔2016〕35号	2016	中华人民共和国国家卫生和计划生育委员会
传染病管理	《中国遏制与防治艾滋病"十三五"行动计划》	国办发〔2017〕8号	2017	中华人民共和国国务院
传染病管理	《结核病防治管理办法》	卫生部令〔2013〕第92号	2013	中华人民共和国卫生部
传染病管理	《狂犬病预防控制技术指南（2016年版）》	中疾控传防发〔2016〕10号	2016	中国疾病预防控中心
传染病管理	《流行性感冒诊断与治疗指南（2011年版）》	卫办医政发〔2011〕25号	2011	中华人民共和国卫生部
传染病管理	《梭菌性肌坏死（气性坏疽）诊疗意见》	卫发明电〔2008〕74号	2008	中华人民共和国卫生部
传染病管理	《肠道病毒71型（EV71）感染重症病例临床救治专家共识（2011年版）》	卫办医政函〔2011〕382号	2011	中华人民共和国卫生部
传染病管理	《肠道病毒71型（EV71）感染临床处置流程图（2011年版）》	卫办医政函〔2011〕382号	2011	中华人民共和国卫生部
多重耐药菌感染防控	《卫生部办公厅关于加强多重耐药菌医院感染控制工作的通知》	卫办医发〔2008〕130号	2008	中华人民共和国卫生部
多重耐药菌感染防控	《多重耐药菌医院感染预防与控制技术指南（试行）》	卫办医政发〔2011〕5号	2011	中华人民共和国卫生部
多重耐药菌感染防控	《遏制细菌耐药国家行动计划（2016—2020年）》	国卫医发〔2016〕43号	2016	中华人民共和国国家卫生和计划生育委员会
多重耐药菌感染防控	《关于提高二级以上综合医院细菌真菌感染诊疗能力的通知》	国卫办医函〔2016〕1281号	2016	中华人民共和国国家卫生和计划生育委员会
风险评估	《风险管理　术语》	GB/T 23694–2013	2013	中华人民共和国国家质量监督检验检疫总局/中国国家标准化委员会

（续 表）

分 类	法规规范名称	文 号	颁布年度	颁布机构
风险评估	《风险管理　风险评估技术》	GB/T 27921–2011	2011	中华人民共和国国家质量监督检验检疫总局/中国国家标准化委员会
风险评估	《风险管理　原则与实施指南》	GB/T 24353–2009	2009	中华人民共和国国家质量监督检验检疫总局/中国国家标准化委员会
建设标准	《传染病医院建筑设计规范》	GB 50849–2014	2014	中华人民共和国住房和城乡建设部/中华人民共和国国家质量监督检验检疫总局
建设标准	《综合医院建筑设计规范》	GB 51039–2014	2014	中华人民共和国住房和城乡建设部/中华人民共和国国家质量监督检验检疫总局
建设标准	《精神专科医院建筑设计规范》	GB 51058–2014	2014	中华人民共和国住房和城乡建设部/中华人民共和国国家质量监督检验检疫总局
建设标准	《洁净手术部建筑技术规范》	GB 50333–2013	2013	中华人民共和国住房和城乡建设部/中华人民共和国国家质量监督检验检疫总局
建设标准	《医院二次供水运行管理》	WS 436–2013	2013	中华人民共和国国家卫生和计划生育委员会
建设标准	《医疗机构内通用医疗服务场所的命名》	WS/T 527–2016	2016	中华人民共和国国家卫生和计划生育委员会
建设标准	《病理诊断中心基本标准（试行）》	国卫医发〔2016〕65号	2016	中华人民共和国国家卫生和计划生育委员会
建设标准	《病理诊断中心管理规范（试行）》	国卫医发〔2016〕65号	2016	中华人民共和国国家卫生和计划生育委员会
建设标准	《血液透析中心基本标准（试行）》	国卫医发〔2016〕67号	2016	中华人民共和国国家卫生和计划生育委员会
建设标准	《血液透析中心管理规范（试行）》	国卫医发〔2016〕67号	2016	中华人民共和国国家卫生和计划生育委员会
建设标准	《医学实验室基本标准（试行）》	国卫医发〔2016〕37号	2016	中华人民共和国国家卫生和计划生育委员会
建设标准	《医学实验室管理规范（试行）》	国卫医发〔2016〕37号	2016	中华人民共和国国家卫生和计划生育委员会
建设标准	《医学影像诊断中心基本标准（试行）》	国卫医发〔2016〕36号	2016	中华人民共和国国家卫生和计划生育委员会
建设标准	《医学影像诊断中心管理规范（试行）》	国卫医发〔2016〕36号	2016	中华人民共和国国家卫生和计划生育委员会
建设标准	《安宁疗护中心基本标准（试行）》	国卫医发〔2017〕7号	2017	中华人民共和国国家卫生和计划生育委员会

（续　表）

分　类	法规规范名称	文　号	颁布年度	颁布机构
建设标准	《安宁疗护中心管理规范（试行）》	国卫医发〔2017〕7号	2017	中华人民共和国国家卫生和计划生育委员会
建设标准	《安宁疗护实践指南（试行）》	国卫医发〔2017〕5号	2017	中华人民共和国国家卫生和计划生育委员会
建设标准	《养老机构医务室基本标准（试行）》	国卫办医发〔2014〕57号	2014	中华人民共和国国家卫生和计划生育委员会
建设标准	《养老机构护理站基本标准（试行）》	国卫办医发〔2014〕57号	2014	中华人民共和国国家卫生和计划生育委员会
建设标准	《城市社区卫生服务中心、站基本标准》	卫医发〔2006〕240号	2006	中华人民共和国卫生部
建设标准	《护理院基本标准（2011年版）》	卫医政发〔2011〕21号	2011	中华人民共和国卫生部
建设标准	《基层医疗机构医院感染管理基本要求》	国卫办医发〔2013〕40号	2013	中华人民共和国国家卫生和计划生育委员会
建设标准	《县医院医疗服务能力基本标准和推荐标准》	国卫办医发〔2016〕12号	2016	中华人民共和国国家卫生和计划生育委员会
建设标准	《诊所基本标准》	卫医政发〔2010〕75号	2010	中华人民共和国卫生部
建设标准	《乡镇卫生院建设标准》	建标107–2008	2008	中华人民共和国住房和城乡建设部/中华人民共和国国家发展和改革委员会
建设标准	《中医医院建设标准》	建标106–2008	2008	中华人民共和国住房和城乡建设部/中华人民共和国国家发展和改革委员会
建设标准	《传染病医院建设标准》	建标173–2016	2016	中华人民共和国住房和城乡建设部/中华人民共和国国家发展和改革委员会
建设标准	《儿童医院建设标准》	建标174–2016	2016	中华人民共和国住房和城乡建设部/中华人民共和国国家发展和改革委员会
建设标准	《综合医院建设标准》	建标110–2008	2008	中华人民共和国住房和城乡建设部/中华人民共和国国家发展和改革委员会
建设标准	《二三级综合医院药学部门基本标准》	卫医政发〔2010〕99号	2010	中华人民共和国卫生部
空气净化	《医院中央空调系统运行管理》	WS 488–2016	2016	中华人民共和国国家卫生和计划生育委员会
空气净化	《医院空气净化管理规范》	WS/T 368–2012	2012	中华人民共和国卫生部

（续　表）

分　类	法规规范名称	文　号	颁布年度	颁布机构
空气净化	《公共场所集中空调通风系统卫生规范》	WS/T 394–2012	2012	中华人民共和国卫生部
空气净化	《公共场所集中空调通风系统卫生学评价规范》	WS/T 395–2012	2012	中华人民共和国卫生部
空气净化	《公共场所集中空调通风系统清洗消毒规范》	WS/T 396–2012	2012	中华人民共和国卫生部
空气净化	《公共场所集中空调通风系统清洗消毒规范》第1号修改单	卫计生通〔2013〕5号	2013	中华人民共和国国家卫生和计划生育委员会
空气净化	《经空气传播疾病医院感染预防与控制规范》	WS/T 511–2016	2016	中华人民共和国国家卫生和计划生育委员会
口腔	《医疗机构口腔诊疗器械消毒技术操作规范》	卫医发〔2005〕73号	2005	中华人民共和国卫生部
口腔	《口腔器械消毒灭菌技术操作规范》	WS 506–2016	2016	中华人民共和国国家卫生和计划生育委员会
内镜	《内镜与微创器械消毒灭菌质量评价指南（试行）》	卫医管评价便函〔2011〕151号	2011	中华人民共和国卫生部
内镜	《内镜自动清洗消毒机卫生要求》	GB 30689–2014	2014	中华人民共和国国家质量监督检验检疫总局中国国家标准化管理委员会
内镜	《内镜清洗工作站》	YY 0992–2016	2016	国家食品药品监督管理总局
内镜	《软式内镜清洗消毒技术规范》	WS 507–2016	2016	中华人民共和国国家卫生和计划生育委员会
内镜	《内镜清洗消毒机消毒效果检验技术规范（试行）》	卫法监发〔2003〕330号	2003	中华人民共和国卫生部
内镜	《内镜诊疗技术临床应用管理暂行规定》	国卫办医发〔2013〕44号	2013	中华人民共和国国家卫生和计划生育委员会
内镜	《呼吸内镜诊疗技术管理规范》	国卫办医发〔2013〕44号	2013	中华人民共和国国家卫生和计划生育委员会
内镜	《消化内镜诊疗技术管理规范》	国卫办医发〔2013〕44号	2013	中华人民共和国国家卫生和计划生育委员会
内镜	《普通外科内镜诊疗技术管理规范》	国卫办医发〔2013〕44号	2013	中华人民共和国国家卫生和计划生育委员会
内镜	《关节镜诊疗技术管理规范》	国卫办医发〔2013〕44号	2013	中华人民共和国国家卫生和计划生育委员会
内镜	《脊柱内镜诊疗技术管理规范》	国卫办医发〔2013〕44号	2013	中华人民共和国国家卫生和计划生育委员会
内镜	《泌尿外科内镜诊疗技术管理规范》	国卫办医发〔2013〕44号	2013	中华人民共和国国家卫生和计划生育委员会
内镜	《胸外科内镜诊疗技术管理规范》	国卫办医发〔2013〕44号	2013	中华人民共和国国家卫生和计划生育委员会
内镜	《妇科内镜诊疗技术管理规范》	国卫办医发〔2013〕44号	2013	中华人民共和国国家卫生和计划生育委员会

（续　表）

分　类	法规规范名称	文　号	颁布年度	颁布机构
内镜	《儿科呼吸内镜诊疗技术管理规范》	国卫办医发〔2013〕44号	2013	中华人民共和国国家卫生和计划生育委员会
内镜	《儿科消化内镜诊疗技术管理规范》	国卫办医发〔2013〕44号	2013	中华人民共和国国家卫生和计划生育委员会
内镜	《小儿外科内镜诊疗技术管理规范》	国卫办医发〔2013〕44号	2013	中华人民共和国国家卫生和计划生育委员会
内镜	《鼻科内镜诊疗技术管理规范》	国卫办医发〔2013〕44号	2013	中华人民共和国国家卫生和计划生育委员会
内镜	《咽喉科内镜诊疗技术管理规范》	国卫办医发〔2013〕44号	2013	中华人民共和国国家卫生和计划生育委员会
其他	《危险化学品目录（2015年版）》	国家安全生产监督管理总局等十部门公告2015年第5号	2015	国家安全生产监督管理总局等十部门
生殖医学	《人类辅助生殖技术管理办法》	卫科教发〔2003〕176号	2003	中华人民共和国卫生部
生殖医学	《人类精子库管理办法》	卫科教发〔2003〕176号	2003	中华人民共和国卫生部
生殖医学	《人类精子库基本标准和技术规范》	卫科教发〔2003〕176号	2003	中华人民共和国卫生部
实验室	《尿液标本的收集及处理指南》	WS/T 348–2011	2011	中华人民共和国卫生部
实验室	《临床实验室质量指标》	WS/T 496–2017	2017	中华人民共和国国家卫生和计划生育委员会
实验室	《侵袭性真菌临床实验室诊断操作指南》	WS/T 497–2017	2017	中华人民共和国国家卫生和计划生育委员会
实验室	《细菌性腹泻临床实验室诊断操作指南》	WS/T 498–2017	2017	中华人民共和国国家卫生和计划生育委员会
实验室	《下呼吸道感染细菌培养操作指南》	WS/T 499–2017	2017	中华人民共和国国家卫生和计划生育委员会
实验室	《临床检验方法检出能力的确立和验证》	WS/T 514–2017	2017	中华人民共和国国家卫生和计划生育委员会
实验室	《人间传染的病原微生物菌（毒）种保藏机构设置技术规范》	WS 315–2010	2010	中华人民共和国卫生部
实验室	《临床化学检验血液标本的收集与处理》	WS/T 225–2002	2002	中华人民共和国卫生部
实验室	《微生物和生物医学实验室生物安全通用准则》	WS 233–2002	2002	中华人民共和国卫生部
实验室	《实验室　生物安全通用要求》	GB 19489–2008	2008	中华人民共和国国家质量监督检验检疫总局/中国国家标准化委员会
实验室	《医疗机构临床实验室管理办法》	卫医发〔2006〕73号	2006	中华人民共和国卫生部

（续　表）

分　类	法规规范名称	文　号	颁布年度	颁布机构
实验室	《生物安全实验室建筑技术规范》	GB 50346–2011	2011	中华人民共和国住房和城乡建设部/中华人民共和国国家质量监督检验检疫总局
实验室	《病原微生物实验室生物安全管理条例》	国务院令〔2004〕第424号	2004	中华人民共和国国务院
实验室	《人间传染的病原微生物菌（毒）种保藏机构管理办法》	卫生部令〔2009〕第68号	2009	中华人民共和国卫生部
实验室	《临床实验室生物安全指南》	WS/T 442–2014	2014	中华人民共和国国家卫生和计划生育委员会
实验室	《临床实验室室间质量评价要求》	GB/T 20470–2006	2006	中华人民共和国国家质量监督检验检疫总局/中国国家标准化委员会
实验室	《临床实验室设计总则》	GB/T 20469–2006	2006	中华人民共和国国家质量监督检验检疫总局/中国国家标准化委员会
实验室	《临床实验室质量保证的要求》	WS/T 250–2005	2005	中华人民共和国卫生部
实验室	《尿路感染临床微生物实验室诊断》	WS/T 489–2016	2016	中华人民共和国国家卫生和计划生育委员会
实验室	《梅毒非特异性抗体检测操作指南》	WS/T 491–2016	2016	中华人民共和国国家卫生和计划生育委员会
实验室	《医学实验室　安全要求》	GB 19781–2005	2005	中华人民共和国国家质量监督检验检疫总局/中国国家标准化委员会
手卫生	《医务人员手卫生规范》	WS/T 313–2009	2009	中华人民共和国卫生部
手卫生	《清洁的手, 呵护健康（2015—2018年）》	无	2015	国家医院感染管理质控中心
手卫生	《洗手液》	QB/T 2654–2013	2013	中华人民共和国工业和信息化部
手卫生	《特种洗手液》	GB 19877.1–2005	2005	中华人民共和国国家质量监督检验检疫总局/中国国家标准化委员会
手卫生	《擦手纸》	GB/T 24455–2009	2009	中华人民共和国国家质量监督检验检疫总局/中国国家标准化委员会
消毒	《医疗机构环境表面清洁与消毒管理规范》	WS/T 512–2016	2016	中华人民共和国国家卫生和计划生育委员会
消毒	《食品安全国家标准　消毒餐（饮）具》	GB 14934–2016	2016	中华人民共和国国家卫生和计划生育委员会
消毒	《次氯酸钠类消毒剂卫生质量技术规范》	卫监督发〔2007〕265号	2007	中华人民共和国卫生部
消毒	《戊二醛类消毒剂卫生质量技术规范》	卫监督发〔2007〕265号	2007	中华人民共和国卫生部

（续　表）

分　类	法规规范名称	文　号	颁布年度	颁布机构
消毒	《消毒产品标签说明书管理规范》	卫监督发〔2005〕426号	2005	中华人民共和国卫生部
消毒	《地震灾区预防性消毒卫生要求》	WS/T 481–2015	2015	中华人民共和国国家卫生和计划生育委员会
消毒	《疫源地消毒总则》	GB 19193–2015	2015	中华人民共和国国家质量监督检验检疫总局/中国国家标准化委员会
消毒	《医疗卫生用品辐射灭菌消毒质量控制》	GB 16383–2014	2014	中华人民共和国国家质量监督检验检疫总局/中国国家标准化委员会
消毒	《消毒专业名词术语》	WS/T 466–2014	2014	中华人民共和国国家卫生和计划生育委员会
消毒	《消毒技术规范（2002年版）》	卫法监发〔2002〕282号	2002	中华人民共和国卫生部
消毒	《消毒管理办法》	卫生部令第27号	2002	中华人民共和国卫生部
消毒	《内镜清洗消毒技术操作规范》	卫医发〔2004〕100号	2004	中华人民共和国卫生部
消毒	《漂白粉、漂粉精类消毒剂卫生质量技术规范》	卫办监督发〔2010〕204号	2010	中华人民共和国卫生部中国国家标准化管理委员会
消毒	《戊二醛消毒剂卫生标准》	GB 26372–2010	2010	中华人民共和国卫生部中国国家标准化管理委员会
消毒	《乙醇消毒剂卫生标准》	GB 26373–2010	2010	中华人民共和国卫生部中国国家标准化管理委员会
消毒	《二氧化氯消毒剂卫生标准》	GB 26366–2010	2010	中华人民共和国卫生部中国国家标准化管理委员会
消毒	《过氧化物类消毒剂卫生标准》	GB 26371–2010	2010	中华人民共和国卫生部中国国家标准化管理委员会
消毒	《过氧化氢气体等离子体低温灭菌装置的通用要求》	GB 27955–2011	2011	中华人民共和国卫生部中国国家标准化管理委员会
消毒	《手消毒剂卫生要求》	GB 27950–2011	2011	中华人民共和国卫生部中国国家标准化管理委员会
消毒	《黏膜消毒剂通用要求》	GB 27954–2011	2011	中华人民共和国卫生部中国国家标准化管理委员会
消毒	《皮肤消毒剂卫生要求》	GB 27951–2011	2011	中华人民共和国卫生部中国国家标准化管理委员会

（续　表）

分　类	法规规范名称	文　号	颁布年度	颁布机构
消毒	《空气消毒剂卫生要求》	GB 27948–2011	2011	中华人民共和国卫生部 中国国家标准化管理委员会
消毒	《普通物体表面消毒剂的卫生要求》	GB 27952–2011	2011	中华人民共和国卫生部 中国国家标准化管理委员会
消毒	《医疗器械消毒剂卫生要求》	GB 27949–2011	2011	中华人民共和国卫生部 中国国家标准化管理委员会
消毒	《疫源地消毒剂卫生要求》	GB 27953–2011	2011	中华人民共和国卫生部 中国国家标准化管理委员会
消毒	《紫外线空气消毒器安全与卫生标准》	GB 27235–2011	2011	中华人民共和国卫生部 中国国家标准化管理委员会
消毒	《胍类消毒剂卫生标准》	GB 26367–2010	2011	中华人民共和国卫生部 中国国家标准化管理委员会
消毒	《含碘消毒剂卫生标准》	GB 26368–2010	2011	中华人民共和国卫生部 中国国家标准化管理委员会
消毒	《含溴消毒剂卫生标准》	GB 26370–2010	2011	中华人民共和国卫生部 中国国家标准化管理委员会
消毒	《季铵盐类消毒剂卫生标准》	GB 26369–2010	2011	中华人民共和国卫生部 中国国家标准化管理委员会
消毒	《臭氧发生器安全与卫生标准》	GB 28232–2011	2011	中华人民共和国卫生部 中国国家标准化管理委员会
消毒	《次氯酸钠发生器安全与卫生标准》	GB 28233–2011	2011	中华人民共和国卫生部 中国国家标准化管理委员会
消毒	《酚类消毒剂卫生要求》	GB 27947–2011	2011	中华人民共和国卫生部 中国国家标准化管理委员会
消毒	《酸性氧化电位水生成器安全与卫生标准》	GB 28234–2011	2011	中华人民共和国卫生部 中国国家标准化管理委员会
消毒	《消毒剂杀灭分枝杆菌实验评价要求》	WS/T 327–2011	2011	中华人民共和国卫生部
消毒	《医疗机构消毒技术规范》	WS/T 367–2012	2012	中华人民共和国卫生部

（续　表）

分　类	法规规范名称	文　号	颁布年度	颁布机构
消毒	《医院消毒卫生标准》	GB 15982–2012	2012	中华人民共和国国家质量监督检验检疫总局/中国国家标准化管理委员会
消毒	《食品安全国家标准　消毒剂》	GB 14930.2–2012	2012	中华人民共和国卫生部
消毒	《手洗餐具用洗涤剂》	GB 9985–2000	2000	国家技术监督局
消毒	《消毒与灭菌效果的评价方法与标准》	GB 15981–1995	1995	国家技术监督局
消毒	《四川汶川大地震灾区医院感染预防与控制指南》	卫发明电〔2008〕51号	2008	中华人民共和国卫生部
消毒供应中心	《医院消毒供应中心管理规范》	WS/T 310.1–2016	2016	中华人民共和国国家卫生和计划生育委员会
消毒供应中心	《医院消毒供应中心清洗消毒灭菌及技术操作规范》	WS/T 310.2–2016	2016	中华人民共和国国家卫生和计划生育委员会
消毒供应中心	《医院消毒供应中心清洗消毒及灭菌效果监测标准》	WS/T 310.3–2016	2016	中华人民共和国国家卫生和计划生育委员会
血液管理	《临床输血技术规范》	卫医发〔2000〕184号	2000	中华人民共和国卫生部
血液管理	《医疗机构临床用血管理办法》	卫生部令第85号	2012	中华人民共和国卫生部
血液管理	《中华人民共和国献血法》	中华人民共和国主席令第93号	1997	中华人民共和国主席
血液管理	《血液存储要求》	WS/T 399–2012	2012	中华人民共和国卫生部
血液管理	《血液运输要求》	WS/T 400–2012	2012	中华人民共和国卫生部
血液管理	《献血场所配置要求》	WS/T 401–2012	2012	中华人民共和国卫生部
血液管理	《血站技术操作规程(2015年版)》	国卫医发〔2015〕95号	2015	中华人民共和国国家卫生和计划生育委员会
血液透析	《血液透析器复用操作规范》	卫医发〔2005〕330号	2005	中华人民共和国卫生部
血液透析	《血液净化标准操作规程》	卫医管发〔2010〕15号	2010	中华人民共和国卫生部
血液透析	《医疗机构血液透析室管理规范》	卫医政发〔2010〕35号	2010	中华人民共和国卫生部
血液透析	《医疗机构血液透析室基本标准(试行)》	卫医政发〔2010〕32号	2010	中华人民共和国卫生部
血液透析	《血液净化标准操作规程(2010年版)》	卫医管发〔2010〕15号	2010	中华人民共和国卫生部
血液透析	《腹膜透析标准操作规程》	卫办医政函〔2011〕405号	2011	中华人民共和国卫生部
血液透析	《血液透析和相关治疗用水处理设备常规控制要求》	YY/T 1269–2015	2015	国家食品药品监督管理总局
血液透析	《血液透析及相关治疗用浓缩物》	YY 0598–2015	2015	国家食品药品监督管理总局
血液透析	《血液透析及治疗相关用水》	YY 0572–2015	2015	国家食品药品监督管理总局

（续　表）

分　类	法规规范名称	文　号	颁布年度	颁布机构
药事管理与抗生素	《抗菌药物临床应用指导原则》	国卫办医发〔2015〕43号	2015	中华人民共和国国家卫生和计划生育委员会
药事管理与抗生素	《卫生部办公厅关于抗菌药物临床应用管理有关问题的通知》	卫办医政发〔2009〕38号	2009	中华人民共和国卫生部
药事管理与抗生素	《抗菌药物临床应用管理办法》	卫生部令第84号	2012	中华人民共和国卫生部
药事管理与抗生素	《二三级综合医院药学部门基本标准（试行）》	卫医政发〔2010〕99号	2010	中华人民共和国卫生部
药事管理与抗生素	关于建立抗菌药物临床应用及细菌耐药监测网的通知	卫办医发〔2005〕176号	2005	中华人民共和国卫生部/国家食品药品监督管理总局/总后卫生部
药事管理与抗生素	《中华人民共和国药典》（2015年版）	2015年第67号公告	2015	国家食品药品监督管理总局
药事管理与抗生素	《关于进一步加强抗菌药物临床应用管理遏制细菌耐药的通知》	国卫办医发〔2017〕10号	2017	中华人民共和国国家卫生和计划生育委员会
药事管理与抗生素	《中国国家处方集（化学药品与生物制品卷）（2010年版）》	卫医政发〔2010〕10号	2010	中华人民共和国卫生部
药事管理与抗生素	《中华人民共和国药品管理法》	主席令第45号	2001	中华人民共和国主席
药事管理与抗生素	《医疗机构药事管理规定》	卫医政发〔2011〕11号	2011	中华人民共和国卫生部
药事管理与抗生素	《处方管理办法》	卫生部令（第53号）	2006	中华人民共和国卫生部
药事管理与抗生素	《医院处方点评管理规范（试行）》	卫医管发〔2010〕28号	2010	中华人民共和国卫生部
药事管理与抗生素	《国家基本药物临床应用指南》	卫办药政发〔2009〕232号	2009	中华人民共和国卫生部
药事管理与抗生素	《国家基本药物处方集》	卫办药政发〔2009〕232号	2009	中华人民共和国卫生部
药事管理与抗生素	《综合医院中医临床科室基本标准》	国中医药发〔2009〕6号	2009	中华人民共和国卫生部/国家中医药管理局
药事管理与抗生素	《医疗机构中药煎药室管理规范》	国中医药发〔2009〕3号	2009	中华人民共和国卫生部/国家中医药管理局
药事管理与抗生素	《医院中药房基本标准》	国中医药发〔2009〕4号	2009	中华人民共和国卫生部/国家中医药管理局
医疗废物管理	《一次性使用卫生用品卫生标准》	GB 15979–2002	2002	中华人民共和国卫生部
医疗废物管理	《医疗废物分类目录》	卫医发〔2003〕287号	2003	中华人民共和国卫生部
医疗废物管理	《医疗废物管理条例》	国务院令第380号	2003	中华人民共和国卫生部
医疗废物管理	《医疗废物专用包装袋、容器和警示标志标准》	HJ 421–2008	2008	国家环境保护总局/中华人民共和国卫生部

分　类	法规规范名称	文　号	颁布年度	颁布机构
医疗废物管理	《医疗卫生机构医疗废物管理办法》	中华人民共和国卫生部令第36号	2003	中华人民共和国卫生部
医疗废物管理	《医院污水处理技术指南》	环发〔2003〕197号	2003	国家环境保护总局
医疗废物管理	《医疗废物管理行政处罚办法》	中华人民共和国卫生部/国家环境保护总局令第21号	2004	中华人民共和国卫生部国家环境保护总局
医疗废物管理	《医疗机构医疗废物监管指南》	国卫医研发〔2016〕38号	2016	国家卫计委医院管理研究所
医疗废物管理	《医疗机构医疗废物监管流程及指标的通知》	国卫医研发〔2016〕38号	2016	国家卫计委医院管理研究所
医疗废物管理	《医院污水处理设计规范》	CECS-07-2004	2004	中国工程标准化协会
医疗废物管理	《医疗废物转运车技术要求》	GB 19217-2003	2003	国家环境保护总局/国家质量监督检验检疫总局/国家发展和改革委员会
医疗废物管理	《国家危险废物名录（2016年版）》	环境保护部令第39号	2016	国家环境保护总局
医疗废物管理	《临床实验室废物处理原则》	WS/T 249-2005	2005	中华人民共和国卫生部
医疗废物管理	《医疗废物集中处置技术规范》	环发〔2003〕206号	2003	国家环境保护总局
医疗废物管理	《医疗机构水污染物排放标准》	GB 18466-2005	2005	国家环境保护总局/国家质量监督检验检疫总局
医疗废物管理	《医用放射性废物的卫生防护管理》	GBZ 133-2009	2009	中华人民共和国卫生部
医疗器械	《紫外线杀菌灯》	GB 19258-2012	2012	中华人民共和国国家质量监督检验检疫总局/中国国家标准化委员会
医疗器械	《直管形石英紫外线低压汞消毒灯》	YY/T 0160-1994	1994	国家医药管理局
医疗器械	《医用臭氧消毒设备》	YY/T 0215-2016	2016	国家食品药品监督管理总局
医疗器械	《医疗器械分类规则》	国家食药监管总局令第15号	2015	国家食品药品监督管理总局
医疗器械	《医疗器械分类目录》	国药监械〔2002〕302号	2002	国家食品药品监督管理局
医疗器械	《医疗器械注册管理办法》	国家食药监管总局令第4号	2014	国家食品药品监督管理总局
医疗器械	《麻醉机和呼吸机用呼吸管路》	YY 0461-2003	2003	国家食品药品监督管理局
医疗器械	《一次性使用医用橡胶检查手套》	GB 10213-2006	2006	中华人民共和国国家质量监督检验检疫总局/中国国家标准化委员会

（续　表）

分　　类	法规规范名称	文　　号	颁布年度	颁布机构
医疗器械	《呼吸防护用品　自吸过滤式防颗粒物呼吸器》	GB 2626–2006	2006	中华人民共和国国家质量监督检验检疫总局/中国国家标准化委员会
医疗器械	《救护车》	WS/T 292–2008	2008	中华人民共和国国家卫生和计划生育委员会
医疗器械	《紫外线高压汞灯》	QB/T 2988–2008	2008	中华人民共和国发展和改革委员会
医疗器械	《一次性使用聚氯乙烯医用检查手套》	GB 24786–2009	2009	中华人民共和国国家质量监督检验检疫总局/中国国家标准化委员会
医疗器械	《一次性使用非灭菌橡胶外科手套》	GB 24787–2009	2009	中华人民共和国国家质量监督检验检疫总局/中国国家标准化委员会
医疗器械	《一次性使用灭菌橡胶外科手套》	GB 7543–2006	2006	中华人民共和国国家质量监督检验检疫总局/中国国家标准化委员会
医疗器械	《一次性使用无菌医疗器械监督管理办法》	国家药监局令第24号	2000	国家药品监督管理局
医疗器械	《医疗机构便携式血糖检测仪管理和临床操作规范（试行）》	卫办医政发〔2010〕209号	2010	中华人民共和国卫生部
医疗器械	《医疗器械监督管理条例》	国务院令〔2014〕第650号	2014	中华人民共和国国务院
医疗器械	《医疗器械说明书和标签管理规定》	国家食药监管总局令第6号	2014	国家食品药品监督管理总局
医疗器械	《医疗器械临床试验质量管理规范》	国家食药监管总局国家卫计委令第25号	2016	国家食品药品监督管理总局/中华人民共和国国家卫生和计划生育委员会
医疗器械	《医疗器械通用名称命名规则》	国家食药监管总局令第19号	2015	国家食品药品监督管理总局
医疗器械	《医疗器械标准管理办法（试行）》	国家药监局令第31号	2001	国家药品监督管理局
医疗器械	《医疗器械召回管理办法（试行）》	卫生部令第82号	2011	中华人民共和国卫生部
医疗器械	《呼吸机临床应用》	WS 392–2012	2012	中华人民共和国卫生部
医疗器械	《Ⅱ级生物安全柜》	YY 0569–2011	2011	国家食品药品监督管理局
医疗器械	《洁净工作台》	JG/T 292–2010	2010	中华人民共和国住房和城乡建设部
医疗器械	《过氧化氢低温等离子体灭菌器》	GB/T 32309–2015	2015	中华人民共和国国家质量监督检验检疫总局/中国国家标准化委员会
医疗器械	《过氧化氢气体灭菌生物指示物检验方法》	GB/T 33417–2016	2016	中华人民共和国国家质量监督检验检疫总局/中国国家标准化委员会

（续　表）

分　类	法规规范名称	文　号	颁布年度	颁布机构
医疗器械	《大型蒸汽灭菌器技术要求　自动控制型》	GB 8599–2008	2008	中华人民共和国国家质量监督检验检疫总局/中国国家标准化委员会
医疗器械	《大型蒸汽灭菌器　手动控制型》	YY 0731–2009	2009	国家药品监督管理局
医疗器械	《手提式压力蒸汽灭菌器》	YY 0504–2016	2016	国家食品药品监督管理总局
医疗器械	《立式蒸汽灭菌器》	YY 1007–2010	2010	国家食品药品监督管理总局
医疗器械	《小型蒸汽灭菌器　自动控制型》	YY 0646–2015	2015	国家食品药品监督管理总局
医疗器械	《环氧乙烷灭菌器》	YY 0503–2005	2005	国家食品药品监督管理总局
医疗器械	《医用低温蒸汽甲醛灭菌器》	YY 0679–2016	2008	国家食品药品监督管理总局
医疗器械	《小型压力蒸汽灭菌器灭菌效果监测方法和评价要求》	GB 30690–2014	2014	中华人民共和国国家质量监督检验检疫总局/中国国家标准化委员会
医疗器械	《脉动真空压力蒸汽灭菌器》	YY 0085.1–1992	1992	国家医药管理局
医疗器械	《预真空压力蒸汽灭菌器》	YY 0085.2–1992	1992	国家医药管理局
医疗用水	《生活饮用水卫生标准》	GB 5749–2006	2006	中华人民共和国卫生部中国国家标准化管理委员会
医疗用水	《医院二次供水运行管理规范》	WS 436–2013	2013	中华人民共和国国家卫生和计划生育委员会
医疗用水	《生活饮用水标准检验方法》	GB/T 5750–2006	2006	中华人民共和国卫生部中国国家标准化管理委员会
医疗用水	《小型集中式供水消毒技术规范》	WS/T 528–2016	2016	中华人民共和国国家卫生和计划生育委员会
医用织物	《医院医用织物洗涤消毒技术规范》	WS/T 508–2016	2016	中华人民共和国国家卫生和计划生育委员会
医院感染暴发处置	《医院感染暴发控制指南》	WS/T 524–2016	2016	中华人民共和国国家卫生和计划生育委员会
医院感染暴发处置	《流感样病例暴发疫情处置指南（2012年版）》	卫办疾控发〔2012〕133号	2012	中华人民共和国卫生部
医院感染暴发处置	《医院感染暴发报告及处置管理处置规范》	卫医政发〔2009〕73号	2009	中华人民共和国卫生部国家中医药管理局
医院感染管理	《医院感染诊断标准（试行）》	卫医发〔2001〕2号	2001	中华人民共和国卫生部
医院感染管理	《医院感染管理办法》	卫生部令第48号	2006	中华人民共和国卫生部
医院感染管理	《医院感染管理办法（释义）》	卫生部令第48号	2006	中华人民共和国卫生部
医院感染管理	《医院感染管理专业人员培训指南》	WS/T 525–2016	2016	中华人民共和国国家卫生和计划生育委员会

（续 表）

分 类	法规规范名称	文 号	颁布年度	颁布机构
医院感染管理	《医院感染监测规范》	WS/T 312–2009	2009	中华人民共和国卫生部
医院评审评价	《中医医院评审暂行办法》	国中医药医政函〔2012〕96号	2012	国家中医药管理局
医院评审评价	《医院评审暂行办法》	卫医管发〔2011〕75号	2011	中华人民共和国卫生部
医院评审评价	《医院管理评价指南（2008年版）》	卫医发〔2008〕27号	2008	中华人民共和国卫生部
医院评审评价	《三级综合医院评审标准（2011年版）》	卫医管发〔2011〕33号	2011	中华人民共和国卫生部
医院评审评价	《三级综合医院评审标准实施细则（2011年版）》	卫办医管发〔2011〕148号	2011	中华人民共和国卫生部
医院评审评价	《二级综合医院评审标准（2012年版）》	卫医管发〔2012〕2号	2012	中华人民共和国卫生部
医院评审评价	《二级综合医院评审标准（2012年版）实施细则》	卫办医管发〔2012〕57号	2012	中华人民共和国卫生部
医院评审评价	《三级精神病医院评审标准2011年版》	卫医管发〔2012〕16号	2012	中华人民共和国卫生部
医院评审评价	《三级精神病医院评审标准（2011年版）实施细则》	卫办医管发〔2012〕67号	2012	中华人民共和国卫生部
医院评审评价	《三级传染病医院评审标准2011年版》	卫医管发〔2012〕16号	2012	中华人民共和国卫生部
医院评审评价	《三级口腔医院评审标准2011版》	卫医管发〔2012〕16号	2012	中华人民共和国卫生部
医院评审评价	《三级眼科医院评审标准（2011年版）》	卫医管发〔2012〕79号	2012	中华人民共和国卫生部
医院评审评价	《三级眼科医院评审标准（2011年版）实施细则》	卫办医管发〔2012〕144号	2012	中华人民共和国卫生部
医院评审评价	《三级肿瘤医院评审标准（2011年版）》	卫医管发〔2012〕79号	2012	中华人民共和国卫生部
医院评审评价	《三级肿瘤医院评审标准（2011年版）实施细则》	卫办医管发〔2012〕144号	2012	中华人民共和国卫生部
医院评审评价	《三级心血管病医院评审标准（2011年版）》	卫医管发〔2012〕79号	2012	中华人民共和国卫生部
医院评审评价	《三级心血管病医院评审标准（2011年版）实施细则》	卫办医管发〔2012〕67号	2012	中华人民共和国卫生部
医院评审评价	《三级儿童医院评审标准（2011年版）》	卫医管发〔2012〕79号	2012	中华人民共和国卫生部
医院评审评价	《三级儿童医院评审标准（2011年版）实施细则》	卫办医管发〔2012〕67号	2012	中华人民共和国卫生部
医院评审评价	《三级妇产医院评审标准（2011年版）》	卫医管发〔2012〕79号	2012	中华人民共和国卫生部
医院评审评价	《三级妇产医院评审标准（2011年版）实施细则》	卫办医管发〔2012〕67号	2012	中华人民共和国卫生部

（续　表）

分　类	法规规范名称	文　号	颁布年度	颁布机构
医院评审评价	《二级妇幼保健院评审标准（2016年版）》	国卫妇幼发〔2016〕44号	2016	中华人民共和国国家卫生和计划生育委员会
医院评审评价	《三级妇幼保健院评审标准（2016年版）》	国卫妇幼发〔2016〕44号	2016	中华人民共和国国家卫生和计划生育委员会
医院评审评价	《二级妇幼保健院评审标准实施细则（2016年版）》	国卫办妇幼发〔2016〕36号	2016	中华人民共和国国家卫生和计划生育委员会
医院评审评价	《三级妇幼保健院评审标准实施细则（2016年版）》	国卫办妇幼发〔2016〕36号	2016	中华人民共和国国家卫生和计划生育委员会
应急处置	《全国不明原因肺炎病例监测、排查和管理方案》	卫应急发〔2007〕158号	2007	中华人民共和国卫生部
应急处置	《中华人民共和国突发事件应对法》	主席令〔2007〕第69号	2007	中华人民共和国主席
应急处置	《全国医疗机构卫生应急工作规范（试行）》	国卫办应急发〔2015〕54号	2015	中华人民共和国国家卫生和计划生育委员会
应急处置	《全国疾病预防控制机构卫生应急工作规范（试行）》	国卫办应急发〔2015〕54号	2015	中华人民共和国国家卫生和计划生育委员会
应急处置	《卫生应急演练技术指南（2013年版）》	无	2013	中国疾病预防控制中心
应急处置	《突发公共卫生事件应急条例》	国务院令第376号	2003	中华人民共和国卫生部
应急处置	《群体性不明原因疾病应急处置方案（试行）》	卫应急发〔2007〕21号	2007	中华人民共和国卫生部
职业防护	《医院隔离技术规范》	WS/T 311–2009	2009	中华人民共和国卫生部
职业防护	《阻断医院感染经注射传播，让注射更安全（2015—2018年）》	无	2015	国家医院感染管理质控中心
职业防护	《血源性病原体职业接触防护导则》	GBZ/T 213–2008	2009	中华人民共和国卫生部
职业防护	《医务人员艾滋病病毒职业暴露防护工作指导原则（试行）》	卫医发〔2004〕108号	2004	中华人民共和国卫生部
职业防护	《职业暴露感染艾滋病病毒处理程序规定》	国卫办疾控发〔2015〕38号	2015	中华人民共和国国家卫生和计划生育委员会
职业防护	《医用一次性防护服技术要求》	GB 19082–2009	2009	中华人民共和国国家质量监督检验检疫总局/中国国家标准化委员会
职业防护	《医用外科口罩》	YY 0469–2011	2011	国家食品药品监督管理局
职业防护	《医用防护口罩技术要求》	GB 19083–2010	2010	中华人民共和国国家质量监督检验检疫总局/中国国家标准化委员会
职业防护	《一次性医用口罩》	YY/T 0969–2013	2013	国家食品药品监督管理总局

（续　表）

分　类	法规规范名称	文　号	颁布年度	颁布机构
职业防护	《日常防护型口罩技术规范》	GB 32610–2016	2016	中华人民共和国国家质量监督检验检疫总局/中国国家标准化委员会
质量控制	《三级综合医院医疗质量管理与控制指标（2011年版）》	卫办医政函〔2011〕54号	2011	中华人民共和国卫生部
质量控制	《三级综合医院医疗服务能力指南（2016年版）》	国卫办医函〔2016〕936号	2016	中华人民共和国卫生部 中国国家标准化管理委员会
质量控制	《医院感染管理质量控制指标（2015年版）》	国卫办医函〔2015〕252号	2015	中华人民共和国卫生部 中国国家标准化管理委员会
质量控制	《医疗质量管理办法》	卫计委令〔2016〕10号	2016	中华人民共和国卫生部 中国国家标准化管理委员会
重点部门感染	《医疗机构新生儿安全管理制度（试行）》的通知	国卫办医发〔2014〕21号	2014	中华人民共和国国家卫生和计划生育委员会
重点部门感染	《加强产科安全管理的十项规定》	国卫办妇幼发〔2013〕15号	2013	中华人民共和国国家卫生和计划生育委员会
重点部门感染	《医院洁净手术部建设技术规范》	GB 50333–2013	2013	中华人民共和国建设部/中华人民共和国国家质量监督检验检疫总局
重点部门感染	《重症医学科建设与管理指南（试行）》	卫办医政发〔2009〕23号	2009	中华人民共和国卫生部
重点部门感染	《急诊科建设与管理指南（试行）》	卫医政发〔2009〕50号	2009	中华人民共和国卫生部
重点部门感染	《医院手术部（室）管理规范（试行）》	卫医政发〔2009〕90号	2009	中华人民共和国卫生部
重点部门感染	《新生儿病室建设与管理指南（试行）》	卫医政发〔2009〕123号	2009	中华人民共和国卫生部
重点部门感染	《静脉用药集中调配质量管理规范》	卫办医政发〔2010〕62号	2010	中华人民共和国卫生部
重点部门感染	《重症监护病房医院感染预防与控制规范》	WS/T 509–2016	2016	中华人民共和国国家卫生和计划生育委员会
重点部门感染	《医院急诊科规范化流程》	WS/T 390–2012	2012	中华人民共和国国家卫生和计划生育委员会
重点部门感染	《二级以上综合医院感染性疾病科工作制度和工作人员职责》	卫办医发〔2004〕166号	2004	中华人民共和国卫生部
重点部门感染	《感染性疾病病人就诊流程》	卫办医发〔2004〕166号	2004	中华人民共和国卫生部
重点部门感染	《医院候诊室卫生标准》	GB 9671–1996	1996	国家技术监督局
重点部门感染	《病区医院感染管理规范》	WS/T 510–2016	2016	中华人民共和国国家卫生和计划生育委员会

（续　表）

分　类	法规规范名称	文　号	颁布年度	颁布机构
重点部位感染	《导管相关血流感染预防与控制技术指南（试行）》	卫办医政发〔2010〕187号	2010	中华人民共和国卫生部
重点部位感染	《导尿管相关尿路感染预防与控制技术指南（试行）》	卫办医政发〔2010〕187号	2010	中华人民共和国卫生部
重点部位感染	《外科手术部位感染与控制技术指南（试行）》	卫办医政发〔2010〕187号	2010	中华人民共和国卫生部
重点部位感染	《手术安全核查制度》	卫办医政发〔2010〕41号	2010	中华人民共和国卫生部